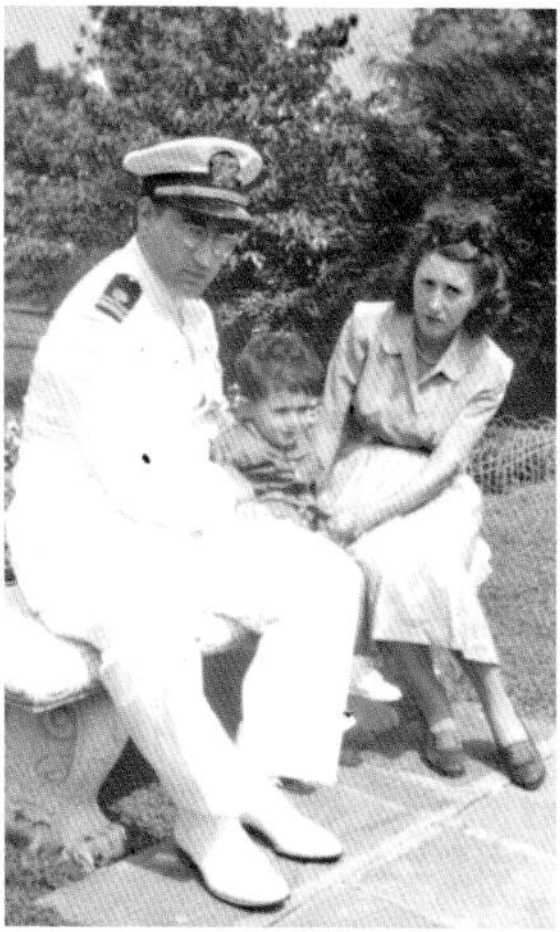

第二次大戦中、父ドミニクと母ヴァイオレットと幼い私。（ディ・マイオ家提供）

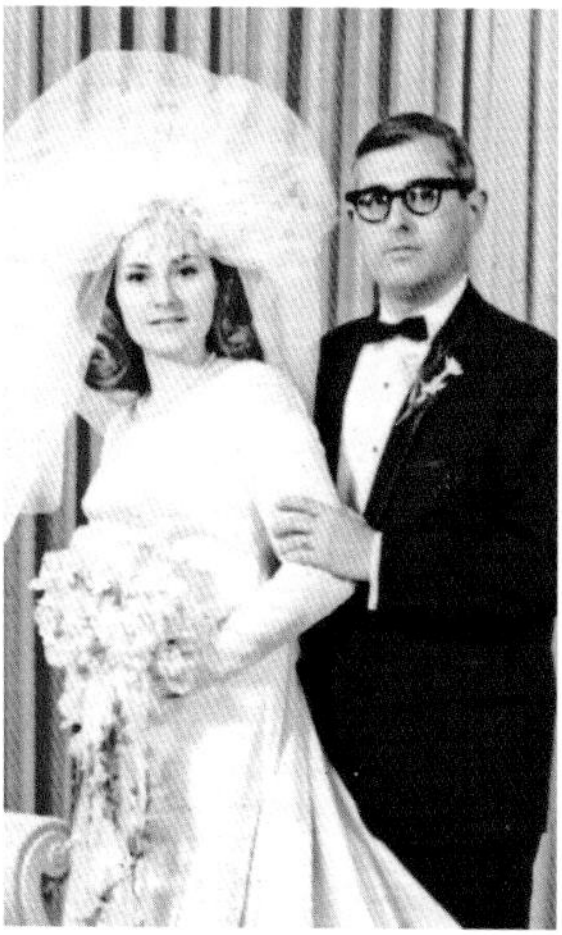

1969 年の最初の結婚式にて、美しい妻とともに。（ディ・マイオ家提供）

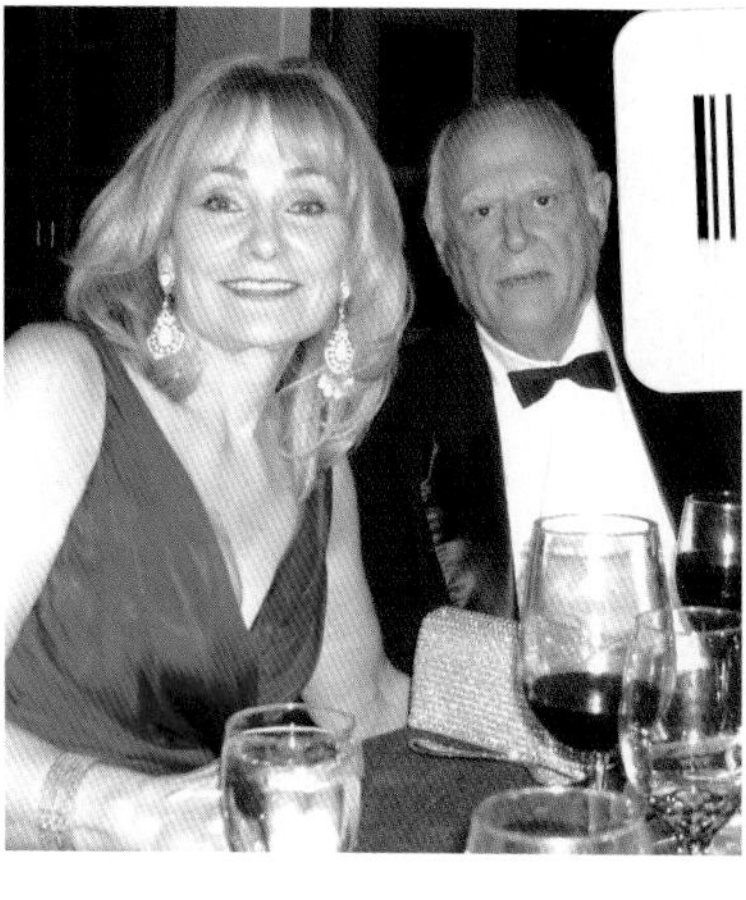

2014 年、妻テレサとともに。（ディ・マイオ家提供）

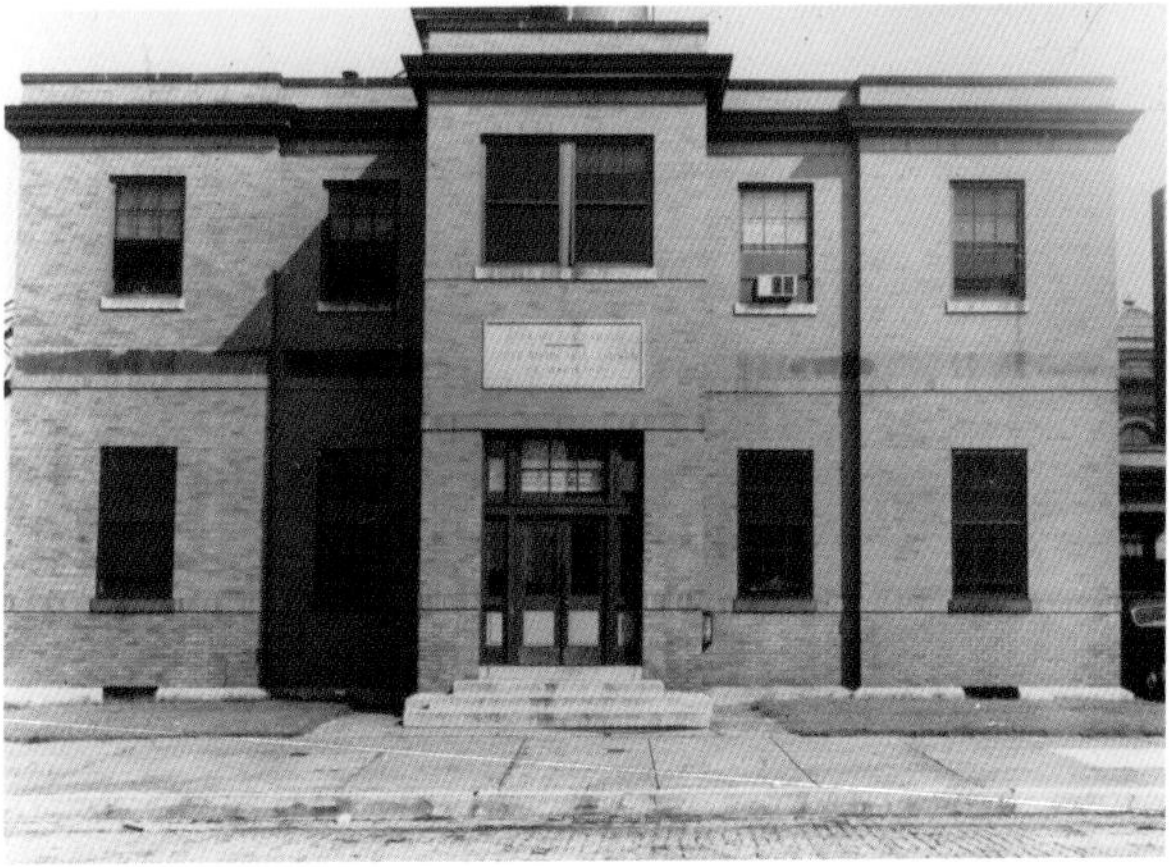

私が最初に検死医として働いたボルティモアのメリーランド州検死局の旧庁舎。十九世紀に建てられたこの建物は空調設備もなく、網戸が蠅の侵入を防いでくれるのを祈るしかなかった。（メリーランド州検死局提供）

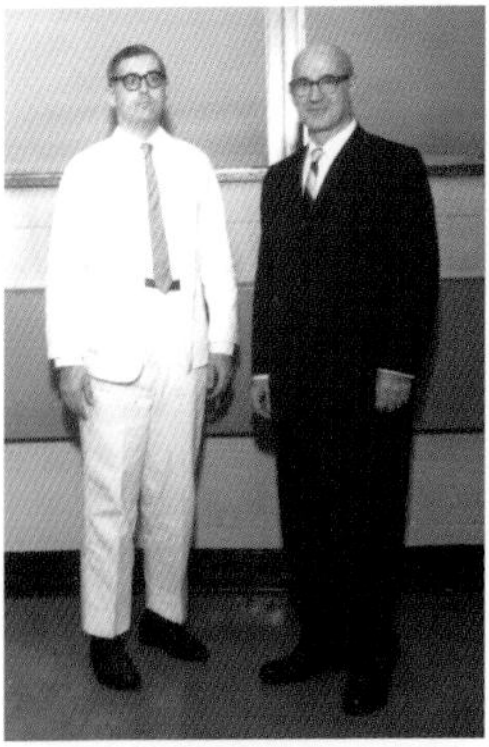

1960 年代終わりごろ、師であり、共著者でもある父ドミニク・ディ・マイオと私。（ディ・マイオ家提供）

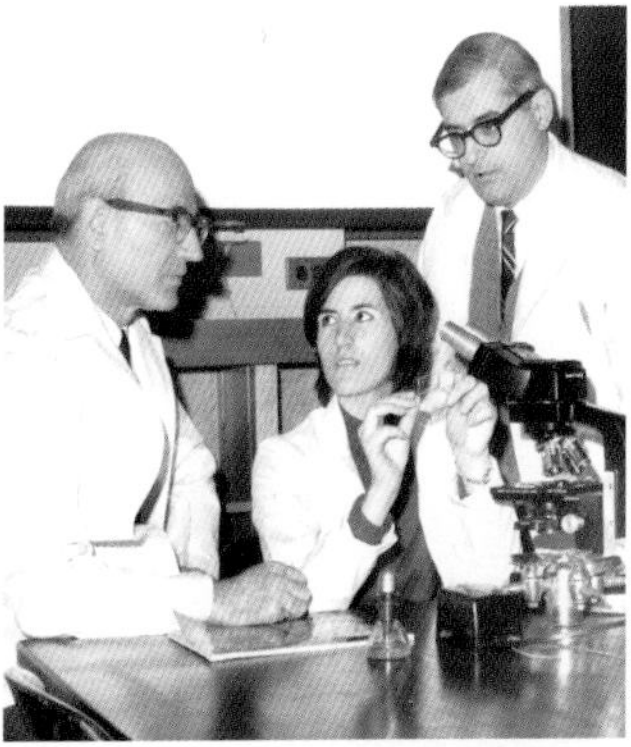

1968 年ごろ、ともに医学生だった妹のテレーズと私、そして父（左）。私の三人の妹も全員医師になった。（ディ・マイオ家提供）

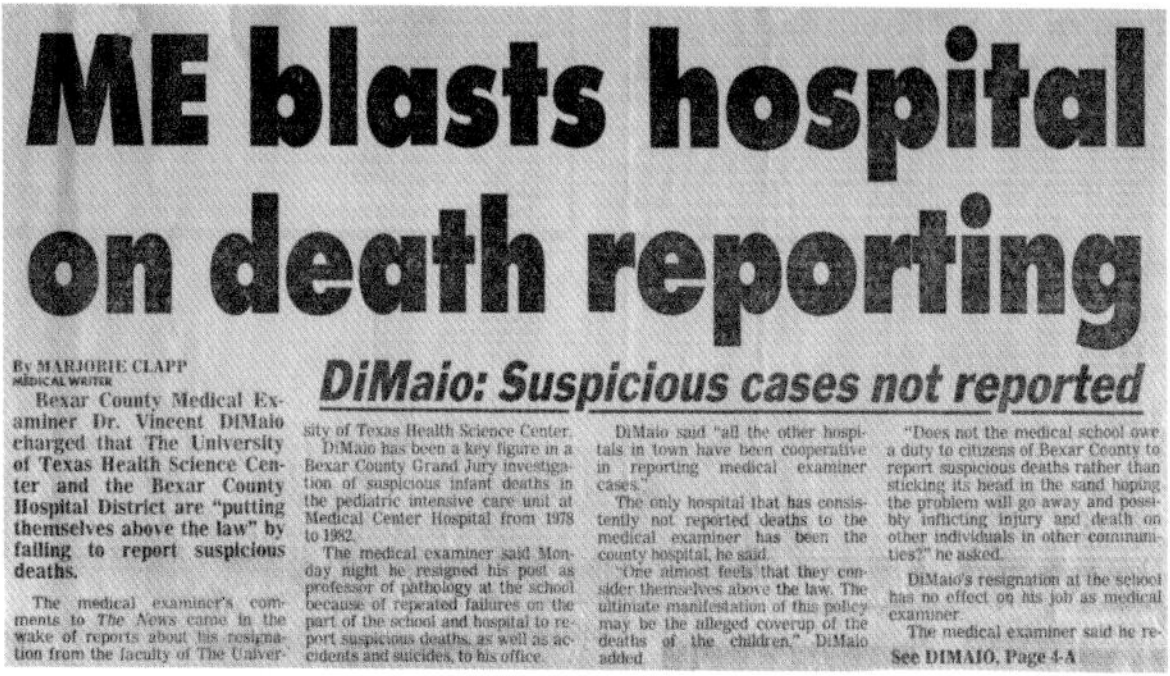

ME blasts hospital on death reporting

By MARJORIE CLAPP
MEDICAL WRITER

DiMaio: Suspicious cases not reported

Bexar County Medical Examiner Dr. Vincent DiMaio charged that The University of Texas Health Science Center and the Bexar County Hospital District are "putting themselves above the law" by failing to report suspicious deaths.

The medical examiner's comments to *The News* came in the wake of reports about his resignation from the faculty of The University of Texas Health Science Center.

DiMaio has been a key figure in a Bexar County Grand Jury investigation of suspicious infant deaths in the pediatric intensive care unit at Medical Center Hospital from 1978 to 1982.

The medical examiner said Monday night he resigned his post as professor of pathology at the school because of repeated failures on the part of the school and hospital to report suspicious deaths, as well as accidents and suicides, to his office.

DiMaio said "all the other hospitals in town have been cooperative in reporting medical examiner cases."

The only hospital that has consistently not reported deaths to the medical examiner has been the county hospital, he said.

"One almost feels that they consider themselves above the law. The ultimate manifestation of this policy may be the alleged coverup of the deaths of the children," DiMaio added.

"Does not the medical school owe a duty to citizens of Bexar County to report suspicious deaths rather than sticking its head in the sand hoping the problem will go away and possibly inflicting injury and death on other individuals in other communities?" he asked.

DiMaio's resignation at the school has no effect on his job as medical examiner.

The medical examiner said he re-

See DIMAIO, Page 4-A

サンアントニオのベア郡立病院での幼児の死が報告されていなかったのを私が怒ったという記事。これが看護師ジェニーン・ジョーンズによるショッキングな殺人事件発覚の前触れとなった。(サンアントニオ・エクスプレス・ニュース／ズマ・プレス)

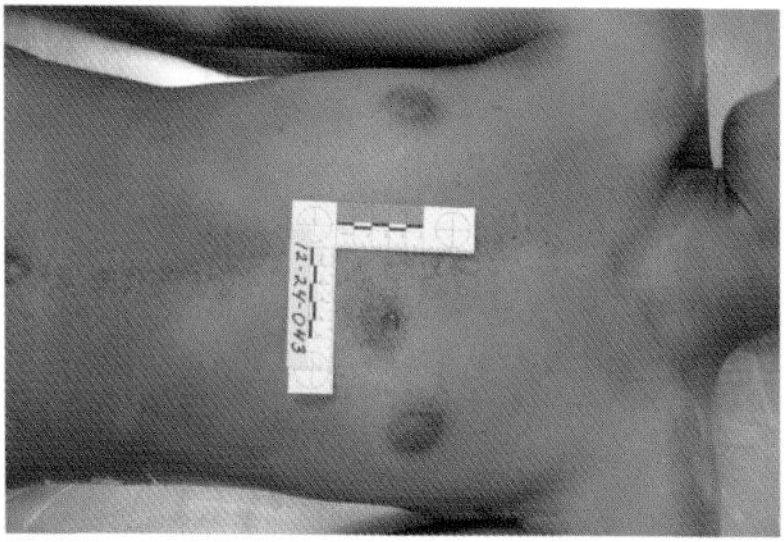

トレイヴォン・マーティンの致命傷となった傷は小さくきれいだったが、その一発の銃弾が大きなダメージを与えた。彼の皮膚には、"近射創"の特徴である刺青暈が残されていた。(フロリダ州セミノール郡検死局提供)

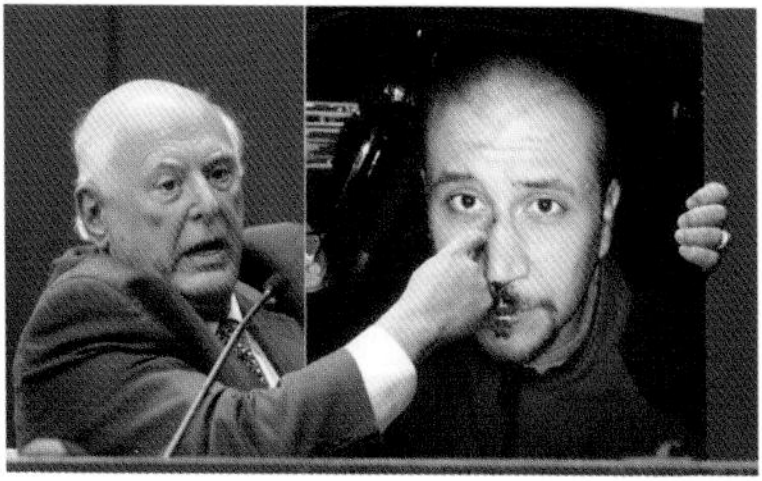

黒人少年トレイヴォン・マーティン殺害の罪を問われたジョージ・ジマーマンの裁判で、陪審にジマーマンの顔の怪我について説明する私。(フロリダ州第十八巡回裁判区提供)

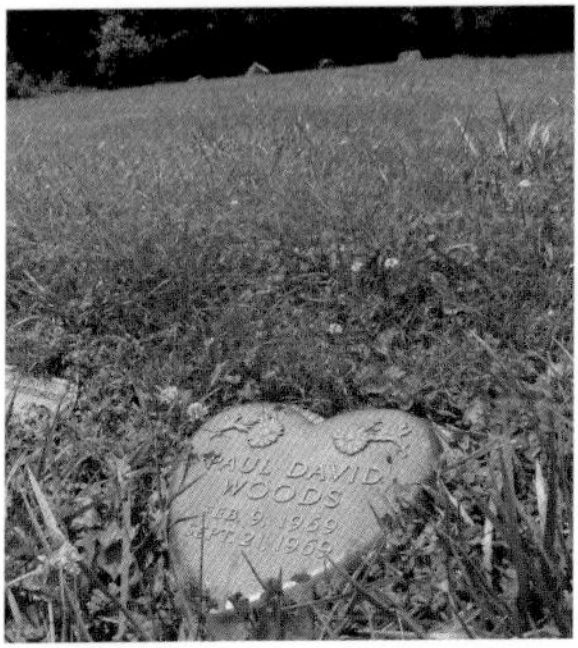

生後七カ月のポール・ウッズの不審な死が、乳幼児連続殺人犯マーサ・ウッズの正体を暴きだした。マーサは二十年以上にわたり、自分の実子や養子、甥、姪を殺していた。（ロン・フランセル撮影）

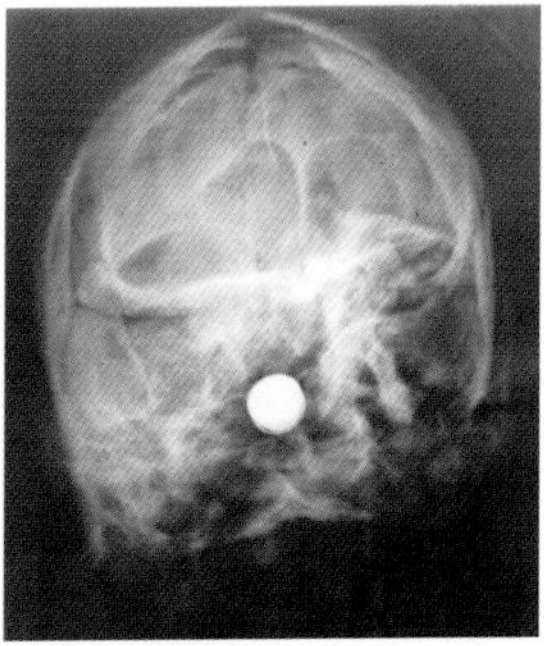

爆弾テロ容疑者ウィリアム・ペインの頭部Ｘ線写真。吹き飛ばされた水銀電池が脳幹部にめりこんでいるのがわかる。（メリーランド州検死局提供）

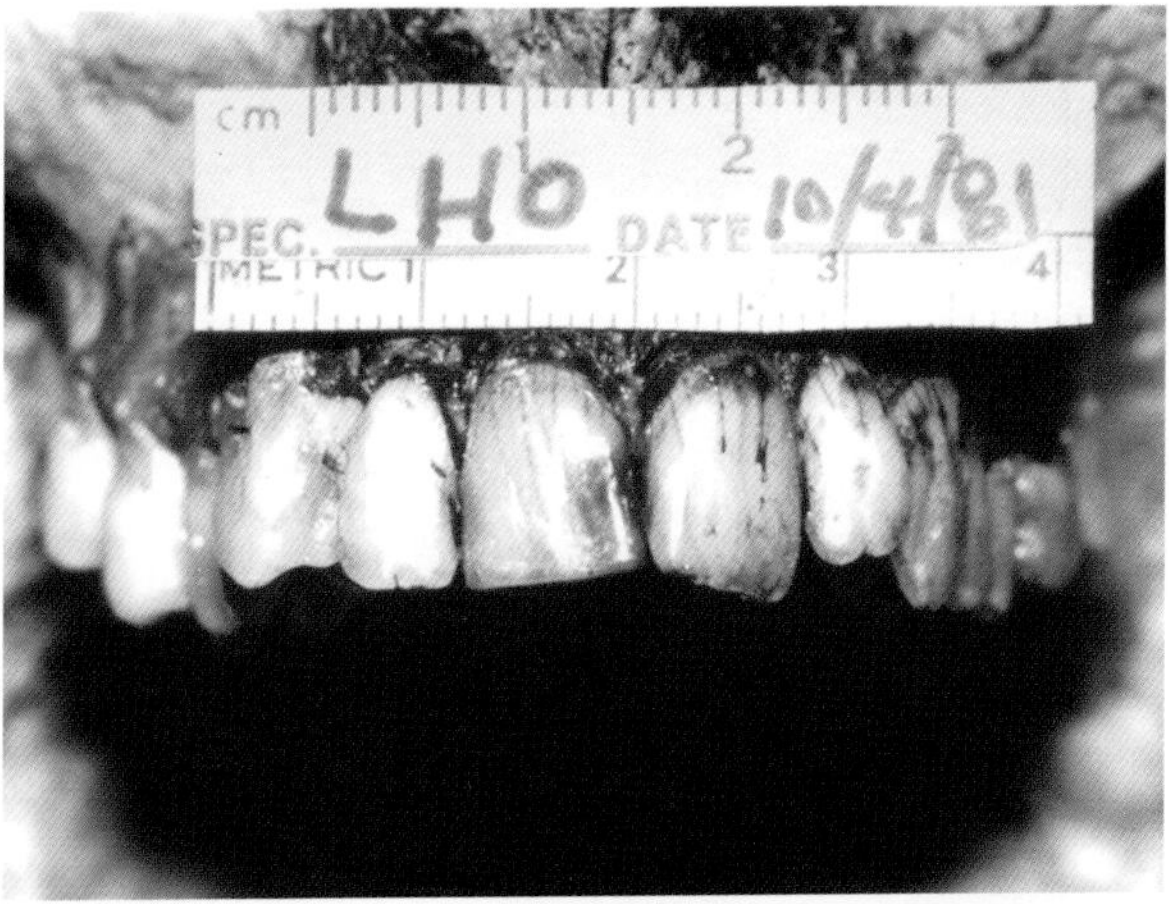

独特の歯並びが、リー・ハーヴェイ・オズワルドの墓に埋められた遺体がソ連の工作員ではなくオズワルド本人であったと特定する決め手になった。（ディ・マイオ家提供）

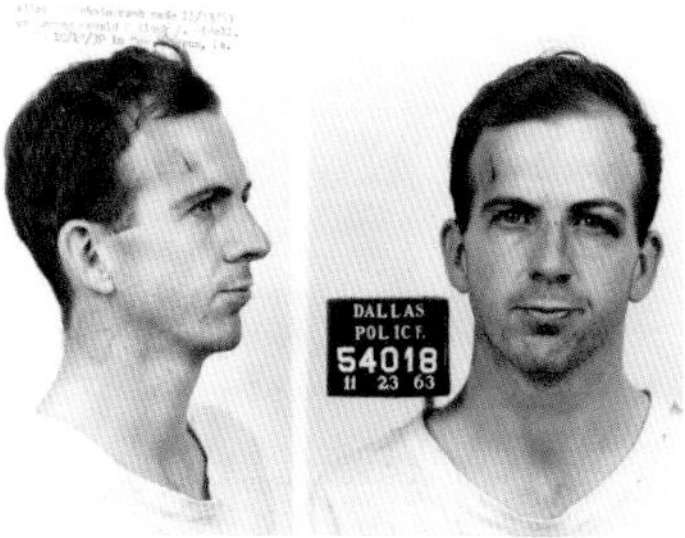

死亡する前日の1963年11月23日に撮影された暗殺犯リー・ハーヴェイ・オズワルドの逮捕時の写真。（ダラス市警察提供）

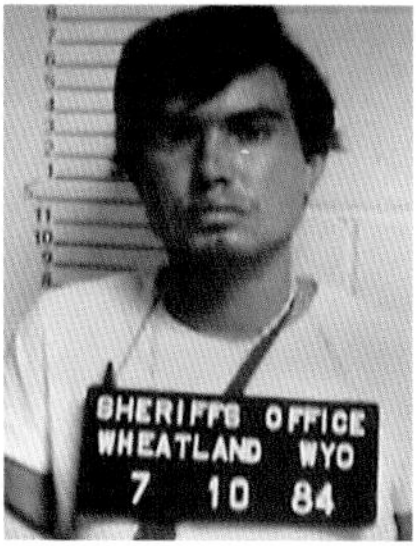

1984年、ワイオミング州ホイートランドで内縁の妻アーネスティン・ペレアを背中から撃ったとして逮捕された不法移民マーティン・フリアス。

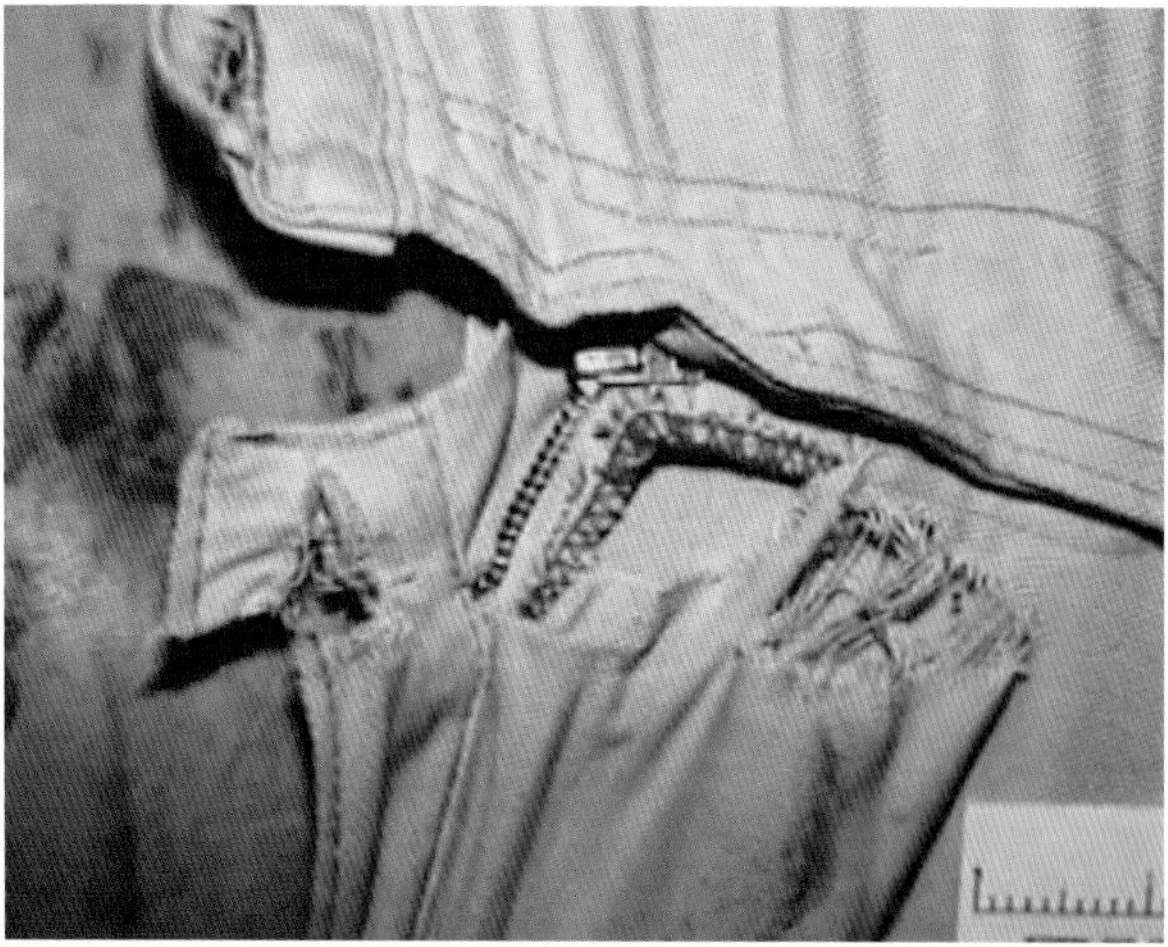

撃たれたアーネスティン・ペレアのジーンズはボタンが飛び、ジッパー部分が裂けていた。これは誰かがアーネスティンと揉みあい、ひょっとするとレイプしようとした痕跡とみられた。（ワイオミング州プラット郡保安官事務所提供）

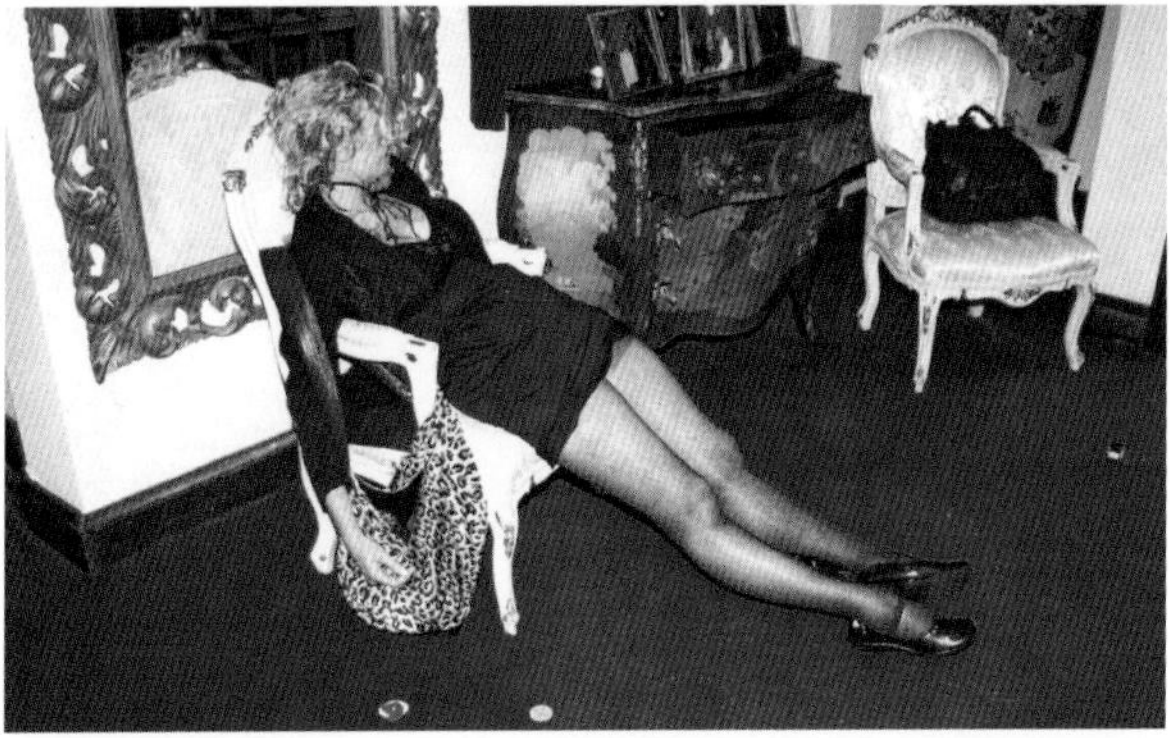

音楽プロデューサーのフィル・スペクターの豪邸で、口を撃たれて死んでいた女優のラナ・クラークソン。ラナの頭は血に染まった右肩に傾いていたが、のちに警察によって左に向けられた。（カリフォルニア州アルハンブラ警察提供）

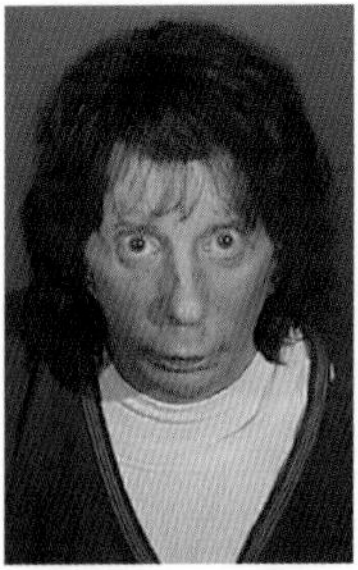

2003年2月、女優のラナ・クラークソン殺害容疑で逮捕された伝説の音楽プロデューサーのフィル・スペクター。

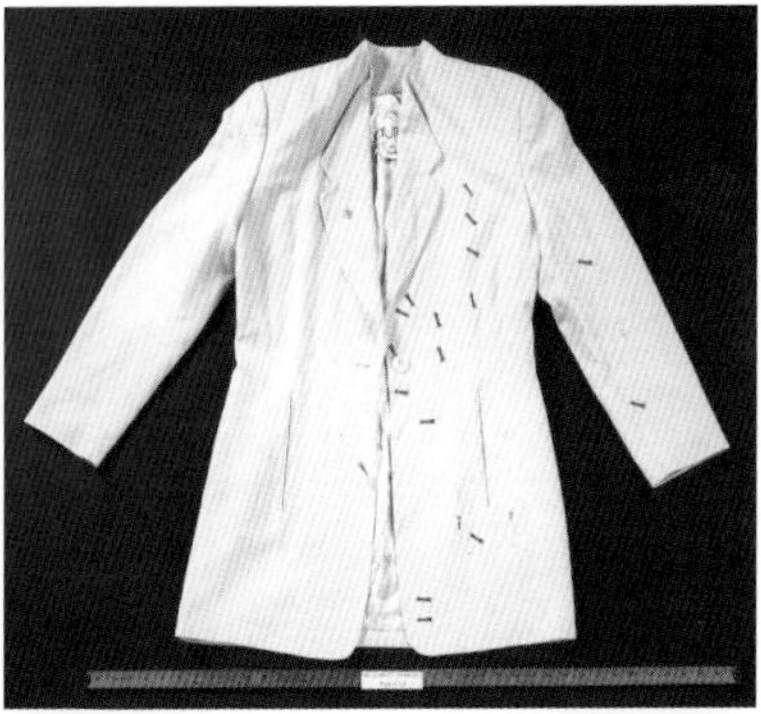

フィル・スペクターがラナ・クラークソンを撃ったとすれば、彼の白いジャケットには返り血が飛び散っていたはずだが、付着していた血はごくわずかだった。きわめて細かな血の点がついていた箇所に警察が印をつけたジャケットの写真。（カリフォルニア州アルハンブラ警察提供）

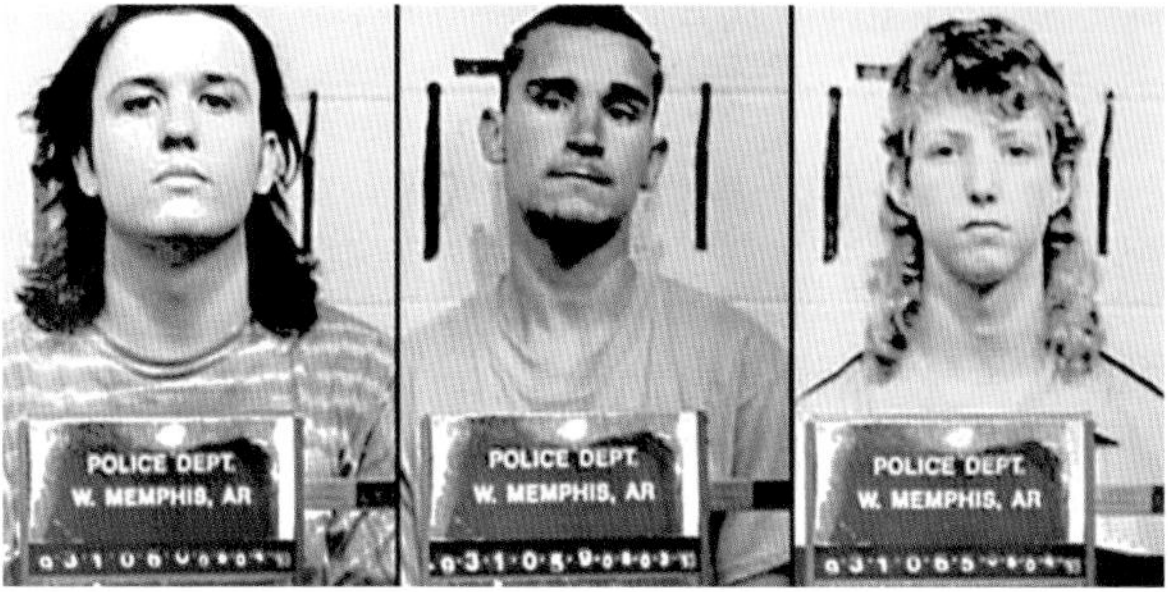

1993年、アーカンソー州ウェストメンフィスで三人の男児が残酷に殺された事件で、素行に問題のあった三人のティーンエイジャーが逮捕され、裁判で有罪とされた。しかし、三人は本当に犯人だったのか。（アーカンソー州ウェストメンフィス警察提供）

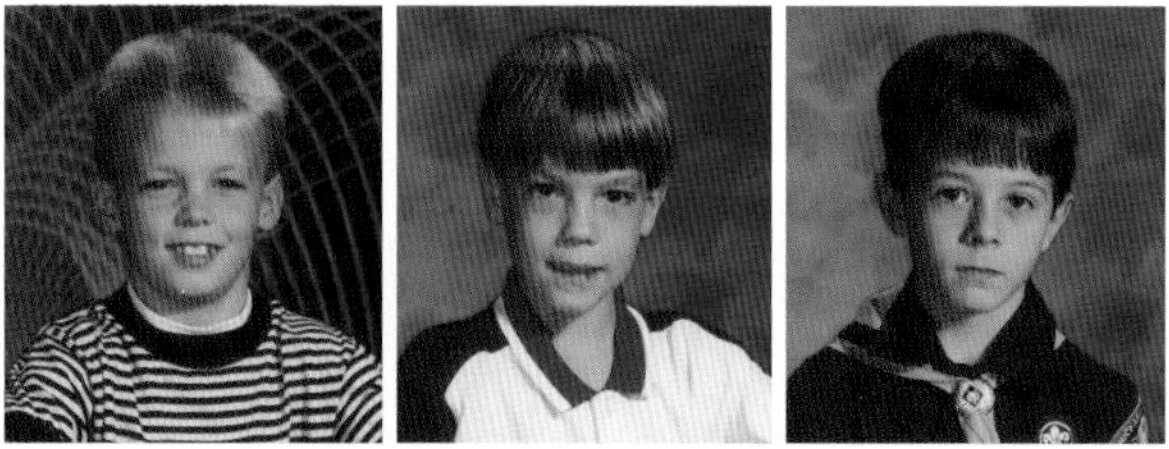
1993年、アーカンソー州ウェストメンフィスの森の中で、全身をひどく傷つけられた三人の男児の死体が発見され、三人のティーンエイジャーにただちに容疑がかけられた。

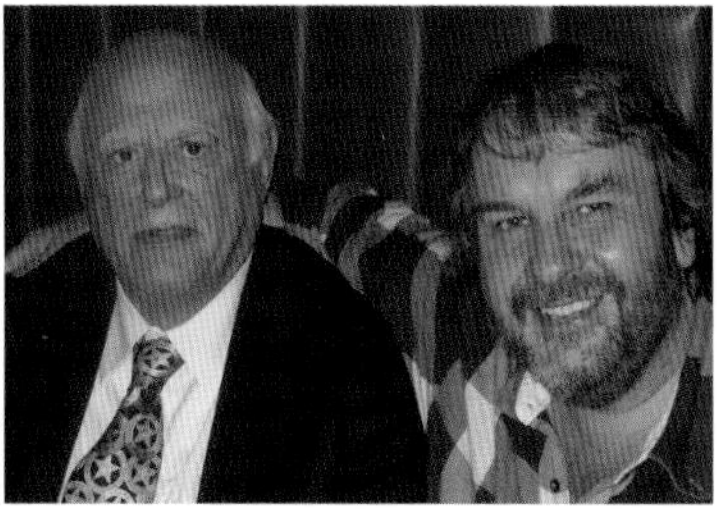
『ホビット』で知られる映画監督のピーター・ジャクソンは、私も出演したドキュメンタリー映画『ウエスト・オブ・メンフィス』のプロデューサーを務めた。（ディ・マイオ家提供）

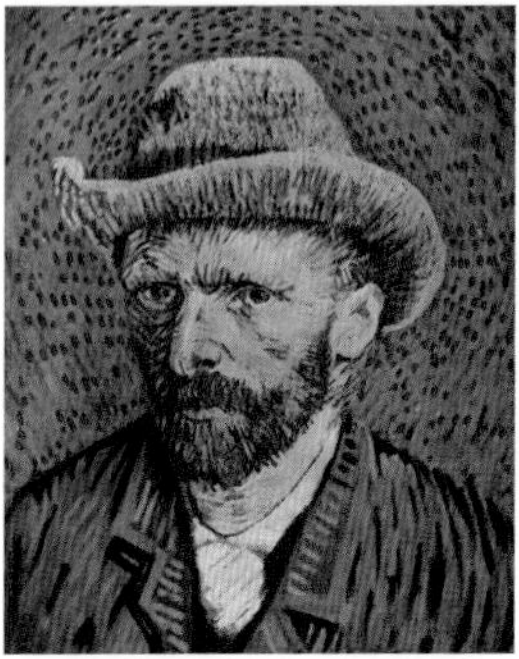

狂気の天才画家フィンセント・ファン・ゴッホは、言い伝えられているとおり自殺したのか。それとも別の形で死亡したのだろうか。

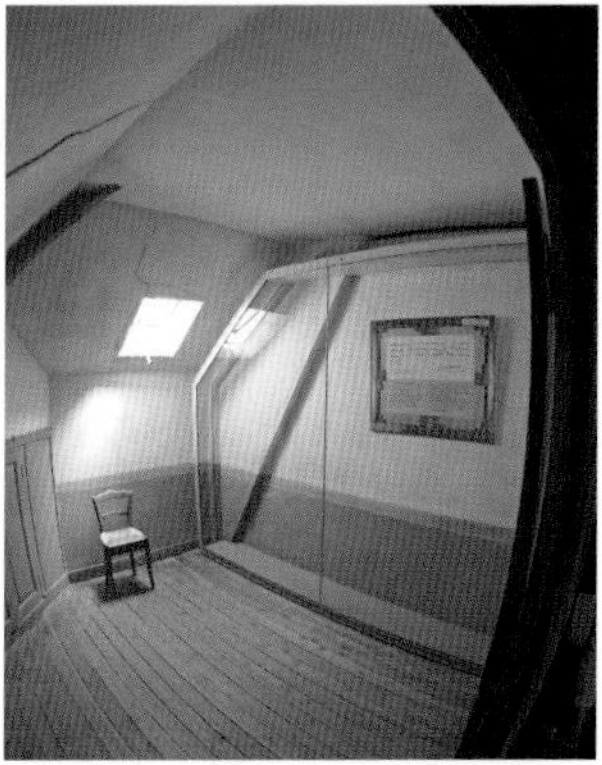

ラヴーの宿は今もオーヴェルで営業しているが、ゴッホが死んだ狭い部屋はもう使われていない。(オランダ、フェルセルブルク/ヘンク=ヤン・デヨング提供)

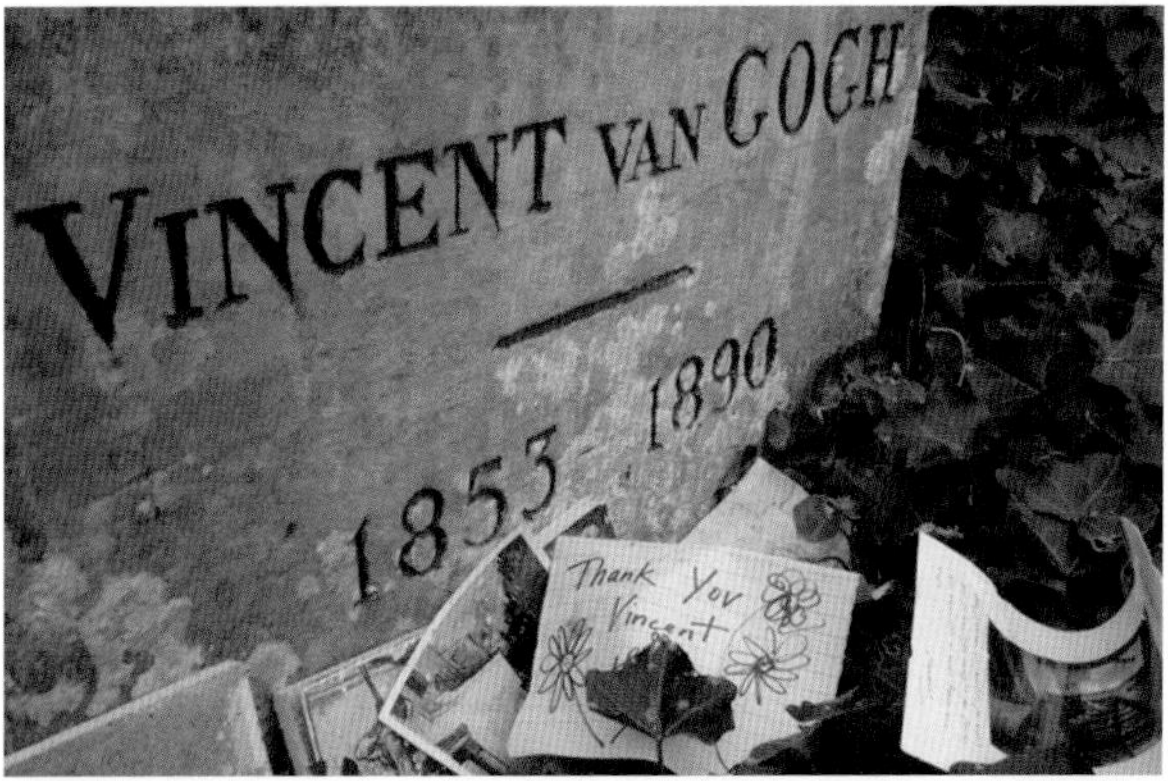

1890年にフィンセント・ファン・ゴッホが奇妙な自殺により死亡したフランスのオーヴェル=シュル=オワーズにある彼の墓には、今もファンからの手紙やメッセージが絶えない。(スコットランド、エディンバラ/リチャード・テイラー提供)

創元ライブラリ

死体は嘘をつかない

全米トップ検死医が語る死と真実

ヴィンセント・ディ・マイオ
ロン・フランセル
満園真木◆訳

東京創元社

目次

序文　パズルこそすべて　ジャン・ガラヴァグリア――9
1　白と黒の死――13
2　〝ホワイ〟切開――53
3　空っぽのゆりかご――93
4　身元不明の爆死体――137
5　リー・ハーヴェイ・オズワルドを掘り起こす――161
6　日常にひそむ怪物――189
7　秘密とパズル――225
8　死と法とセレブリティ――281
9　ウェストメンフィスの亡霊――309

10　フィンセント・ファン・ゴッホの死の謎――343
エピローグ――373
謝　辞――377
訳者あとがき――381

死体は嘘をつかない

――全米トップ検死医が語る死と真実

両親のドミニク・J・ディ・マイオとヴァイオレット・ディ・マイオに

死は個人的なできごとではなく、社会的なできごとである。最後のかすかな吐息が吐きだされ、血が全身の動脈と静脈をめぐるのをやめ、脳の神経細胞がその働きを止めるとき、人体の命は終わる。しかし、その死が公的なものとなるのは、社会がそれに気づいたときなのである。

——ステファン・ティマーマンズ *Postmortem: How Medical Examiners Explain Suspicious Deaths*『検死解剖——検死医はいかにして変死を説明するのか』

人生の終わりは誰もみな同じだ。どのように生き、どのように死んだのか、あるのはその細かな部分の差だけなのだ。

——アーネスト・ヘミングウェイ

序文　パズルこそすべて

ジャン・ガラヴァグリア

人は法医学に魅了される。もちろんその医学的な細部に関心を持つ人もいるが、多くの人が興味をひかれてやまないのは、死者がなぜ、どのようにして死体安置所《モルグ》に運びこまれることになったのかにまつわるストーリーだ。

架空の法医学者が登場するテレビドラマや映画や小説は巷《ちまた》で大人気だが、その理由は法医学にまつわる正確さにあるのではなく、パズルを解く面白さにある。しかし、現実の法医学者は日々、カーテンをあけて実際に起こったことの真実に光をあて、人間の隠された真実のドラマを探りだしている。

法医学者はおもに殺人など犯罪の被害者に時間を費やしていると思っている人が多いが、実際には、検死医の仕事のうち殺人の占める割合は二十パーセント未満でしかない。沼で見つかった身元不明の腐乱死体の謎や、乳児が母親の腕の中で突然死した理由の解明に取りくむことも多い。私たちの解剖や現場検証は、新たな疾患や蔓延《まんえん》しているドラッグの特定といった公衆安全衛生上の意味を持つ場合もある。ある女性が早逝《そうせい》した原因が遺伝的異常であると突きとめることは、その家族の今後の世代にとって大きな意味を持つかもしれない。見た目では判別不能なほどひどく焼けたり、損傷したり、腐敗したりした遺体の身元を科学的手段で特定することは、ほかならぬ死者の尊厳のためでもある。

そして殺人がある。死が他の人間の行為によってもたらされたものであると突きとめることは、容疑者にとって重大な影響をおよぼす。死因が明白な場合であっても、微細な残留物や小さな傷、銃創の角度や弾道、さらには持病にいたるまで、事件の解明に役立つ可能性のあるどんなことがらも見のがさないよう、遺体をすみずみまで慎重に調べる。

悲しいかな、今以上に多くの法医学者が必要とされているにもかかわらず、この分野に新たに入ってくる医師はとても少ない。この仕事につきまとうネガティブなイメージのためもあるだろう。私たちは日々、凄惨《せいさん》な外傷、腐敗した肉体、ひどい悪臭、身がすくむような暴力と向きあい、便や腸の内容物をくわしく調べたり（少なくとも取りあつかったり）もしなければならない。さらに、嘆き悲しむ遺族や、（往々にして）不愉快な弁護士の相手もしなければならない。

こうした苦労はあれど、私たち法医学に携わる者はこの仕事を天職と考えている。パズルをつなぎあわせて真実を見つけだすという挑戦を愛している。ほかのことをするなど想像もつかないほどに。

私の良き師であり友人のドクター・ヴィンセント・ディ・マイオはまさにそういう人物だ。

サンアントニオで十年間、彼の下で働いたが、その鋭い洞察と豊富な知識、無限に思えるほどのエピソードには飽きることがなかった。今回、この巧みな筆致で書かれた興味深い本において、読者も法医学ファンも、アメリカでもっとも尊敬を集める法医学者がその長いキャリアの中で出遭った、とりわけ好奇心をそそられ刺激的な法医学の症例について語るのを聞く栄誉にあずかれる。

そして、これがたんに法医学の問題であるにとどまらず、パズルでもあることがおわかりいただけるだろう。

原注 ディスカバリー・チャンネルの〝ドクターＧ〟としておなじみのドクター・ジャン・ガラヴァグリアはフロリダ州オレンジ郡オーランド市および周辺部の検死局長。セントルイス大学医学部卒業。マイアミのデイド郡検死局フェローをへて、テキサス州サンアントニオのベア郡検死局にてドクター・ヴィンセント・ディ・マイオの下で働く。ケーブルテレビのヒット番組〈ドクターＧ――メディカル・エグザミナー〉は世界各国で放映され、ドクター・ガラヴァグリアは法医学界きっての有名人に。また彼女はＣＮＮ、〈オプラ・ウィンフリー・ショー〉、〈レイチェル・レイ・ショー〉、〈ザ・ドクターズ〉、〈ドクター・オズ・ショー〉などテレビ番組に多数出演。さらに、二〇一一年のケイシー・アンソニー殺人事件など大きな注目を集めた事件の裁判で証言をおこなうほか、著書 *How Not to Die*『死なないためには』（二〇〇八年刊）も出版している。

1　白と黒の死

人の胸の中に何があるのか、私は知らない。

私は多くの胸を開き、多くの心臓を見て、この手にとってきた。若く力強い心臓もあれば、疲れてぼろぼろの心臓もあった。その多くが、銃弾や刃物によってつけられた小さな穴から命が流れだしていた。毒物や恐怖によって動きを止めてしまったものもあった。破裂して無数の破片になったものや、グロテスクな外傷によりずたずたになったものもあった。そのすべてが死んでいた。

だが、それらの心臓の中に――胸の中に――何があったのかを本当に知ることはなかったし、これからもない。私が目にするとき、そこにあったであろう夢や希望、恐怖、幻想、信仰、恥、後悔、怒り、愛はもう消えている。命――魂――はもう流れでてしまっている。

残っているのは証拠だけだ。たいてい、私はそこから入ることになる。

＊

二〇一二年二月二十六日（日）、フロリダ州サンフォード

トレイシー・マーティンが十代の息子の携帯電話の番号を押すと、直接留守番電話につながった。

もう遅く、雨の降る暗い日曜日の夜十時をだいぶ回ったころだった。トレイシーとガールフレンドのブランディ・グリーンはその週末、十七歳の息子トレイヴォンとブランディの十四歳の息子チャドを〈リトリート・アット・ツインレイクス〉の家に残してずっと出かけていた。〈リトリート・アット・ツインレイクス〉は、フロリダ州オーランド郊外のサンフォードという比較的閑静な町にあるゲーテッド・コミュニティ、つまりゲートとフェンスに囲まれた住宅街だ。トレイシーとブランディは二年ほど交際していて、週末などにトレイシーがトレイヴォンとともにマイアミから片道四時間かけて泊まりがけでやってくるのは珍しいことではなかった。

それは恋人に会うためだけではなかった。トレイシーは非行気味だったトレイヴォンをマイアミの悪い仲間と引き離して更生させたいと思っており、長いドライブは息子にいろいろ言い聞かせる機会でもあった。

トレイヴォンはたいして聞く耳を持たなかった。ある意味で典型的なティーンエイジャーで、女の子とテレビゲームとスポーツ、そしてイヤホンから流れる大音量のラップミュージックに夢中だった。〈チャッキー・チーズ〉（ゲームセンターと一体になったピザレストラン・チェーン）とテレビのシチュエーション・コメディが好きで、将来は航空機のパイロットか整備士になりたいと思っていた。家族や親戚を大切にしていた。肢体麻痺のあるおじの食事の世話をしたり、年下のいとこたちとクッキーを焼いたりし、二〇〇八年にドラッグがらみで逮捕されたあと不可解な死を遂げた別のいとこを偲《しの》ぶバッジをつけるようになっていた。

だが、トレイヴォンは品行方正なボーイスカウトというわけではなかった。百八十センチ近い身長で、いかつい雰囲気もあり、本人もそれをわかっていた。マリファナを吸い、フェイスブックで不良を気どるなど、非行的な態度もあった。通っているマイアミの高校では去年、遅刻と落書き、バックパックにマリファナを入れて持っていたことで三度の停学処分を受けていた。一九九九年にトレイヴォンの母親と離婚したトラック運転手のトレイシーは、成績や素行や友達のことで息子をたびたび叱るようになっていたのだった。

トレイヴォンの番号に何度かけても、すぐに留守番電話になってしまう。ブランディの息子のチャドによれば、トレイヴォンは午後六時ごろ、家から一・五キロほどのところにあるコンビニエンスストアに歩いて向かったという。ふたりは七時半からテレビでＮＢＡのオールスターの試合を見るつもりでいた。家を出る前に、トレイヴォンはチャドに何かいるかと尋ね、チャドはソフトキャンディの〈スキットルズ〉を頼んでテレビゲームを再開した。トレイヴォンはパーカーのフードをかぶって出かけ、そのまま帰ってこなかった。

息子は近くに住んでいるいとこと映画にでも出かけたか、途中で出会った女の子といるのだろうと父親は思った。そういうことはこれまでにもあった。

トレイシーは、そのいとこに電話してみたが出なかったので、まあいいとそのまま寝てしまった。トレイヴォンはまだふらふらしていて行き先が定まらず、道をそれやすい。つねに限度を試していて、ときどき行き過ぎてしまう。十七歳になったばかりなのだ。そのうち帰ってくるだろう。

翌朝、トレイシーは早く起きて、もう一度トレイヴォンに電話してみた。携帯電話はあいかわらず電源が入っていないのか、じかに留守番電話につながった。いとこに何度か電話をかけ、ようやく出た相手に訊いてみたが、トレイヴォンにはまったく会っていないという。

ここにいたって、トレイシーは心配になってきた。八時半ごろ、保安官事務所に息子が行方不明だと通報し、トレイヴォンの特徴を伝えた。十七歳で、グレーのスウェットのパーカーにスニーカー、下はたぶんスラックスを穿《は》いている。自分とトレイヴォンはマイアミ在住だが、サンフォードのガールフレンドの家に泊まりに来ていると。数分後、保安官事務所の別の担当者から折りかえし電話がかかってきて、さらに具体的なことを質問されるとともに、警察官がそちらへ向かうと告げられた。トレイヴォンの捜索に協力してもらえるのだろうと、トレイシーはいくらか安心した。

外に三台のパトロールカーが停まった。ひとりの警察官が自己紹介し、深刻な顔つきで、息子さんの最近の写真はあるかと尋ねた。トレイシーは携帯電話のアルバムを探して写真を見つけだした。

警察官が奥歯を嚙みしめた。見てもらいたい写真がある、これはトレイヴォンか確認してほしいとトレイシーに言った。警察官が封筒から出したのは、黒人の若者のカラー写真だった。彼は死んでいた。

それはトレイヴォンだった。

そのとき、トレイシーの息子は、冷たくなってモルグの台に横たわっていた。胸を一発撃たれて。

写真を目にした瞬間、トレイシー・マーティンの視界がぼやけた。彼が受けた突然の衝撃はやがて、全米を揺るがす、長くつらい不安のときに変わることになる。

トレイヴォンはしとしとと降りつづく雨の中、家を出た。フロリダの二月の夜にありがちな、寒いともいえないが暖かいというほどでもない、十四、五度ほどの中途半端な気温だった。彼はフードをかぶり、住宅街を歩いて正面ゲートを抜け、一・五キロほど離れたラインハート・ロードのセブンイレブンへと向かった。

店に入ると、トレイヴォンは冷蔵ケースから〈アリゾナ・ウォーターメロン・フルーツジュース・カクテル〉のトール缶を、レジのそばの棚から〈スキットルズ〉の小さいパッケージを手にとった。レジで茶褐色のスラックスのポケットから紙幣二枚といくつかの硬貨を出してカウンターに置き、支払いをして店を出た。店の防犯カメラによれば、店を出たのは午後六時二十四分だった。

家に戻る途中で雨脚が強くなった。トレイヴォンは集合ポストの屋根の下で雨宿りをし、チャドにもうすぐ帰ると電話をした。それから、友達のディーディーにも電話をかけた。トレイヴォンはマイアミで出会ったこの少女と四六時中電話やメールをしていて、この日もすでに六時間近く携帯電話でやりとりしていた。このとき、ふたりは約十八分間会話したが、切るまぎわにトレイヴォンの様子が変わった。

シルバーのトラックに乗った〝いやな感じの白人《クラッカー》〟の男がこっちを見てる、とトレイヴォンはディーディーに言った。おびえたような声だった。集合ポストの裏から走り出て、住宅街の路地に入って白人の男をまこうかとトレイヴォンは言ったが、ディーディーは全速力で走って家に戻ったほうがいいとすすめた。

いや、走らないとトレイヴォンは言った。家はもう遠くない。フードをかぶり直し、男のほうをちらちらと見ながら、トラックの真横を通って歩きだした。

だが、ふたりが通話を続けているあいだに、トレイヴォンは走りだした。彼の荒い息遣いと風を切る音が、携帯電話に接続されたイヤホンの小さなマイクを通じてディーディーの耳に聞こえた。

一分もしないうちに、男をまいたとトレイヴォンは言って、足どりをゆるめた。その声が怖がっているように思えたので、ディーディーも怖くなり、そのまま走りつづけたほうがいいと言った。

ところが、しつこい白人の男がまたあらわれた。ディーディーは走るよう言ったが、トレイヴォンはまだ息を切らしていて走れなかった。数秒後、白人の男が近づいてきたとトレイヴォンは言った。

そして不意に、トレイヴォンがディーディーではなく、そばにいる別の誰かと話している声が聞こえてきた。

「なんで俺をつけてくるんだよ」

それほど遠くないところから別の声が聞こえた。「ここで何をしてるんだ」

「トレイヴォン！　トレイヴォン！」ディーディーは電話に向かって叫んだ。

何かがぶつかったような音と、草がこすれる音がした。誰かが「どけ！　どけ！」と叫んでいる声が聞こえた。ディーディーは何度もトレイヴォンに呼びかけたが、電話が切れた。あわててかけなおしたが、トレイヴォンは電話に出なかった。


夜七時過ぎ、ジョージ・ジマーマンは〈リトリート・アット・ツインレイクス〉の自宅から、シルバーの二〇〇八年型ホンダ・リッジライン・ピックアップトラックで〈ターゲット〉へ週に一度の食料品の買いだしに出かけた。日曜の夜はたいていすいているし、今夜はとくに雨のせいで買い物客が少ないだろう。好都合だった。

そのとき、家と家のあいだに、雨の中物陰にたたずむグレーのパーカーを着た十代の少年が見えた。見慣れない顔だと思っていると、少年がぶらぶらと歩きだした。ジマーマンは気になった。ひと月ほど前、ちょうどそのあたりで住宅に侵入しようとしている少年を見かけたのだが、そのときは逃げられたのだった。

だから、彼の疑念はいわれなきものというわけではなかった。〈リトリート・アット・ツインレイクス〉も住宅バブル崩壊の波に呑まれていた。住宅価格は暴落し、ローンを払えなくなった住人が家を手放した。差し押さえられた住宅を投資目的の人々が買いたたき、賃貸に出すようになった。住民の顔ぶれが変わり、知らない顔が出入りするようになった。低所得層の人人がゲートの外から入りこむようになった。ぶかぶかのズボンを腰穿きにしてキャップをはすにかぶった不良っぽい少年たちがたむろするようになった。さらには空き巣や強盗も起こるようになった。一夜にしてゲートもフェンスも安全を保障してくれるものとは思えなくなっていた。

二〇一一年八月に三件の不法侵入事件が発生したあと、ジマーマンは住民による自警団の結成を提案した。不安を感じていた自治会のメンバーがそのアイデアに興味を示したので、ジマーマンはサンフォード警察から人を招き、その活動方針を説明させた。非武装のボランティアが近所を見まわり、怪しい人物やできごとを目にしたらすぐに警察に通報するのだ。

武器を持たない見まわり隊。それなら抵抗もない。というわけで、自治会はすぐに、三年前から〈リトリート・アット・ツインレイクス〉に住んでいるずんぐりした生真面目な二十八歳のジョージ・ジマーマンに自警団を組織する役目をまかせた。

ヴァージニア州の元下級判事とペルー出身の妻とのあいだに生まれたジョージは、この誰もやりたがらない仕事にうってつけだった。いつか判事になりたいという夢を持ち、近くのメイトランド市の会社で会計監査人として働きながら大学に通っていた彼は、このボランティアの仕事を真剣にとらえていた。かつて教会でミサの侍者を務めていたこともあるジマーマンは、以前には短気がもとで揉めごとに巻きこまれたこともあったが、現在の近隣住民にとっては、愛想がよく親切で真面目な人物として知られていた。

ジマーマンはある種の守護者をもって任じていた。自警団の団長になる前から、地元のスーパーマーケットで家電製品を盗んだ万引き犯の逮捕に協力したこともあり、今や正式な任を与えられた彼は、迷い犬やスピード違反、道路の穴、落書き、夫婦喧嘩、不審者などについてたびたび警察に通報していた。家のドアをノックし、ガレージの扉があいているとわざわざ知らせるようなことまでしていた。彼の行動をありがたいと思う者もいたが、警官気どりのいけすかない人物だと思う者もいた。

だからこの暗い雨の夜、パーカー姿の見慣れない黒人少年は当然ジマーマンの目についた。彼はトラックを停め、携帯電話で警察に電話した。

「サンフォード警察です」と通信指令係が応じた。

「ああ、先日近所で不法侵入があったんだが」ジマーマンは言った。「すごく怪しい男がいるんだ。リトリート・ビュー・サークルの近く……えーと、住所はリトリート・ビュー・サークルの一一一一番地付近だ。その男は何かよからぬことをたくらんでるか、ドラッグをやってるように見える。雨が降ってるのに、きょろきょろしながら歩いてるんだ」

「わかりました。その男は白人ですか、黒人ですか、ヒスパニック系ですか」

「黒人のようだ」

「服装はわかりますか」

「ああ。暗い色のパーカーを着てる。グレーのパーカーだ。下はジーンズかスウェットパンツに白いスニーカー……あ、見てるぞ……」

「わかりました。その男はあたりをうろついてるんですね」通信指令係が言った。それは質問というより確認だった。

「うろついて、あちこちの家を見ている」ジマーマンは続きを引きとるように言った。「あ、やつがこっちを見てる」

そのとき、少年がジマーマンのトラックのほうに向かって歩いてきた。ジマーマンは通信指令係に実況を続けた。

「何歳くらいの男ですか」

ジマーマンは小雨の降る薄闇に目をこらした。

「シャツにバッジをつけてる。十代後半だ」

「十代後半ですね、わかりました」

ジマーマンは少々不安になってきた。「なんだか様子がおかしい。ああ、やつがこっちに向かってくる。手に何か持ってる。何をする気かわからない」

「その男が何かしたら教えてください」

「どのくらいで警察官をよこしてくれる?」

「今向かわせてます。その男が何かしたら教えてください。いいですね」

ジマーマンの血管にアドレナリンが放出された。「あいつらはいつも逃げちまうんだ」

現在位置を説明しはじめたとき、少年が走りだした。

「くそっ、やつが走っていく」

「どちらの方向に向かっていますか」

「別のゲートのほうに向かってる……裏のゲートだ」ジマーマンは小さく悪態をついて、トラックのギアを入れ、少年を追おうとした。

「あとを追っているんですか」通信指令係が尋ねた。

「ああ」

「追わなくていいです、やめてください」

そう言われたとき、もう追跡は終わっていた。少年の姿は家々の向こうに消えていた。ジマーマンはトラックをおりて標識を見つけ、通信指令係に現在地を告げると、さらにあたりを見まわしてグレーの服を着た人影を探した。だが、少年の姿はなかった。

七時十三分。自警団長から警察への通話は四分三十秒間続いた。

それからの三分間で、トレイヴォン・マーティンとジョージ・ジマーマンは衝突し、生きるか死ぬかの格闘になる。

そして一方が死ぬ。

次に起こったことははっきりしない。証言にもばらつきがある。

ジマーマンいわく、パーカー姿の少年を見失ったあと、トラックに戻ろうとしたとき、少年が暗闇から急にあらわれた。少年は怒った様子で汚い言葉を口にした。

「おい、なんか文句でもあるのか」パーカー姿の少年が声を張りあげた。

「いや、ない」ジマーマンは答えた。

「そうか、こっちはあるぞ」少年がうなり声をあげ、ジマーマンの顔を殴った。鼻が折れた。

ジマーマンは衝撃でよろけ、あおむけに倒れた。トレイヴォンがその上に馬乗りになった。ジマーマンは少年を押しのけようとしたができず、やがて少年が歩道のコンクリートにジマーマンの頭を何度も打ちつけた。

ジマーマンは大声で助けを求めた。

トレイヴォンは片手をジマーマンの鼻に、もう片方の手を口に押しあて、「黙れ！」と叫んだ。揉みあいの中で、ジマーマンのシャツと上着がめくれ、右腰のホルスターにおさめられたケルテック社製九ミリ・オートマティック拳銃が覗いた。

トレイヴォンがそれを見た。

「おまえは今夜くたばるんだ、この野郎」

ジマーマンはもう一度助けを求めて叫んだ。

誰も助けには来なかったが、騒ぎを聞きつけた複数の近隣住民から九一一番に通報が寄せられた。通信指令係は電話の背後で激しい怒号を耳にした。

「その人は怪我をしている様子ですか」通信指令係が通報者のひとりに尋ねた。

「よく見えないわ」とその女性は答えた。「何が起きているのかわからないから、外には出たくないし、だから……」

「とにかく、誰かが助けてくれと叫んでいるんですね」

「ええ」女性がおびえた様子で答えた。

「わかりました」通信指令係は冷静に言った。「それであなたの……」

一発の銃声が響いた。

七時十六分、悲鳴がやんだ。

一分後、最初の警察官が現場に到着した。

黒人の若者が濡れた草の上にうつぶせに倒れていた。腕は体の下にあり、フードは後ろにのけられていた。すでにこと切れていた。

目を赤く充血させたジマーマンがそばに立っていた。顔は血まみれだったが、意識はしっかりしていた。ジーンズと上着は濡れ、背中には草のしみがついていた。ジマーマンは少年を撃ったことを認め、両手をあげて警察官に銃を差しだした。警察官は彼に手錠をかけ、パトロールカーに乗せた。

ジマーマンが取り調べで語ったところによれば、少年が銃に手を伸ばしたが、彼のほうが早かった。彼は九ミリ拳銃を抜き、引き金を引いた。少年が驚愕の表情で草の上にうつぶせに倒れた。

「やりやがったな」というのが少年の最後の言葉だった。

ジマーマンは茫然としつつもすばやく立ちあがり、少年が武器を持っていないかたしかめるべく、腕を体の下から出した。傷は見えず、少年の顔も見えなかった。

まもなくほかの警察官が到着し、続いて救急隊も到着した。みなでこの名前のわからない少年の蘇生を試みたものの無駄だった。この時点では、少年が誰なのかまったくわからなかった。心拍が戻ることはなく、救急隊は七時三十分ちょうどに少年の死亡を宣告した。

ひとりの警察官がトレイヴォンのパーカーを拾いあげ、前のポケットに大きな冷たい缶――〈アリゾナ・ウォーターメロン・フルーツジュース〉――が入っているのに気づいた。ほかにも〈スキットルズ〉キャンディのパッケージ、ライター、携帯電話、現金四十ドルと少々の小銭が見つかったが、財布や身分証はなかった。

そこで、身元不明の十代の少年の遺体は青い遺体袋におさめられ、番号を付されてモルグへと運ばれていった。悲しいことに、そこはブランディ・グリーンの家までたった百メートルしか離れていなかった。

ジマーマンの怪我を調べた救急隊員は、額の擦り傷、鼻からの出血と痛み、後頭部に二カ所の裂傷を認めた。鼻は真っ赤に腫《は》れあがっていて、おそらく鼻骨が折れていると思われた。

ジマーマンは警察署で傷の手当てを受けたあと、進んで任意の事情聴取で話し、その後、その夜の自分の行動について警察官を前に実演してみせた。

数日が過ぎた。捜査を進めたサンフォード警察は、少年の家族に対して心から同情していた。というのも、十代にはありがちな過ちもあったとはいえ、トレイヴォンはおおむねまっとうな少年に思えたからだ。しかし、ジマーマンがなんらかの罪をおかしたと立証することはできなかった。むしろ、ジマーマンの証言が真実であることをあらゆる証拠が指し示しているように思われた。

死んだ少年のポケットから見つかったありふれたものは、当時この射殺事件の捜査にとくに役立ちそうには思われなかったが、ある証拠の重要性は、つねに最初からひと目でわかるとはかぎらない。

射殺の翌日、ボルーシャ郡の検死医ドクター・シピン・バオは、デイトナビーチのモルグの台にのせられた青い遺体袋のファスナーをあけ、トレイヴォン・マーティンの解剖を開始した。

五十歳のバオは中国出身で、中国の医科大学および大学院で放射線医学を学んだ。その後アメリカ国籍を取得し、アラバマ大学バーミングハム校で四年間、病理学の研修を積んだ。フォートワースのタラント郡検死局で三年働いたあと、よりよい待遇を求めてフロリダに来た。その職に就いて七カ月足らずだった。

今、バオの前には、よく発達した、痩せても太ってもいない十代の黒人少年の遺体があった。銃弾が胸にあけた穴と、そのまわりの点々と黒くなった皮膚を別にすれば、トレイヴォン・マーティンは引き締まった体つきで健康そうだった。

しかし、問題はその穴だった。

彼の命を奪った一発の九ミリ弾は胸骨の左から心臓を直撃していた。それが心膜を貫通し、右心室に穴をあけ、右肺の下葉《かよう》を突き抜け、途中で三つの破片に割れていた。穴の周囲の皮膚には、煤暈《ばいうん》（輪状についた煤《すす》）と直径五センチの刺青暈《しせいうん》（火薬が表皮の下に入りこんで点々と刺青のようについた跡）が残っていた。

傷ついた心臓はそれでも動きつづけ、収縮するたびに胸腔《きょうくう》内に血が噴きだし、二・三リットルの血液がそこにたまった。これは一般的なアメリカ人男性の総血液量の約三分の一に相当する。

バオは所見に記さなかったが、トレイヴォンは撃たれてから最大で十分ほど意識があり、ひどい痛みを感じていただろうとのちに語っている。

ただひとつ、ほぼ確実なことは、意識があろうとなかろうと、トレイヴォン・マーティンは撃たれたあと、そう長くは生きられなかったことだ。

心臓を撃たれても、多くの場合、即死とはならない。実際、テレビや映画でどのように描かれていようと、即死となる可能性が高いのは脳に銃弾を受けた場合だけであり、それもつねにではない。また、意識の喪失には三つの要素がかかわる。損傷した臓器の種類、損傷の程度、そして負傷者の心理・生理状態である。軽い怪我でもすぐに意識を失う人もいれば、心臓を撃たれようが動きつづける人もいる。心臓に銃弾を受けても、少なくとも五秒から十五秒は意識が保たれる。

ただ、たしかに言えるのは、十分後に救急隊が到着した時点で、トレイヴォンは死んでいたということだ。

致命傷のほかに、バオの解剖ではトレイヴォンの左の薬指の関節に小さな新しい擦過傷が見つかった。バオは両手の関節周辺にメスを入れて内出血を探すことはしなかった。そうしていれば、少年が誰かを拳で殴った証拠が見つかった可能性もある。ただし、それは少年が喧嘩をした証拠とはなっても、少年のほうが攻撃していたという決定的証拠とはならなかったかもしれない。

トレイヴォンの血液と尿からは微量のテトラヒドロカンナビノール（THC、大麻の有効成分）が検出されたが、彼がいつ大麻を使用したのか、殺害された夜にハイだったのかどうかは誰にもわからない。

バオはありふれた射殺事件という印象を抱き、九十分で解剖を終えた。

〝傷は近射創と考えて矛盾《むじゅん》しない〟とバオは最終的な解剖報告書に記している。

この〝近射〟という言葉がにわかに全米のメディアの反響を呼んだ。その意味するところを正確には知らないながらも、メディアには何か重要な言葉のように思われたのだ。発砲時、ジョージ・ジマーマンのケルテックの銃口がトレイヴォン・マーティンの胸に押しつけられていなかったとすれば、どのくらい離れていたのか。この少年の胸への〝近射〟というのは、三センチの距離からの発砲だったのか、それとも十センチだったのか、はたまた一メートルだったのか。複数の法医学の専門家（および多数の素人のコメンテーター）のあいだで、この言葉の正確な意味について解釈が分かれた。

さらに悪いことに、ジマーマンに対する怒りの声は大きくなるばかりであり、この〝近射〟という言葉がいっそうそのボリュームをあげさせることになった。一方は〝近射〟を私的な処刑の証拠ととらえ、他方は正当防衛の証《あか》しととらえた。

どちらも誤りだった。

銃の引き金が引かれると、撃針が銃弾の雷管を叩いて、小さな炎が発生し、それがカートリッジの火薬に火をつける。この急激な引火によって爆発が起こり、発生したガスが銃身内の弾を勢いよく押しだす。このとき、銃弾、ガス、煤、気化した雷管の金属、未燃焼の火薬などがすべて、一気に激しく噴きだす。

この過熱した雲状の粒子がどれほど飛ぶかは、銃の種類、銃身の長さ、火薬のタイプ等により異なる。発射残渣《はっしゃざんさ》は被害者の衣服および体に付着することがある。煤の膜がついたり、未燃焼の火薬や一部燃焼した火薬の粒子が皮膚表面に埋まって傷のまわりの皮膚に刺青のような跡を残したりするが、あるいは何もつかないこともある。この損傷のパターン――あるいは損傷の欠如《けつじょ》――で、発砲時の銃口がどれだけ離れていたかがわかる。

刺青暈（火薬輪とも呼ばれる）は、近射の特徴である。三十センチ未満の距離からの射撃では煤の残留物がみられることもある。刺青暈も煤もその他の発射残渣も皮膚や衣服に残っていない場合、それは遠射に分類される。そして接射、つまり銃口が皮膚に触れた状態で発砲された場合には、傷の状態はまったく異なる。

トレイヴォン・マーティンの場合、傷口の周囲に五センチの幅でこの刺青暈ないし火薬輪があった。また煤も付着していた。このパターンから察するに、ジョージ・ジマーマンが引き金を引いたとき、ケルテックの銃口は少年の皮膚から五－十センチ離れていたと思われる。すなわち、近射だ。

しかし、この刺青暈が証明するところをめぐってメディアが論争を繰りひろげる一方、警察や検察が裁判前に公表した書類の山の底に埋もれた一通の報告書にある、ちょっとした事実に気づいた者はあまりいなかった。

この見落としてしまいそうな細部が事件全体を動かすことになる。


エイミー・シーワートはフロリダ州法執行局（ＦＤＬＥ）の科学捜査研究所に所属する銃火器の専門家だった。マサチューセッツ州のウースター工科大学で化学を専攻し、卒業後にＦＤＬＥの法医毒物学部門に勤務したのち、火器部門に異動して三年間分析官として働いていた。

彼女はジョージ・ジマーマンのケルテック九ミリ拳銃、およびトレイヴォン・マーティンの薄いグレーのナイキのスウェットシャツとその上に着ていた濃いグレーのパーカーの検査を担当した。おもな仕事は、トレイヴォン・マーティンという十七歳の少年の服と心臓を貫通した銃弾が発射されたのが、間違いなくその銃であったという結論を導きだすことだった。また、トレイヴォンの着衣を顕微鏡で見たり化学的分析をおこなったりして、発砲時の状況を示唆する発射残渣についても調べることにもなっていた。

シーワートが最初に気づいたのは、マーティンのパーカーにあいた五センチ×二・五センチほどのＬ字形の穴だった。それは少年の傷口の真上に位置していた。その周囲には表裏ともに煤がついていた。穴のまわりの繊維はほつれ、焼け焦げていた。化学成分を調べると、気化した鉛が検出された。そして、直径十五センチほどの大きなオレンジ色のしみがその周囲を取り囲んでいた。トレイヴォン・マーティンの血だった。

マーティンはパーカーの下にスウェットシャツを着ていた。それにも煤がつき、銃口からの炎とガスで焦げていた。血のしみた、直径五センチの星形の穴があいていた。

しかし、二種類の検査によっても、シーワートは穴の周辺から発射残渣の跡を発見できなかった。

星形の穴、煤、気化した鉛が見られたが火薬が認められなかったことから、シーワートが導きだせる結論はひとつしかなかった。すなわち、ジョージ・ジマーマンの拳銃の銃口は、引き金が引かれたときにトレイヴォン・マーティンのパーカーに触れていたということだ。ただ接近していたのではなく、実際に布地に接触していたのだ。

だが、メディアをはじめとする世間の人々のほとんどは、シーワートのこの報告書の重要性に気づかなかった。〝近射〟のほうがストーリーに合っていた。たとえシーワートの発見に気づいていたとしても、接射と近射の法医学的な区別を理解してもいなければ、核心的な疑問を口にすることもなかった。すなわち、銃口がパーカーに触れていながら、それを着ている人間の皮膚からは十センチも離れているなどということがありうるのかと。

それはひとつのささいな矛盾として片づけられた。メディアはトレイヴォン・マーティンの死を取りまく、より感情に訴えるようなできごとにさっさと関心を移した。

その誰も口にしなかった疑問が、誰も予想しなかった答えをもたらすことになる。

その夜に放たれた一発の銃弾が空前絶後の悲劇を巻きおこす。それは当初は静かに始まったが、徐々に大騒ぎに発展していく。

一週間以上のあいだ、トレイヴォン・マーティンの射殺はあまり大きなニュースにならなかった。地元テレビ局が短く取りあげ、オーランド・センチネル紙が二度短い記事にし、週二回発行のサンフォード・ヘラルド紙がわずか二百十三語の記事を載せただけだった。しかし三月七日になって、ロイターが四百六十九語の記事を配信する。それはおもにトレイヴォンの遺族の弁護士への取材をもとにしており、白人の自警団員が罪もない非武装の黒人の子供を故意に追いかけて冷酷に撃ち殺し、地元警察がその殺人を隠蔽したと思わせるものとなっていた。配信記事には遺族から提供されたトレイヴォンの昔の写真が添えられており、被害者がまだあどけなさの残る無邪気な中学生であるとの印象を与えていた。

それが水に落ちた血の最初の一滴であり、全米のメディアがそれを嗅ぎつけた。

記者やリポーターがサンフォードに押し寄せて、事件を報じ、この火種をさかんに煽《あお》った。黒人のリーダーたちが人種差別だと声をあげはじめると、注目は一気に高まり、報道もさらに過熱した。ジマーマンが警察に通報した際の音声記録がとあるネットワーク局により編集され、彼が発砲前に差別的な言葉を口にしたかのように見せかけられた。トレイヴォンの両親が、オンライン請願サイトChange.orgでのジマーマンの逮捕を求める請願を支持すると、百三十万の署名が集まった。アル・シャープトン牧師をはじめとする、人種差別問題ではおなじみの顔ぶれが次々にメディアに登場して騒ぎを大きくした。新ブラックパンサー党（一九八九年結成のアフリカ系アメリカ人で構成される党）のメンバーがジマーマンの〝捕獲〟に一万ドルの懸賞金をかけた。そして「ジョージが九一一番への電話でどんな差別発言をしたのか」というクイズが流行した。そのような差別発言があったことは確認されていないにもかかわらず。

多くのブロガーやテレビのコメンテーターが素人科学捜査官となって、医学部ではなくハリウッドの思いつきをもとにしたような法医学の珍説を披露した。

バラク・オバマ大統領の「トレイヴォン・マーティンは三十五年前の私だった可能性もある」という発言で、事件は大統領レベルとなった。彼は「もし私に息子がいたら、トレイヴォンのようだっただろう」と言って全国民に内省を求めた。大統領は怒りを鎮めるのではなく、火に油を注いだのだ。

怒りの集会では〈スキットルズ〉が抗議の旗となった。パーカーとジュースの缶がアメリカの人種差別反対のシンボルとなった。

〝彼は当時停学中だったかもしれないし、血中から大麻の成分が検出されたかもしれない。しかし、悪そうな黒人ティーンエイジャーという外見の内側に目を向ければ、〈スキットルズ〉が物語っているように、そこにいるのはほんの子供だった〟とイギリスのガーディアン紙は書いている。

芸能人、政治家、そして大勢の一般人がトレイヴォンのために正義を求めたが、彼らにとって受けいれられる唯一の正義とは、悪しき人種差別主義者のジョージ・ジマーマンを逮捕し、有罪にしてさっさと死刑にすることであるように思われた。

二〇一二年四月十一日――トレイヴォン・マーティンの射殺から六週間余りのち、地元の検察が刑事事件で起訴できる証拠を見つけられなかったにもかかわらず――特別検察官がほぼ破産状態のジョージ・ジマーマンの逮捕と第二級殺人での起訴を命じた。被告人の弁護人としてマーク・オマラとドン・ウェストのふたりが手をあげた。どちらも著名なベテラン法律家であり、一流の弁護士だった。ふたりは古くからの友人同士で、すぐれたチームだった。オマラは堂々とした威厳のある、多少のことでは動じない訴訟の専門家であり、ウェストはジマーマンの起訴が大衆の正義感に突き動かされた吊るしあげであると感じてはばからない闘士だった。

そしてどちらも、正当防衛事件について豊富な経験を持っていた。実際、一見物腰やわらかなペンシルヴァニア人のウェストは、死刑事件の連邦国選弁護人を辞任してまでジマーマンの事件を引き受けたのだった。

ウェストはきのう今日生まれた青二才ではなかった。全米トップクラスの刑事弁護士として知られ、手ごわい事件にも手ごわい依頼人にも慣れていた。被告人がときに嘘をつくことも、証拠がかならずしも揺るぎないものではないこともわかっていた。発砲事件における純粋な事実が、メディアによって原形をとどめないまでにねじまげられる例も目にしてきた。

だが、ジマーマンとしばらく時間をすごしてみても、世間が考えている怪物さながらの人物像を見いだすことはほとんどできなかった。

まもなく、オマラもウェストも、怒りくるった世論と地元政治の状況が深刻な法的問題を転覆させる恐れがあると気づいた。

法廷ウォッチャーの多くは、ジマーマンがフロリダ州のいわゆるスタンド・ユア・グラウンド法にもとづく無罪を主張するものと予想していた。被害者が危険な状況から逃れられない場合にのみ認められる従来の正当防衛と異なり、同法のもとでは、襲われた被害者は避難の努力を求められず、自衛のために殺傷力のある武器を用いることが認められている。

しかし、笑顔の子供のイメージを思い浮かべた多くのトレイヴォン支持者にとって、ジョージ・ジマーマンが命の危険を感じたなどというのはありえない馬鹿げたことだった。彼らにとって、スタンド・ユア・グラウンド法はモノポリーの〈刑務所から釈放〉カードに等しかった。法廷の外では、この事件は正当防衛事件というよりも人種差別事件であって、黒人たちはこの法律が白人に自由に黒人を殺すお墨付きを与えるものだとして声高に非難していた。彼らはスタンド・ユア・グラウンド法の即時廃止を求め、多くの政治家がその要求を受けいれる心づもりをしていた。

皮肉にも、トレイヴォン・マーティン射殺事件の時点で、フロリダ州のスタンド・ユア・グラウンド法の恩恵を受けている割合は黒人のほうが高かった。治安の悪い地域に住む貧しい黒人は犯罪の被害にあいやすく、この法律は警察がすぐに来ない場合に彼らが自分の身を守りやすくしていた。フロリダ州の人口に占める黒人の割合は十六パーセントだが、スタンド・ユア・グラウンド法に訴える被告人の三十一パーセントが黒人であり、同じくこの法律による正当防衛を主張した白人よりも相当多くの無罪判決を得ていた。

だが、そのような騒ぎは関係なかった。オマラとウェストはスタンド・ユア・グラウンド法にもとづく主張はしないことにした。というのも、ジマーマンには従来の正当防衛が充分に成立すると考えたからだ。ジマーマンはあおむけに倒れていて、トレイヴォン・マーティンの猛烈な殴打から逃れられる状況になかった。スタンド・ユア・グラウンド法にはそぐわない。

ジマーマンは混乱していたとしても、悪意はなかったというのが弁護人の考えだった。殺人犯が人を殺す前に警察に電話したりするだろうか。

あるいは、トレイヴォン・マーティンとジョージ・ジマーマンのどちらも命の危険を感じ、ふたりとも身を守るために武器を使うことを選んだという可能性もある。陪審がそれを認めれば、フロリダ州の法律ではジマーマンは無罪となる。

だが、検察側の説は異なっていた。ジマーマンはトレイヴォン・マーティンを撃ったこと以外はすべて嘘をついている。ジマーマンは丸腰のティーンエイジャーをつけまわし、あえて暴力的な対決を強《し》いた。そもそも銃を持っているべきでもなかった。ジマーマンの怪我は軽傷であって、死ぬかもしれないと考えるような根拠はなかった。九一一番のテープに残っていた助けを求める叫びはジョージ・ジマーマンではなく、トレイヴォン・マーティンによるものだった。自警団員が濡れた草の上に倒れた子供を血も涙もなく撃ったのだ。

こうして法廷での全面戦争の火蓋が切られた。

週を追うごとに抗議の声は激しくなり、大衆受けするわかりやすい事件のストーリーがつくりあげられていった。キャンディと飲み物を買いに出かけただけの善良な黒人の子供が、人種差別主義者の白人の男にいきなり襲われたというものだ。

トレイヴォン・マーティンを現代のエメット・ティル（一九五五年、二人の白人男性に殺害された黒人少年）と呼ぶ者もいた。数百件もの殺害予告が寄せられたジョージ・ジマーマンは身を隠すことを余儀なくされ、マスコミはこの悲劇の人種差別的ニュアンスを強調するように、彼を〝ヒスパニック系白人〟と表現した。人種、銃、プロファイリング、公民権、自警団などをめぐって吹き荒れる世論の嵐の中で、現実のトレイヴォン・マーティンとジョージ・ジマーマンの姿が見えなくなるまでに長くはかからなかった。

オマラとウェストは法的な問題に集中していたが、とはいえ世間の騒ぎとは無縁を決めこんでいたわけではない。未来の陪審員が注視していることもふたりは承知していた。

ジマーマンの弁護団はこの厄介な仕事をうまく分担した。敵対的な世論とかさにかかって攻めてくる検察側に立ち向かうため、弁舌さわやかなオマラがマスコミの相手をし、ウェストが法医学的な論点に集中した。

メディア、人種問題論者、さらには世間一般がすでに結論に飛びついていた一方、司法はより慎重に動いていた。法的な争点にはまだ決着がついていなかった。悲劇全体――そしてジョージ・ジマーマンが有罪か無罪か――は、結局のところたったひとつの法的な疑問に集約された。引き金が引かれた瞬間、襲っている側は果たしてどちらだったのか。

これは純粋に法医学的な問題だったが、オマラとウェストにとっては悪夢だった。そうでなくても複雑な事件であるところに、証拠入手のもどかしいプロセスが加わった。検察側は弁護側からの証拠請求に遅々として応じなかった。ジョージ・ジマーマンの事件後の顔写真一枚を提供するにも、検察側は何カ月もかけた。フロリダ州法執行局の事件簿一式というような重要書類が提供されず、州はトレイヴォン・マーティンの携帯電話からなんら証拠は発見されなかったと主張したものの、それとは異なる内部告発も寄せられていた。

弁護側は資金にも窮していたが、ウェストは実際に起こったことの解明に役立つ手がかりを求め、証拠を解釈できる専門家を探しはじめた。彼は銃創、法病理学、毒物学、声紋分析、コンピュータ・アニメーションの専門家を求めていた。

毒物学者の友人が、銃創の専門家として私の名前をあげた。ウェストはすでに私の名前と評判を知っていた。銃創に関する私の著書まで持っていた。そこで、彼は二〇一二年九月、ジマーマンの裁判開始の十カ月ほど前に私に連絡してきた。報酬は払えないかもしれないが、これはアメリカに重要な問題を投げかける重大な事件だと彼は言った。

私はテキサス州のベア郡検死局を六年前に退職していた。そこでは局長として、全米一を誇るほどの充実した法医学施設を築きあげ、九千件以上の解剖を自らおこない、二万五千件以上の検死にかかわっていた。退職後も世界中の不可解な死亡事案について相談を受けたり、意見を述べたりしていた。そんな中、ジョージ・ジマーマンの弁護人が、トレイヴォン・マーティンの人生最後の三分間をめぐる法医学的な謎を解いてほしいと依頼してきたのだ。

私はアメリカじゅうに吹き荒れる怒りについて知っていた。人種問題をめぐる政治が問題を混乱させているのもわかっていた。誤解され、見落とされている事実があることもわかっていた。しかしまた、起こったことの真実が証拠のどこかに隠されていることもわかっていた。

そこで引き受けた。

検死医の仕事とは、簡単にいえば、人がなぜ、どのようにして死亡したのかを判断することだ。より専門的にいえば、死の原因と種別の特定ということになる。死の原因というのは、人を死にいたらしめた病気や怪我、たとえば心臓発作、銃創、エイズ、自動車事故などをいう。死の種別というのは、自然死、事故死、自殺、他殺の四種類のいずれかだが、そこに加えて悩ましい五つ目の分類がある。すなわち〝不明〟だ。

我々の判断は、死者以上に生者に影響をおよぼす。死者にはもうなんの憂《うれ》いもないが、生者は刑務所行きの恐れがある。ウィルスや細菌から救われる命があるかもしれないし、誰かの潔白が証明されるかもしれない。疑問に答えが出たり、疑惑が裏づけられたりすることもありうる。だからこそ、検死医には偏《かたよ》りのない、事実にもとづいた科学的結論を出すという重い責任がある。死亡した人物の家族や友人、敵、隣人が何を望んでいようと、真実はつねに、人がこうであってほしいと望むことよりも上にあるのだ。

自殺者の身内に残酷な知らせを届け、抗議されたことは数えきれないほどある。愛する者が自ら死を選ぶほど愛されていないと感じていたと、遺族は信じたがらない。銃の手入れ中の事故であったり、高い橋から足を踏みはずしただけであったりしてほしいのだ。検死医が事故だと宣言してくれれば、遺族は晴れて罪の意識から解放されて生きてゆけるというわけだ。

息子や娘が殺害されたと告げられ、両親が安堵《あんど》のため息をつく姿さえ見てきた。まるで自殺よりはまだましだったというように。それは死者ではなく生者の都合なのだ。

私は遺族の聞きたくないことを告げることもあれば、聞きたいことを告げることもある。しかしどちらであっても、私が真実を告げていることに変わりはない。

私は誰の味方もしない。私の知っていることこそが肝心であって、私がどう感じているかは無関係だ。法医学者の使命は真実を明らかにすることであり、私は公平な真実を告げることを求められている。事実に倫理性はない。我々がそこに投影するものにあるだけだ。

謎とはつまり答えの出ていない疑問である。理解できたとき、それはもはや謎でなくなるばかりか、たいていは理解するほどの価値もないと思うものだ。人はそういうところが面白い。

この世はそもそも合理的ではない。我々はあらゆるものごとに明快さを求めながら、しばしば曖昧さを進んで受けいれる。陰謀論、超自然現象、神話や言い伝えなどもその一部だ。

私は深遠な思想の持ち主ではない。人間の行動や、星の動きや、小さな偶然の魔法について、そこに深い意味を見いだそうともしない。我々がときとしてそういうものに驚かされるのは、世界がその意味を（そもそも意味が存在したとして）かたくなに明かそうとしないからだ。

科学捜査は魔法でも錬金術でもない。しかし、高度な技術と細心の調査分析により、固まった血や銃弾の破片、骨のかけらや皮膚片が正義に結びつくことがある。私は死が残したそういう小さな真実のかけらを探す。科学捜査は普通の人には見えないものを見ることができるが、科学だけでは不充分だ。それを説明する、信頼に足る尊敬すべき人々が必要なのだ。真の正義をなすために、善男善女が科学を解釈しなければならない。

心臓が破裂した人間はどのくらいのあいだ話せる（あるいは望み、夢を見、想像できる）のか。人間が本能的に自らの死を悟る瞬間を正確に特定することはできるのか。人と人とのなんらかのやりとりにはかならず痕跡が残るものなのか。

私は宙にただようこうした疑問の中で育ち、本書で明らかになるように、こうした疑問にどっぷりつかったキャリアをすごしてきた。しかし、答えはつねに満足できるものとはかぎらない。

そしてそのようなとき、私の電話が鳴る。

ジョージ・ジマーマンの事件もしかり。

実のところ、検死医の世界はとても狭く、学会の認定を受けた法病理医は全米に五百人ほどしかいない。ウェストから電話がかかってくる前に、私はすでに傷の詳細と、パーカーにあいた銃弾の穴が接射によるものだったことを知っていた。接射創か近射創かをめぐる相容れない結論についても知っていたが、これらの所見がかならずしも矛盾しないこともわかっていた。私の考えを話すと、ウェストは驚いた様子だった。もし私の考えが正しければ——実際に正しかったのだが——事件の様相が引っくりかえる可能性があるとウェストにはわかったのだ。

そこで、私の役目はトレイヴォン・マーティンの怪我について分析し、銃弾の経路をたどってそれが肉体に与えた損傷を特定し、ジマーマンの怪我を調べて、乱闘にまつわるジマーマンの証言に矛盾がないかどうかを示すことだった。私は弁護側に有利な意見を言うために雇われたのではなく、被告人の供述を裏づける事実の有無について専門的な意見を述べるために雇われたのだ。私は弁護側の汚れ仕事をするために呼ばれた刺客ではない。検死医がときに、金をもらって言えと言われたことを言っているように見える――そして疑いなく、一部の検死医がそうしている――のは残念だが、私自身は弁護側のために仕事をすることはない。もちろん検察側のためにも、被告人のためにも、被害者の家族のためにも、警察のためにもしない。意見をもっとも高く買ってくれる相手に売ることで、今日《こんにち》の地位にいたったのではない。

だが、世間はすでにつく側を決めていた。多くの人々が事実によらず、自分の偏った色眼鏡を通してこの悲劇を見て、揺るぎない結論に達していた。私のキャリアの中でこういうことは過去にもあったし、これからもあるだろうが、とりわけそれが顕著な事件だったのはたしかだ。

ドン・ウェストとトレイヴォンの解剖報告書、現場写真、ジマーマンが事件の翌日に警察官とともに発砲時の状況を再現した動画、毒物検査、弾道検査および発射残渣に関する報告書、目撃者による九一一番への通報内容、生物、微物およびＤＮＡについての証拠、ジマーマンの医療記録、彼の携帯電話のデータ等だ。

これは文化的見地からはたしかに複雑な事件だった。

しかし法医学的にはまったく複雑ではなかった。悲劇的なまでに単純だった。

ジョージ・ジマーマンによる第二級殺人の裁判は、二〇一三年六月二十四日月曜日に始まった。トレイヴォン・マーティンを死にいたらしめた銃弾が発射されてから約一年四カ月がたっていた。

検察側はあえてどぎつい言いまわしで冒頭陳述の口火を切った。

「みなさん、おはようございます。〝クソガキめ、こんちくしょうどもはみんな逃げちまうんだ〟」検事のジョン・ガイは六人の女性からなる陪審員の前でそう口走った。「これは、ここにいる成人男性の口から発せられたものです。彼は見知らぬ少年のあとをつけながらそう言ったのです。彼の言葉であって私の言葉ではありませんよ」

次の三十分間、ガイはジマーマンに対する起訴内容を説明する中で、さらに何度か汚い言葉を繰りかえした。

「裁判が終わるまでに、みなさんはきっと頭で、心で、そして腹の底から理解することでしょう。ジョージ・ジマーマンがやむをえずトレイヴォン・マーティンを撃ったのではないということを」ガイは言った。「撃ったのは最悪の理由からです。ただそうしたかったからという」

ドン・ウェストは弁護側の冒頭陳述を、お約束のノックノック・ジョーク（「コンコン」「誰？」で始まる定型のジョーク）で始めたが、受けなかったと見るやすぐに事件の本題に入った。

「これは悲しい事件であり、怪物などいないということが証拠により明らかになるものと考えています」ウェストは言った。「ジョージ・ジマーマンは殺人をおかしたのではありません。彼は暴行を受け、身を守るためにトレイヴォン・マーティンを撃ったのです」

ジマーマンが被告人席から、トレイヴォン・マーティンの両親が傍聴席から見守る中、ウェストはトレイヴォンの凶器がコンクリートの歩道であったと指摘した。「煉瓦《れんが》で殴ったり、頭を壁に打ちつけたりするのとなんら変わりません」

「ジョージ・ジマーマンは当時知るよしもありませんでした。はじめてトレイヴォン・マーティンを見かけてから十分もしないうちに、顔を殴られ、頭をコンクリートに打ちつけられたあげく、トレイヴォン・マーティンを撃って悲劇的にも死なせてしまうということを」

こうして戦いの火蓋が切られ、一進一退の攻防が始まった。

検察側は、ジマーマンが以前に見慣れない黒人が近所をうろついていると九一一番に通報したときのテープを再生し、ガールフレンドのディーディーがふたりの口論のときまでトレイヴォンと電話で話していた内容について説明し、トレイヴォンの口にした〝クラッカー〟という言葉は差別語ではないとした。捜査にあたった刑事は、発砲をめぐるジマーマンの供述に大きな食い違いはないものの、何十発も殴られたと現場で警察に言ったのは虚偽だったのではないかと述べた。事件を検討した検死医は、ジマーマンの怪我が〝命を脅かすようなものではなく〟縫う必要もないほど〝ごく軽かった〟と述べた（そして、ジョージ・ジマーマンが次に負ったと想定される怪我が命を奪っていた可能性についてオマラに訊かれて、答えられなかった）。複数の目撃者が、争っていたふたりのどちらが上になっていたかについて食い違う内容を証言した。トレイヴォンの両親はどちらも、九一一番のテープで助けを求めて叫んでいる声がトレイヴォンのものだと証言し、ジマーマンの友人五人は九一一番のテープの声は間違いなくジョージのものだと述べた。

もっとも重要な疑問——発砲の際、襲っている側はどちらだったのか——の答えは、裁判が十日目となっても明らかになっていなかった。

私は十一日目に証言台に立った。弁護側がすべての弁論を終える予定の日の一日前だった。トレイヴォン・マーティンの母親が法廷を去っていたのはおそらく神の恵みだっただろう。通常、私が裁判で言わなければならないことが、被害者の母親が聞きたがる内容であることはめったにないからだ。

私の証言は検察側にとって驚きでもなんでもなかった。検察側はすでに二、三週間前に私の証言録取手続をおこなっていたので、私が何を言おうとしているかくわしく知っていた。それどころか、証言台に立つ数時間前にも、検察はふたたび私への聞き取りをおこなっていた。このことから、検察側は私の意見に反対する証人を連れてくるものと思っていたが、連れてこなかった。

私はジョージ・ジマーマンが顔と頭部に複数の鈍的外傷を負っていたと証言した。頭部に腫れたこぶがふたつ、ジマーマンの説明どおり頭を打ちつけられたとして矛盾しない裂傷と擦り傷、その場で整復したと思われる折れた鼻骨、殴られたとおぼしき額の痣《あざ》——いずれもジマーマンの話と一致する。ジマーマンが外からは見えない重大な、ひょっとすると命にかかわるような頭部の怪我を負っていた可能性も否定できないと私は述べた。

尋問はさらに続いた。発砲のあと、トレイヴォンが腕を広げてうつぶせに倒れたとジマーマンは記憶しているが、警察と救急隊が到着したとき、少年の両腕は体の下にあった。検察側に言わせれば、それはジマーマンが嘘をついている証拠だった。ウェストは、致命傷を負ったトレイヴォンが自分で転がった可能性はあるかと私に質問した。

「私が今、あなたの胸の中に手を突っこみ、心臓をつかみだしたとしても」と私はいささか生生しい表現でウェストに告げた。「あなたは十秒から十五秒間はそこに立って話を続けることもできるし、ここまで歩いてくることもできるでしょう。なぜなら、動いたり話したりする能力は脳がコントロールしており、脳には十秒から十五秒間分の酸素のたくわえがあるからです」

「本件では、右心室を貫通する穴があき、右肺に少なくともひとつ、ないしふたつの穴があいています」私は続けた。「したがって血が失われます。心臓が収縮するたびに、右心室のふたつの穴と肺の少なくともひとつの穴から血が流れだします。彼は撃たれたあと一分から三分で死にいたったと思われます」

ウェストはトレイヴォンの銃創に話題を転じた。発砲時のふたりの男性の位置関係について、トレイヴォン・マーティンの傷から示唆される点はありますか。どちらが上になっていて、どちらが地面にあおむけになっていたかが言えますか。

私には言えた。

「誰かの上に前かがみになると、着ている服は多少なりとも胸から離れるものです。逆にあおむけの状態で誰かに撃たれたら、服は胸にぴったりついているでしょう。したがって、服が五から十センチ離れていたという事実は、誰かが撃ったほうの人物の上に前かがみになっており、撃たれたほうの人物の体と服が五から十センチ離れていたと考えて矛盾しません」──検死医による近射創の見立てと、銃専門家による接射の見立ては矛盾しない。ケルテックの銃口はトレイヴォン・マーティンのパーカーに触れており、そのパーカーは彼がジョージ・ジマーマンの上に前かがみに覆いかぶさっていたため五から十センチ胸より離れていた。パーカーの前のポケットに入っていたジュースの缶とキャンディ──一キロ近い重さがあった──がさらに生地を下に引っぱった。

トレイヴォンが撃たれたとき、地面に寝ていたのではなく前かがみになっていたことを法医学的証拠は証明している、と私は述べた。それは引き金を引いたとき、少年が膝をつくか立った状態で激しく自分を殴っていたというジマーマンの証言とも一致する。トレイヴォンがあおむけに寝ていたなら、パーカーは皮膚にぴったりついていて、あいだに隙間はなかっただろう。ジョージ・ジマーマンがパーカーを引っぱっていたなら、銃弾の穴と銃創の位置にずれがなくそろっていたのはおかしい。

法廷は死んだように静まりかえった。陪審員は息をこらして聞いていた。反対尋問で検察側は、格闘の際にトレイヴォンではなくジマーマンが上になっていたという彼らの説をはねつける私の結論をどうにか崩そうとしたが、できなかった。

私は証言台からおりると、そのままドン・ウェストの娘に空港まで送ってもらい、サンアントニオに帰る飛行機に乗った。長いフライトのあいだ、雨の降る暗い二月の夜に交差したふたりの人生について考えた。どちらが上になっていたにせよ、悲劇だったのは間違いない。それで人生が変わってしまった。それも格闘になったふたりの人生だけではない。

我々の誰もその場にはいなかった。その瞬間の写真も映像もない。そのとき本当は何があったのかは知るよしもないし、ましてふたりが何を思っていたのかなどとうてい知るよしもない。だが、科学的な証拠は、多くの人が聞きたくなかった、そして今にいたるもなお信じようとしない事実を物語っていた。

真実とはそうしたものだ。つねに歓迎されるとはかぎらない。

それから数日後、すべての陳述が終了した。事件の評決は全員が女性の陪審にゆだねられた。彼女たちが評議しているあいだも、裁判所の外には数十人のデモ隊が集まって、スローガンを叫び、ボードを振り、事件についてたがいに議論を戦わせていた。二週間の証言をへても、その声はまったく静まっていなかった。

十六時間以上におよぶ評議のすえ、陪審員は評決に達した。ジョージ・ジマーマンはトレイヴォン・マーティンを撃ったことについて無罪であると。

ジマーマンは自由の身となって裁判所を出たが、おそらく背後を気にしながら残りの人生をすごすことになるだろう。

無罪放免はかならずしも罪の赦《ゆる》しを意味しないのだ。

今でも多くの人には納得しがたいことかもしれないが、トレイヴォン・マーティンの死をめぐる問題は司法の誤りなどではなく、むしろ胸が痛むほど完璧な司法の例といえる。司法制度は設計どおりに機能した。質問がなされ、状況の推移が検討され、いくつもの説が議論された。問題に片をつけなければならないときには、かならず勝者と敗者が生まれるというのが他殺——正当な理由のあるものであれないものであれ——の本質なのだ。

法医学的証拠は司法の根幹をなすものだ。それは証言の内容を変えることもなければ、見たものを記憶違いすることもない。裁判所の外に怒れる群衆が集まっていても怖気《おじけ》づいたりもしない。恐怖のあまり逃げたり口をつぐんだりもしない。どこまでも正直に率直に、知らなければならないことを我々に告げる。たとえ、それとは違うことを言ってほしいと我々が望んだとしても。我々はただ、それを見て誠実に解釈する知恵を持たなければならない。

トレイヴォン・マーティンについても同じだ。

政治家や評論家によって見る影もなく歪《ゆが》められてしまった多くの言葉と同じように、〝裁き〟とは満足や罰と同義ではない。それは公正な事実の調査と合理的で偏りのない結論であるべきだが、一部の人々にとっては復讐なのだ。トレイヴォン・マーティンの事件には裁きが下されたが、彼を愛する人々は今後も決して満足することはないだろう。それはミズーリ州ファーガソンのマイケル・ブラウン（二〇一四年、白人警官に射殺された黒人青年）を愛する人々——「裁きなくして平和なし」と叫び、少年を撃った者が罰を受けるまで騒ぐのをやめないと誓っている——にとっても同じだ。だが、その復讐心がいわれのないものであったとしたら？

これが最初ではなかったし、間違いなく最後でもないだろうが、人々は事実が明らかになる前に結論に飛びついた。終始、自らの不完全で偏った色眼鏡と独善的なメディアを通して、この悲劇の顚末《てんまつ》を見ていた。

我々はその場にいなかった。二〇一二年の雨の降る暗いフロリダの夜に、自警団のボランティアが武器を持たない黒人ティーンエイジャーを射殺したのを誰も見ていない。その後メディアが大騒ぎし、国じゅうが想像だけで味方する側を決めたのとは裏腹に、事実はより見えにくくなっていった。我々は誰も見ていないことについて、口角泡を飛ばして議論していた。

あらゆる集団リンチは思いこみから結論に飛びつくことで始まる。そのような多くの例を目撃してきた我々は、思いこみから結論に飛びつくことが致命的な過ちを生むと、そろそろ学んでしかるべきだ。

多くの人がジョージ・ジマーマンの射殺を白と黒の事件にしたが、まったく白と黒の事件などではなかった。

真の問題は司法の不公正ではなく、一連の不幸な過ちが、致命的な双方のオーバーリアクションにつながったことだった。トレイヴォン・マーティンは死ぬ必要はなかった。白人男性は黒人少年の行動を誤解し、黒人少年は白人男性の行動を誤解した。おたがいがおたがいについて予断を持ち、おたがいを脅威とみなした。ふたりとも間違っていた。

結局、私には彼らの心の中まで見通すことはできない。この他殺事件に関する問題は決着したが、人間にまつわるより大きな問題に決着がつくまでにはまだ時間がかかりそうだ。

2 〝ホワイ〟切開

私の最初の記憶は死に関するものだ。

その日以後、死が間近に迫ったことはない。私は死を敬して遠ざけてきた。それは私にとって、暗がりで癒えるのを待つ傷ではなく、明るい照明の下でおこなう仕事になった。他人の死を生活の糧《かて》にし、一般的な男性が妻のことを理解している以上に死をよく理解していて、いずれ自分自身もそれを経験することがわかっている者にしては、私は死の手に触れられそうになったことはあまりない。

そのような機会がなかったとは言わないが。

*

子供時代のいいところは、何かを理解する前に感じるということだ。幼いころの記憶は飛び飛びで、完全にはおぼえていないが、断片的な感情としてよみがえってくるものがある。うまく説明できない、考える以前に意識に入りこんで離れなくなっていたようなことが私の子供時代にはたくさんある。

いつのまにか意識に居座っていたことのひとつが、医師になることだ。私はずっと医師になりたかった。小学生のころから、ほかの男の子が消防士やカウボーイや探偵を夢見る中で、ひたすら医師になりたいと思っていた。とくに自問自答するでもなく、誰かと話したわけでもないのに、それ以外は考えられなかった。両親も私に医師になるようにすすめたことはなかったが、そうなるものと思っていたようだ。それ以外の仕事をする自分の姿を思い浮かべたことは一度もなかった。考えて決めたことというより感覚的なものだった。自分は医師になると思いこんでいた。将来という言葉の意味さえわからないうちから、そこで何をするのかはわかっていた。それだけだった。

血筋のせいかもしれない。私の父は医師だったし、母方の祖父も医師だったし、十七世紀からこっち、母方の家系の男はひとりをのぞいて全員医師だった（ただひとりの例外は判事だった）。

私の両親はどちらも移民二世で、二十世紀初頭にナポリから新天地アメリカにやってきたイタリア移民の子供だった。祖父母たちは決して絶望的な貧しさから逃れてきたわけではなく、教養ある裕福な人々だったが、それでもアメリカに可能性とチャンスを見いだしたのだ。彼らは勤勉さと適応力とリスクを恐れない伝統を携えてきた。そして何より、不自由な思いもいとわない姿勢があった。

父方の祖父ヴィンチェンツォ・ディ・マイオは、ナポリからフランス船籍の蒸気船ベネツィア号に乗って一九一一年にアメリカに到着した。所持金は五十ドルだけで、エリス島の移民局係員は彼の額の傷に目をとめた。祖父はイタリアではオペラのテノール歌手として舞台でそれなりの成功をおさめ、レコードを出し、初期の映画にも出たことがあったらしい（もうフィルムは残っていないが）。その後、ハーレムのイタリア人街に楽器店を開き、ピアノや蓄音機、ピアノロールやレコードを売るほか、持ちこまれる楽器の修理を手がけていた。ヴィンチェンツォの妻マリアンナ・チッカレリは若い移民の妊婦に人気の助産師だった。この祖母は私が生まれた年に五十三歳の若さで結核で亡くなったため、会ったことはなかった。

ドメニコ・ディ・マイオ――みなドミニクと呼んでいた――は一九一三年にロワー・イーストサイドのヘスター通りにあったヴィンチェンツォとマリアンナのアパートメントで生まれた。マリアンナはイタリアの肝っ玉母さんで、私の父の人生に大きな影響を与えた。英語が得意でなかった彼女は、八歳の息子――私の父だ――を信用ならない銀行家との交渉に送りだしたという。父はこの母親を深く愛していた。

母方の祖父パスクアーレ・デ・カプラリスは一九〇一年にアメリカにやってきた。当時すでに医師だったが、来たのは仕事のためではない。愛のためにイタリアを捨てたのだ。彼はエリス島の地を踏んでからまもなく、二十六歳のイタリア人看護師カーメラ・モスタッチュオーロと結婚した。パスクアーレは母親から良家の娘との結婚を迫られたが逆らった。勘当された彼はカーメラとともにアメリカに来て結婚し、マンハッタンに診療所を開き、ブルックリンの自宅でも患者を診るようになった。

患者の中には、フランチェスコ・イオエーレ、通称フランキー・イェールの妻もいた。禁酒法時代にブルックリン一恐れられたマフィアのボスだったイェールは、若き日のアル・カポネやアルバート・アナスタシアに最初の仕事を与え、近ごろの若者は礼儀知らずで乱暴だと私の祖父によく愚痴っていたそうだ（これはフランキー・イェールの右腕が、トレードマークの二本のナイフで相手を殺すのを得意としていたことからウィリー・〝ツーナイフ〟・アルティエリと呼ばれる男だったことを思うと面白い）。イェールが一九二八年に（おそらくはカポネの命令で）暗殺されたあと、数千もの見物人――私の祖父もその中にいたかもしれない――が見守る中、犯罪史上もっとも豪奢《ごうしゃ》な葬儀会場に向けて一万五千ドルの銀の棺が運ばれていく葬列は一ブロックにわたって続いたという。

大恐慌の当時、祖父は患者のブルックリン住民から卵や野菜や鶏を診療代がわりにもらうこともあった。私は子供のころ祖父の話を聞いて、自分も医師になったあかつきには、患者が持ってきてくれる肉や作物を食べて暮らしていけると思ったものだ。

そして、ドクター・パスクアーレ・デ・カプラリスのブルックリンの家で、アルフォンシーナ・ヴィオレッタ・デ・カプラリスが一九一二年に父親の手で取りあげられた。未来の夫が生まれる一年と一日前のことだった。

ドミニク・ディ・マイオとヴァイオレット・デ・カプラリスは一九三〇年にロングアイランド大学の新入生同士として出会い、数年の交際をへて婚約した。大恐慌のさなか、婚約期間は七年にもおよんだ。ふたりはたいてい、教会へ行ったあと、ヴィンチェンツォとマリアンナの家で日曜日のディナーをともにした。お目つけ役としてヴァイオレットの姉が付き添っていた。

大学を卒業後、まだ大恐慌の空気が色濃くただよう中で、父はミルウォーキーのマーケット大学の医学部に進み、一九四〇年に臨床病理医となった。

だが、もっとすごかったのは私の母だ。なんとセント・ジョンズ大学のロースクールに入ったのだ。歴史が好きだった母は、本当はコロンビア大学の大学院に進んで大学教授になりたかったのだが、法律を学ぶのでなければ国からの奨学金が得られなかった。一九三九年、母はクラスでたった四人しかいない女子の卒業生のひとりとなった。

一九四〇年六月、ドミニクとヴァイオレットは結婚した。その後、母が法曹界で働くことはなかった。当時の若いイタリア系の妻は、たとえ法律の学位を持っていても、家庭に入って子供を産み育てることを期待されていたのだ。とはいえ、いずれにせよ母にも法律への情熱はなかった。それは教育を受ける手段でしかなかった。ときどき親戚や隣人のために法的書類を作成することはあったが、結婚後に法律家として仕事をしたことはなかった。それが母のしたいことでもなかった。母は歴史書を読むほうが好きで、そちらは生涯飽くことなく続けていた。

ふたりの結婚からおよそ十一カ月後、私は医師である祖父のブルックリンの家で、父と祖父に見守られて誕生した。法律家の母から生まれて医師の父の腕に抱きあげられたのはなかなか幸先《さいさき》がよかった。

私がよちよち歩きだった戦争中、父はアメリカ海軍の軍医として、ニューヨーク都市圏全域の基地で仕事をしていた。ひとつ思いがけない恩恵もあった。終戦から数日後にひどい中耳炎にかかった私は、ペニシリンと呼ばれる新たな抗生物質をアメリカで最初に投与された民間人のひとりとなった。そのときまでペニシリンは兵士だけに使われていたのだ。おかげで私の中耳炎は治った。

戦後、父はその旺盛なエネルギーを仕事とブルックリンの家庭に注いだ。

これも意識に居座っていることだが、私のもっとも古い記憶のひとつが、母方の祖母であるカーメラがダイニングルームのテーブルに亡骸《なきがら》となって横たわっている姿だ。古いセピア色の景色の中で、いくつもの枠に仕切られた扉からそこに入っていったのをおぼえている。テーブルは部屋の中央にあり、祖母は通夜のあいだじっとそこに横たわっていた。テーブルに近づいた私は、祖母が死んでいるのがわかった。だが、死というものをどこでどうやって知ったのかはよくわからない。それ以外は葬儀のことも、ほかの人が悲しんでいる様子も、何もおぼえていない。

そして、その日より前のことも何もおぼえていない。私はまだ五歳で、死についても、通夜や葬儀についても、永遠についても何も理解していなかった。ただ、祖母がテーブルの上に寝ているのも、こんなにじっと動かないのも、はじめて見るということはわかった。悲しかった記憶もない。それは幼い記憶に焼きつけられた一枚のスナップ写真のようなもので、その意味は七十年後の今、振りかえって理解できるものだ。

しかし、当時でさえ泣いてはいけないのはわかっていたのかもしれない。

私が子供のころのブルックリンは、今の（現実の、あるいは想像上の）ブルックリンとは違っていた。人種間の対立はまだ大きな問題にはなっておらず、ドジャースが町にあって、犯罪が多発してもいなかった。中流家庭と労働者家庭が交じりあって暮らしていた。医師や弁護士が商店主や港湾労働者やバス運転手と隣りあって住んでいた。四丁目のわが家のお隣さんはトラック運転手だった。

だが、隣近所がわが家のおもなネットワークというわけではなかった。親戚のほうがより近しく、大きい存在で、頼りになった。同じブロックにおばとおじが住んでいて、ひとりをのぞいて親類はみなブルックリンに住んでいた（おじがひとりだけロングアイランドに住んでいた）。休みの日にはたいてい親戚で集まった。私たちにとって、家族とは実体のある生きものであり、手で触れることも、向こうから触れられることもできる存在だった。ドミニク・ディ・マイオとヴァイオレットの夫婦の子供たちは家族に敬意を払うこと、家族に恥をかかせたり、失望させたり、傷つけたり、名誉を汚したりしないことを教えこまれて育った。

当時のその地域のイタリア人の例に漏れず、私たちは敬虔《けいけん》なローマ・カトリック教徒だった。毎週日曜日には家族そろって教会へ行っていたが、母はさらに週二、三回はセント・ローズ・オブ・リマ・カトリック教会のミサに参加していた。母は自分の守護聖人である〝幼きイエスの聖テレジア〟の名前を娘のひとりにつけるほど信心深かった。母のベッドの枕元には小さな聖母マリアの陶像が置かれていたが、化粧だんすの上には父から贈られたもっと大きな聖テレジアの像が飾られていた。父は毎年十月三日——カトリック教会では最近まで聖テレジアの日だった——には妻に赤い薔薇《ばら》をプレゼントしていた。

私は聖体拝領をして告解を受けるよう期待されていたが、わが家は宗教を中心に回っていたわけではない。私は運命や最後の審判や死後の世界というものを信じて育った。私にとって死とは、人に魂がある証《あかし》だ。人間はトウモロコシのようなものだと思っている。外側に皮があり、そのなかに実——命の種——がある。死体を目にするとき、それは皮でしかない。魂はもうそこにはない。

私は人を解剖するのではなく、死体を解剖するのだ。人は生きて脈打っていて、それぞれ違う。死体は人がこの世を去ったあとの残りでしかない。

人は当然ながら私の仕事に（そして死体を扱うあらゆる仕事に）興味を示す。一度、生前美人だった女性の死体について尋ねられたことがある。美人は死体も美しいのかと。

「いや」と私は答えた。「美しい死体なんて見たことがない。それは命なきもの、人の姿をしていても人とは違うものだ。美しい部分はもう消えてしまっている」

私は並木道ぞいに一九三〇年代に建てられた三階建ての家に住んでいた。庭は子供が遊べるほどの——というより、そもそも何かができるほどの——広さはなかったが、私たちには通りがあったし、そちらのほうがずっと楽しい遊び場だった。

ひとたび外に出れば、子供には子供の人生がある。私が育った素朴な時代には、子供は朝、外で遊んでおいでと家を出され、昼食のため家に帰り、それからまた夕飯まで外で遊んでいた。夏場には、夕食のあともたいてい街灯がつくまで遊んでいられた。私もほかの子たちのようにスティックボール（棒切れとゴムボールを使う野球に似たゲーム）をしたり、メンコをしたり、自転車に乗ったり、子供がよくやるようないたずらをしたりした。

だが、私はどちらかといえばおとなしい子供で、スポーツより本を読むほうが好きだった。よく十ブロック先の市立図書館まで歩いていき、本棚からじっくりと選んだ本を借りてきて、家の広いポーチに吊られたハンモックで読書に没頭した。それは母から受けついだ習慣でもあった。歴史的な戦争の舞台となったテルモピュライやベローの森、ワーテルローやその他、本が連れていってくれるさまざまな場所への旅から私を連れもどせるものはなかった。

私は悪い生徒ではなかったが、学校は好きではなかった。それでもどうにかやりすごした（だいたいは）。はじめて学校へ行った日に、学校というものに対する印象が決まってしまった。先生は自己紹介をすると、こちらに背を向けて黒板に何か書きだした。私はその隙に教室を出て、家まで走って帰った。母にすぐさま学校へ連れもどされ、私はそれからの十九年間、おそらくは母の気持ちを尊重して、なんらかの教室ですごすことになった。

やがて両親は私をベッドフォード＝スタイベサントのカトリックの私立男子校、セント・ジョンズ・プレパラトリー・スクールに入れた。一九五〇年代のブルックリンの狭い世界から見て、そこは違う州ほど遠く思えたが、実際には直線距離で八キロほどしか離れていなかった。私は五ブロック歩いて列車を一度乗りかえ、さらにバスに乗って毎日学校まで通った。バスと列車の通学に時間がかかるので、やりたくてもスポーツもできなかったし、放課後にアルバイトをする暇もなかった。近所に学校のクラスメートはいなかったし、近くに住む友達でセント・ジョンズに行っている者もいなかったので、ハイスクール時代は寂しかった。学校に親しい友達がいなかった――内気な性格と、十三歳にして白髪が目立つようになってきたことが大きな原因だった――ので、学校の広い図書館で本を読んですごすことが多かった。歴史の本が好きだったが、ある日、銃について書かれた章と出会った。私は銃を持っていなかったし、ときどき父と州の北部へ行ったときに小口径の銃で空き缶を撃つくらいで、銃を扱った経験もたいしてなかった。だが、私は銃に、その機構に、そのつくりや機能に魅せられた。最初の銃は二二口径のボルトアクション・ライフルであるレミントン・モデル513Sで、狩猟を趣味にしていた父の同僚が、私に銃への興味がめばえたと聞いて贈ってくれたものだった。この銃は今でも持っている。

当時は、銃がその後の自分の人生にとってどれほど重要なものになるか知らなかった。わが家はかならずしも医師と法律家の家庭といって人が想像するようなものではなかった。私の下には三人の妹が次々に生まれたため、家はいつもにぎやかだった。母がパットン将軍のように子育てを指揮し、父は父で別の戦いに走りまわっていた。

倹約家の父は同じく倹約家の母に収入をすべて渡し、母が家計を切り盛りしていた。わが家は中流の上の家庭だったが、外からはそう見えなかっただろう。母は見栄を張ることを嫌っていた。物静かで慎ましくとても聡明だった母は、身なりも質素だった。宝石類も好まず、特別な行事のときに真珠を身につけるくらいだった。自分を美人だと思っておらず、化粧はしないし、結婚指輪も時計もつけなかった。髪はいつも短くしていた。

ただし、本はたくさん持っていた。母はとくに歴史書を中心に飽くことなく本を読み、それが子供たちにとっても成功の鍵だと考えていた。本を買うか、新しい服を買うかとなれば、考えるまでもなかった。本に決まっていた。

そのほかに母のことでおぼえているのは、人前で決して泣かなかったことだ。母は自分の両親やきょうだいが死んだときにも泣かなかった。人前で泣くのは弱さを見せるみっともないことだと考えていて、私や妹が泣くと厳しく叱った。しみついた癖というのは面白いものだ。

ドミニク・ディ・マイオは四六時中動きまわる暮らしを送っていた。夕食にはかならず帰ってきたが、そのあとでまた出ていくこともしばしばで、週末に仕事に出かけることも多かった。ブルックリンとクイーンズじゅうの小さな個人病院に非常勤で勤め、週七日、一日十二時間、あっちからこっちへと飛びまわっていた。どの病院にも常勤の病理医はいなかったので、立ち寄ってはその日の検査結果を見て診断を下し、また次に行くという毎日だった。一時は同時に五カ所の仕事をかけもちしていた。同じころ、わずか年四千五百ドルの報酬で、ニューヨーク市検死局でも非常勤で解剖をしていた。

父は仕事においては鋭敏で粘り強い探究者だった。まぎれもない純粋なニューヨーク育ちのイタリア系でありながら、そのような人に典型的な気性の激しさを見せることはめったになかった。まれに大声で怒りを爆発させるのは、たいてい父の正義感が裏切られたときであり、中でも罪のない子供が死んだときが多かった。

プライベートでは社交的な性格ながら、父に押しつけがましいところはなかった。仕事ばかりしていたので友達は多くなかったが、それ以上に敵は少なかった。容易なことでは動じず、威圧や脅しには屈せず、受けた侮辱は忘れなかった。切手収集が趣味だった。ストレス解消に泳ぐのが好きで、よく海へ行っては沖まで泳いでいた。作曲もしていたイタリア人のオペラ歌手の息子である父は、耳でおぼえた曲をピアノで弾くこともできた。多くはジャズやビッグバンドの曲だった。一時は釣りやボートに凝っていたが、仕事に支障をきたすようになるとやめてしまった。

父は子供の教育にも特別に関心を払っていた。私に教室で輝いてほしいと期待していたが、三人の娘についても同じように期待していた。あらゆる面で私と妹たちは同等であり、同じようにできると考えていた。実際そのとおりで、私の三人の妹も全員医師になった。

だが、仕事が完全に切り離されることはなかった。わが家では生と死が共存していた。死は生活の一部だった。

父は、専門分野として認知される以前から法医学に興味を持っていた。とくに児童虐待に心を痛めていた。児童虐待が今のように世間の関心を集めるずっと前の話だ。

父が医師になった一九四〇年当時、法医学には現在よりもはるかに少ないツールしかなかった。指紋、血液型、歯型、X線、そして今とくらべると原始的な毒物検査くらいしかなかった。道具はメスと顕微鏡、そして医師自身の目が頼りだった。

父は一九五〇年にニューヨーク市検死局で非常勤で働くようになり、一九五七年にニューヨーク市の地区でももっとも人口が多く、したがってモルグも一番忙しいブルックリンで常勤の検死医となった。

私と三人の妹がまだ幼いうちから、父は病院やモルグに連れていった。私たちに死を恐れてほしくなかったのだ。私たちがみないずれ医師になると思っていたからでもあるが、父にとって死が身近なものだったからでもある。父は私たちが死という悲劇に敬意を払う一方で、その謎に惹きつけられることを望んだ。父は自分の不気味な仕事を、人の命を救う営みであり、伝染病や殺人犯や、事実の裏づけなしに判断に飛びつく人間の傾向への早期警戒システムだと考えていた。

私たちのことを心配する必要はなかった。私と妹たちはよく、父がクローゼットにしまっているファイルの中の凄惨《せいさん》な犯罪現場の写真やモルグの写真をこっそり盗み見ていた。本棚をあさっては、死体や致命傷の写真を隠れて見ることもあった。何度か、父が新しい死体の検分のため呼びだされ、車で待っているように言われたときは、懸命に首を伸ばし、目をこらして見ようとしたものだ。

私にとってそれは生活の一部だった。現実の悲しい側面ではあっても、現実であることに変わりはなかった。

十歳のとき、スタテンアイランドにピクニックに行ったのをおぼえている。当時、父はこのマンハッタンの南のおおむね田舎の地区を担当する検死医で、勤務先のモルグはだだっ広い原っぱと未開発の空き地に囲まれていた。週末にはよく家族全員でフェリーに乗って——ヴェラザノ＝ナローズ橋はまだなかった——スタテンアイランドへ行った。そうすれば精力的な父がさらにもう少し仕事ができて、その後はモルグの裏の木陰に車を停め、窓をあけてラジオを聞きながら昼食を食べ、ブルックリンの子供にとっては広大な原野に思えるような場所で遊んだ。その日も、私たち家族はモルグの裏に車を停め、楽しい遠足気分で外に出た。父がトランクをあけてピクニックバスケットを取りだしたとき、その隣には、人間の骨が入った蓋のあいた箱が、ごく普通の荷物のように置かれていた。

父がそれをなんとも思っていなかったのもさることながら、その隣に立っていた幼い少年——私だ——もそれをまったくなんとも思っていなかった。

一九七四年、父はニューヨーク市検死局の第四代局長となった。その当時は父のベッド脇に緊急用の電話が置かれ、警察官が昼夜を問わず家に迎えにきて、新たな事件や事故の現場に父を連れていく日々だった。

父は毎晩のようにモルグの奥の暗い廊下を歩きまわっては、身の毛もよだつスリルを味わうために忍びこんだ不届き者を追いだした。夜に検死局内でひそかに営業していた売春・賭博組織を見つけたことさえあったという。そして世界一大きく複雑なモルグのトップとして、百二十九人の検死医、助手、捜査員、運転手や秘書らを管理しつつ、自らかなりの数の解剖もこなしていた。その報酬は年にたった四万三千ドルで、これは当時としてもずいぶん安かった。とくに、眠ることもなければ死ぬのを休むこともない都市のトップに立つ法医学捜査官としては(当時ダラスの検死医だった私のほうが、父よりもだいぶ多くの給料をもらっていた)。

ニューヨーク市は財政が厳しく、検死局はゆっくりと崩壊しつつあった。予算も人も足りず、排他的だった。父はそれでもくじけなかった。死に休日はないからだ。

休むことを知らない父は、ブルックリン・ロースクールで法医学捜査の講義を担当し、複数の地元病院の職員に名を連ね、セント・ジョンズ大学でも教えていた。

それでも、人に対する思いやりと、何があっても動じないところはまったく変わらなかった。父はコートや靴を新調すると、古いものを捨てずに地下へ持っていき、〝ディーナー〟と呼ばれるモルグの係員や解剖助手に譲っていた。ディーナーというのは、〝死体の奉公人〟を意味するドイツ語の〝ライヒエンディーナー〟から生まれた言葉で、わずかな報酬でもっとも不衛生で苛酷な仕事をする人々を指していた。

父は政治的駆け引きが得意ではなかった。というより、ほとんど駆け引きをしなかった。争いから逃げることはなかったが、進んで争うこともしなかった。また注目を集める事件や事故のたびにニューヨーク・タイムズに駆けこんだりもしなかった。

そして死があった。人はつねに、大勢死んでいた。父はニューヨーク市の歴史に残るような死のいくつかにかかわった。皮肉にも、その中には、数十年後に私自身のキャリアにおいて繰りかえされるようなものも多かった。

一九七五年、父はＣＩＡの科学者フランク・オルソンの謎めいた自殺に関する再捜査に携わった。オルソンは国のためにさまざまな生物兵器の実験をおこなっていた。一九五三年、CIAのエージェントがオルソンにひそかにLSDを投与し、九日後に彼はマンハッタンにあるホテルの十三階の窓から飛びおりて死んだ。CIAはオルソンが神経衰弱を患《わずら》っており、妄想に苦しむ中で自殺したと警察に証言した。当時、まだ検死医補だった父は、警察の捜査にもとづいて自殺と判断した。それで捜査は終了した。

だが、そこで終わらなかった。二十二年後にCIAの倫理にもとる薬物実験について知った父は怒った。オルソンの遺族が連邦政府を訴え、父は事件の再検討をおこなった。それが一九九四年に遺体を掘り起こしての調査に結びついた。オルソンの死から四十年以上たっており、確定的な結論は得られなかったものの、多くの法医学専門家は、アメリカの諜報機関の人間がフランク・オルソンをひそかに殺害し、まんまと裁きをまぬがれたと考えている。

父が検死局で働いた四十年のあいだ、不審な死や暴力的な死は日常茶飯事だった。サムの息子と呼ばれた連続殺人犯に街は麻痺状態に陥った。父はジミー・ホッファ（一九七五年に失跡した労働組合の指導者。マフィアとの関係が噂されていた）ではないかと思われる複数の遺体を調べた（どれも違っていた）。マフィアによる殺人もいやというほどあった。マルコムXがオーデュボン・ボールルームで暗殺された。スター御用達《ごようたし》の有名インテリア・デザイナーのマイケル・グリアがパークアヴェニューのアパートメントで殺害され、一九七六年のこの事件は今にいたるまで未解決のままとなっている。ゴシップ・コラムニストのドロシー・キルガーレン、詩人のディラン・トマス、俳優のモンゴメリー・クリフトら有名人が、ホテルの部屋や豪邸やアッパー・イーストサイドのアパートメントで死んでいるのが見つかると、当時も今と変わらず大きなニュースとなった。父はその多くの解剖に携わった。

そして、いくつかの謎を解いた。たとえば一九五四年のエマニュエル・ブロックの変死事件だ。アメリカの核開発にまつわる情報をソ連に売ったスパイとして罪に問われたジュリアスとエセルのローゼンバーグ夫妻の弁護人を務めたブロックは、ローゼンバーグ夫妻が処刑された数カ月後にマンハッタンの家のバスタブで死体となって発見された。五十二歳だった。夫妻の残されたふたりの息子の後見人だったブロックは、世間の評判のよくない人物を弁護することで有名だった。そのためメディアも世間も、証拠もない噂に飛びついて大騒ぎした。冷戦時代らしい反共産主義的陰謀論をメディアがでっちあげる中、父はブロックの死因がごく一般的な心不全であると診断した。すると報道はブロック氏の心臓よりもすばやくぱたりと止まったという。

一九七五年の夏、双子のマーカス兄弟がイーストサイドの豪華な自宅アパートメントで死んでいるのが見つかった。シリルとスチュアートはともに著名な産婦人科医で、どちらも独身であり、ふたりでマンハッタンに医院を開業していた。発見されたときには死後一週間が経過していた。ふたりの分かちがたくそっくりな人生は、四十五年前に始まったときと同様、一緒に終わりを迎えたのだ。

犯罪の痕跡が見あたらなかったことから、警察は心中を疑った。ふたり同時の薬物の過剰摂取だと言う者もいた。メディアはメディアで勝手な憶測に花を咲かせた。

だが、父が本当の答えを明らかにした。マーカス兄弟はバルビツール酸系睡眠薬の常用者だった。近しい関係者はそれを知りながら秘密にしていたが、依存癖が世間にばれそうになったため、双子は薬を絶とうと決意し、この世界有数の強力な向精神薬の使用を突然やめた。

問題は、バルビツール酸系睡眠薬の離脱症状が致命的だということだ。ヘロインの離脱症状よりも悪い。常用者は痙攣《けいれん》と譫妄《せんもう》を起こし、心臓が文字どおりしぼんでしまう。それがマーカス兄弟の死因だった。この件が医師による薬物依存の問題に世間の目を向けさせ、一九八八年のジェレミー・アイアンズ主演の映画『戦慄の絆』がつくられるきっかけともなった。

大半の人にとっては想像を絶するが、父にとってはそうでないできごともあった。それは謎のウィルスや自然災害によって引き起こされたものでもなければ、テロリストやとりわけ仕事熱心なシリアルキラーによるものでもなかったが、言葉を失うような死体の山の中に父を投げこんだ。

一九七五年六月二十四日、悪天候の中、イースタン航空のボーイング727がクイーンズのジョン・F・ケネディ国際空港への着陸の際に事故を起こし、大破炎上した。ニューオーリンズ発の六十六便は滑走路の一・五キロ手前で予期せぬ強い上向きの風にあおられたのち、マイクロバーストと呼ばれる強力な下降気流につかまり、誘導灯にぶつかって左翼が引き裂かれ、機体がバラバラになって飛散した。

この事故で百十三人が死亡した（十一人が奇跡的に助かった）。これは当時、アメリカで史上三番目に被害の大きな飛行機事故だった。

黒焦げになったバラバラの遺体があちこちに散乱していた。事故からまもなく、父のマンハッタンのオフィスの特別電話が鳴り、父は遺体の収容と調査を指揮すべく現場に急行した。人体の一部が詰まった箱を満載したモルグのワゴン車が連なって検死局とのあいだを往復し、あふれた分のために事故現場に臨時モルグのテントが設置された。父とその部下たちは夜を徹し、翌日までかかって遺体の身元を調べ、遺族に連絡し、百十三人すべての犠牲者を世界各地の安息の地へ移送する手配をした。

これがなぜ父にとっては想像を絶するものでなかったかというと、大量の犠牲者を出した事故現場ははじめてではなかったからだ。それどころか、これが三度目でも四度目でもなかった。父は一九六〇年にニューヨーク市上空で起こった旅客機同士の空中衝突事故（乗客乗員のほか地上での犠牲者六人を含む百三十四人が死亡）の現場に行った。一九六二年にボーイング707がジャマイカ湾に墜落した事故の犠牲者九十五人の遺体の確認作業も手伝った。さらに七十八人の死者を出した一九五〇年のキューガーデン駅の列車追突事故でも、一九六五年にロングアイランド沖に墜落して八十四人の死者を出したイースタン航空六六三便の事故でもそうだ。父が人のあらゆる死にかたを目にしてはいないとしても、まだ見ていないのはごくわずかだろう。

しかし、父にとってもっとも注目すべきケースは、一九七八年に検死局を退職したあとに起きたものであり、しかも皮肉なことに誰も死んではいなかった。

一九八四年のクリスマスの三日前、電子機器販売業を営む白人のバーナード・ゲッツがマンハッタンの地下鉄内で四人の黒人ティーンエイジャーに囲まれ、金を要求された。ゲッツは、数年前に地下鉄で強盗にあった経験から、スミス・アンド・ウェッソンの三八口径の五連発リボルバーを隠し持つようになっていた。

若者たちに襲われて金を奪われるのを恐れたゲッツは、立ちあがって拳銃を取りだし、発砲した。五発を撃ちつくして四人すべてに怪我を負わせた。十九歳のダレル・ケイビーは左の脇腹を撃たれ、銃弾が脊髄《せきずい》を損傷したことから下半身が麻痺して地下鉄の座席に倒れこんだ。

当時、ニューヨークの犯罪率は史上最悪であり、人種問題をめぐる状況は史上最低に近かった。メディアはゲッツを〝地下鉄の自警団〟と呼んだ。ゲッツの事件は世界的な注目を浴びる正当防衛事案となり、たったひとつの疑問に世間の関心が集中した。果たしてゲッツは身を守るために撃ったのか、それとも故意の人種差別的な行動だったのか。

それは数十年後に発生したフロリダ州のトレイヴォン・マーティン射殺事件や、ミズーリ州ファーガソンのマイケル・ブラウン射殺事件といった、奇妙なほどよく似た事件においても繰りかえし問われた疑問だった。のちの事件のときと同じように、国じゅうがゲッツをめぐり、人種でまっぷたつに分かれて激しく怒りをぶつけあった。どちらの側も、事実を裏づける証拠が集められる前から意見を固めていた。

ゲッツの殺人未遂罪の裁判において、検察側はケイビーが撃たれたときすわっており、したがって脅威ではなかったと主張した。弁護側はケイビーの傷および現場の検証を私の父に依頼し、父は大きな物議をかもす意見を述べた。ケイビーは撃たれたとき立っていたと言ったのだ。

銃の弾道はまっすぐ横方向であり、下向きではない。身長百八十五センチのゲッツが床に膝をついていたのでないかぎり（実際ついていなかった）、ケイビーがすわった状態で銃弾を受けたというのはありえない。

ふたりのアフリカ系を含む男性七人、女性五人からなる陪審は納得し、殺人未遂罪と暴行罪についてはゲッツを無罪としたが、武器の不法所持で有罪とした。ゲッツはわずか八カ月余りで刑務所を出た。ケイビーはのちに民事訴訟を起こし、破産していたゲッツに対して四千三百万ドルの損害賠償を勝ちとった（ゲッツは二〇〇五年にニューヨーク市長選挙に立候補したが落選している）。

ニューヨーカーにとっても、ゲッツは重罪をおかしていた。銃を所持していたことだ。ニューヨーク市で銃を持っているのは警察官と犯罪者だけであり、それ以外はみな火器など持たせられない愚か者だと市のお偉方は考えていたのだ。

父は一九七八年に六十五歳で検死局を退職したが、その専門知識はまだあちこちで必要とされており、エネルギーもまだ充分に残っていた。父はその後もアメリカじゅうの数々の変死事件について相談を受けたり意見を述べたりし、一九九二年には私とともに法医学の教科書を執筆した。これはこの分野では必携の参考書となり、現在まで版を重ねて出版されている。

二〇〇一年九月十一日、かくしゃくとした八十八歳のドミニク・ディ・マイオは、イーストリバーをはさんでマンハッタンと向かいあうブルックリン・ハイツのヘンリー・ストリートに住んでいた。普段なら、一・五キロ余り離れた金融街にそびえたつ世界貿易センターのツインタワーが見えた。生まれながらの誇り高きニューヨーカーの父は、それが建つところも見ていた。

その日、父はそれが崩れ落ちるところを目撃した。

検死医を三十年近くやっていたとはいえ、それまで殺人を目撃したことはなく、もちろん大量殺人など見たことはなかったが、そのときは目の前でそれが起こっていた。

どれほどの死体の山が築かれることになるのか、父にはもうわかっていた。人間が同じ人間にどれほどの恐怖を与えうるのかももうわかっていた。そこにいる大勢の人々がどうやって死んだのかに謎はないともすでにわかっていた。

だが、父はそれについてひと言も語らなかった。

それが父だった。死に圧倒されたとしても、決して表に出そうとしなかった。そして決して泣かなかった。

この姿勢も私にしみついている。

私も父のように意志の強い人間に育った。私が医学部に進み、自分の道を自分で切り開きはじめてから、父とはよく仕事のことで衝突した。怒ったりとげとげしい雰囲気になったりはしなかったが、しかし激しく意見を戦わせた。えんえんと議論が続くこともあったし、少々声が大きくなることもあったが、それでも父への信頼が途切れたことはない。父は今でも私の目標であり、私は今も父の期待になんとか応えようとしている。

我々は子供時代をずっと引きずっている。たとえはっきりとおぼえていなくても、それが本当でなくてもだ。我々は記憶に刻まれたものを集め、それを背負って十代の橋を越えて大人になる。自分の荷物の中身を覗いてみると、そこには父のエネルギーと正義感、謎に惹きつけられる心、控えめで目立とうとしない性格、感情を抑制する能力などが見つかる。さらには、母の質実で実際的な部分、本と歴史への愛も見つかる。

それと母のストイックなところも。

一九五八年の秋、ニューヨーク市クイーンズのセント・ジョンズ大学に入学したとき、私には普通の十代のような進路の悩みはなかった。はじめから目的ははっきりしていた。医師になることだ。

大学の授業に苦労したりストレスを感じたりすることはなかった。最初は化学を専攻し、その後生物学に変更したが、学部時代にもっとも大変だったのは、家からキャンパスまで通うことだった。

多くの人は知らないが、一部の医学部（医科大学院）では、必要な医学準備科目の単位をとっていれば、学部の三年生を終えた学生の入学を認めている。そこで、私はセント・ジョンズ大の三年生のときにニューヨークのふたつの医学部に入学の申しこみをした。一校には学部を卒業した者しか受けいれないと門前払いされたが、もう一校のニューヨーク州立大ダウンステート医学センター（私が育ったところから五キロ足らずのブルックリンにある）は細く門戸を開いてくれていた。それだけで充分な励みになった。

というわけで、私は十九歳で医学部進学適性テストをパスし、願書を提出し、ニューヨーク州立大に出向いて医学部の職員による面接を受けた。

一九六一年二月の吹雪《ふぶき》の日、私は母に頼まれて新聞を買いにでた。雪にまみれ凍えて家に戻った私が母に新聞を手渡すと、かわりにニューヨーク州立大からの手紙を渡された。

それは合格通知だった。私は四年制大学の卒業を待たず、その年の秋から医学部に入学することになった。

医学部の初日、新入生が講堂に集められ、教授たちの話を聞かされた。「卒業できるだろうかと心配することはない」教授たちは笑顔で言ったが、続いて告げられた卒業率の数字はそれほど楽観できるものではなかった。教授たちが安心させようとすればするほど、私たちは不安になった。「飛行機はまったく安全です。墜落事故で死ぬのは十人にひとりですから」と言われたらと想像してみてほしい。そのときになって、思ったほど甘いものではないと自覚したが、とはいえ落第するわけにはいかなかった。医師以外のものになることなど考えられなかった。

正直言って、医学部は大嫌いだった。海兵隊の新兵訓練キャンプ以上につらい四年間だった。最初の二年間はいつも寝不足だった。毎日、二十六時間分――誤植ではない――の勉強をして、六時間睡眠の日々だった。次の二年間は、同じ寝不足と勉強に実地研修が加わった。突然、自分にそんなことができるとは（またするとも）思いもしなかったようなことをするようになった。

噴きだした本物の羊水が靴にかかった。服に血と嘔吐物のしみをつけて家に帰った。患者がしばしば嘘をつくことも学んだ。誰かを殺すのは実のところかなり大変だというのもわかった。そして、回診のあいまに立ったまま壁に寄りかかって寝たり、教授の講義中に目をあけたまま寝ることをおぼえた。今でも、空港や裁判所の廊下で待ち時間ができると、少しでも寝ようとする癖が抜けない。

と同時に、どんな状況でも冷静でいることも学んだ。砲火の下でも平静でいられる医師はいい兵士になれるとつねづね思っている。

ニューヨーク州立大の医学部に入れた者はみな、学位をとれるだけの頭脳はあった。知能が足りなくて脱落した者はいない。ドロップアウトした者は、教授たちからの猛烈な十字砲火を生きのびる忍耐や決意や不屈の精神が足りなかったのだ。教授たちのしていることを理解するのに二年ほどかかった。私たちを洗脳し、医師らしい考えかたを教えこもうとしていたのだ。弁護士でもなく、会計士でもなく、株の仲買人でもない、医師だけの考えかたを。私たちは感情との適切な距離の置きかたを学ぼうとしていた。冷静に仕事ができなくなるほど患者に近づきすぎず、患者の痛みや恐れの声が聞こえないほど遠く離れすぎない距離を。

すべての知恵が教科書にあるわけではなかった。私たちは論理的に考えることを学び、言われたことをすべてそのまま信じないことを学び、あたりまえと思われることに疑問を持つ姿勢を学んだ。医師でない者はAからDに飛びつくが、よい医師はAからB、C、Dと進む。あらゆる事実を積み重ねて結論を出そうとしなければならない。

素晴らしいクラスメートにも恵まれた。そのひとりバーバラ・デラノとは、よく政治について議論を戦わせた（アメリカがベトナム戦争の泥沼にはまりつつあり、国内では人種対立が激化し、文化的な地殻変動が起こり、学生運動の風が吹き荒れていた六〇年代なかばの話だ）。私の政治観は十三世紀並みだと批判されたこともあった。「いや、違う」と私はむっとして答えたものだ。「十世紀だよ」（彼女はのちにニューヨーク州立大ダウンステート公衆衛生大学院の教授となった）。

チェスター・チンというクラスメートはひどく瘦せていたので、大学病院の看護師が太らせようと毎日チョコレートシェークを飲ませていた。しかし効果はなく、彼は医学部が（おそらくはチョコレートシェークも）嫌いになったようだ。卒業後、整形外科医になった彼は、同窓会に一度も顔を出していない。

だが、私たちの中で最初に有名になった——悪名だが——のは、スティーヴン・H・ケスラーだった。優秀だが問題の多い学生で、ハーヴァードを卒業後、私と同じ年にダウンステートに入るとまもなく、奇行が目立つようになった。あるとき、解剖学研究室で遺体に向かってメスをダーツのように投げつけているのを見つかった。彼は一年生が終わったところで医学部長から休学を命じられ、精神病院に入った。

ケスラーはその後医学部に復帰したが、患者にLSDを与えているのを見つかって、また停学となった。

彼が三度目の正直で復学しようとしているという噂が流れていた一九六六年四月、衝撃的なニュースが飛びこんできた。ケスラーがブルックリンのアパートメントで五十七歳の義母を切り殺したというのだ（偶然にも、私の父がその解剖を担当した。傷は百五カ所におよんでいた）。ケスラーは事件当時LSDでトリップしていたと供述したので、メディアから〝LSDキラー〟と呼ばれた。彼が医薬用アルコールと薬剤でハイになっており、妄想型の統合失調症を発症していたことが明らかになったため、最終的に心神喪失で無罪となった。彼はベルヴュー の精神病院に収容され、その後の消息はわからない。

この必死の医学部時代、よくブルックリンの父のモルグを訪ねた。死体は前にも見たことがあったが、それらは父のクローゼットに隠されたスライドでも、医学部の教科書に載っている写真でもなければ、解剖学実習で扱う漂白された遺体でもなかった。それらは死んでまもない本物の人間であり、本物の銃創や刃物の傷があった（目立った傷がまったくない遺体もあったが）。

一九六〇年代後半、父のモルグに運ばれてくる常連となっていたマフィアたちにはよく目を奪われたものだ。ニューヨーク・マフィアの抗争の時代は過ぎ去っていたが、それでも殺されるマフィアはあとを絶たなかった。マフィアの死体はつねにいい服を着て、鰐革の靴を履き、シルクの下着をつけ、爪まで磨いていた。父の解剖台でマフィアの死体を見るまで、透明のマニキュアをつけた男なんて見たことがなかった。

医学部の卒業が近づいてくると、専門の選択を迫られた。どんな選択肢があるか。こういう格言がある。〝内科医はなんでもわかるが何もしない。外科医は何もわからないがなんでもする。精神科医は何もわからず何もしない。病理医はなんでもわかっていてなんでもするが、もう手遅れだ〟

もうひとつ、私は医学部で（父と同様に）患者と接するのが下手だと気づいた。また、外科医に要求される複雑な縫合《ほうごう》もマスターできないとわかった。自分には、安心させたり元気づけたりする必要も、命を救う縫合が求められる手術の必要もない患者を相手にするのが向いていると思った。その点、病理医なら完璧だ。病理医とは医師相手の医師なのだ。

ノースカロライナ州ダーラムのデューク大学病院で一年間のインターンを終え、法病理学の道に進む決意を固めた私は、ブルックリンのキングス郡医療センターで三年間のレジデント生活に入った。そのあいだに、ブルックリンの検死局で、父の監督のもと解剖をするようになった。レジデントを終えるまでに、認定法病理医としてまだ一日も働いていないにもかかわらず、すでに百件以上の解剖を手がけていた。

レジデント生活ではもうひとつ、さらに大きく私の人生を変えるできごとがあった。上司のひとりから秘書のテレサ・リッチバーグを紹介されたとき、彼女はタイプライターに向かっていて、長いブロンドの髪に顔が隠れていた。彼女が顔をあげたとき、私は雷に打たれたようになった。とても美しかったからだ。歳のころは二十代なかばで、口を開くと、はきはきしていて美人なだけでなく賢いのがわかった。彼女からブルックリン訛《なま》りがほのかに香る理知的な口調で真っ先に告げられたのは、婚約中だということだった。その証拠にダイヤの指輪も見せられた。

私は落胆したが、それでも諦めなかった。翌日から、彼女のオフィスのそばを通りかかるたびに話しかけた。世間話の中で、彼女が服を自分で縫っていると聞いた。それは私の目にはニューヨークの最先端ファッションに見えた。彼女は私の皮肉っぽいユーモアにも笑ってくれた。聡明で意志が強く、自分の意見を持っていて、議論好きなところもあった。まさに私のタイプだった。

私が二十六歳だと告げると、彼女は愕然とした。私を眼鏡をかけて落ち着いた雰囲気の、白髪まじりの四十代紳士だと思っていて、同年代の生意気で未熟なイタリア系の若者だとは夢にも思っていなかったのだ。品があったから、と彼女は言っていた。

出会ってから数週間後、彼女は指輪をせずに出勤してきた。婚約を破棄したと彼女は言った(実際には、指輪はバッグに入っていて、フィアンセにはまだ別れを告げていなかったのだが)。その翌日、私は彼女をデートに誘った。

彼女はもうひとつの爆弾を落とした。まだ十八歳だというのだ。とても知的で洗練された十八歳ではあったが。どうやら私たちはどちらも年相応には見えなかったらしい。

何度目かのデートで、テレサを車で迎えにいき、映画を観にいった。彼女は後部座席に置かれた大きな広口瓶をちらちら見ていた。その中には、ホルマリン漬けの人間の手の皮膚が入っていた。

また別のときには、デートの前にブルックリンのモルグで待ちあわせた。彼女が中には入りたくないというので、裏口で待っていてくれと言った。彼女がそこに立っていると、モルグのワゴン車が入ってきた。ふたりの職員が車の後ろから遺体を引きだし、ストレッチャーにのせた。そして死んだ男の首をその胸に置いた。

テレサが悲鳴をあげてその場を逃げだし、二度と会ってくれなくても責めることはできなかっただろうが、彼女はそれから数週間後に正式にフィアンセとの婚約を破棄した。

付きあいだして一年後に、テレサと私はブルックリンのフラットブッシュ地区に建つ由緒あるセント・ブレーズ・カトリック教会で結婚式をあげた。ずっと雨が降っていたが、幸先よくテレサが到着するとやんだ。イタリア系の親戚がみな集まり、たくさんのごちそうが並んだ結婚パーティは、映画『グッドフェローズ』の一場面のようだった。

当時の私たちは、キャリアのとば口に立ったばかりの幸せな若夫婦だったし、私が結婚した女性はバイタリティにあふれていた。彼女の未来は多くの点で私以上に輝いていた。秘書の仕事をやめて大学に通い、芸術学部を出て、〈ニーマン・マーカス〉の社内デザイナーになり、インテリア・デザイナーとして働き、オリジナルのアクセサリーを〈サックス・フィフス・アヴェニュー〉に卸した。ふたりの子供を産み育て、そのひとりは医師に、もうひとりは検事になった。驚くべきことに、彼女はその後大学に入りなおして看護学部を卒業し、精神科の看護師として働き、法医学の看護師の訓練も受けて、興奮性譫妄症候群に関する本の共著者となった。これは、警察に逮捕された直後の容疑者が心身の複合的な症状がもとで急死する症例について明らかにしたもので、彼女の著書がこの症候群に新たな光をあて、アメリカ救急医学会および国立司法研究所での診断基準が確立される一因ともなった。

さらに、彼女は素晴らしい料理の腕の持ち主でもある。

悲しいことに、私たちはのちに一時期離婚していた。私は別の女性と結婚したが、あるときその女性はかっとなって私に銃を向け、四発撃った。私はもう少しでモルグの客となるところだったが、ありがたいことに弾はそれた。撃たれる（そして狙いがはずれる）のはきわめて興味深い経験だった。思考を研ぎすますためにぜひおすすめしたい方法だ。ちなみに発砲の音は聞こえない。見えたが、音は聞こえなかった。

ともかく、その女性とはすぐに離婚し、私はまもなくまたテレサと会うようになった。彼女への愛が本当に冷めたことは一度もなく、私たちは十年近い別離をへて再婚した。彼女がまたそばにいてくれることは、心底幸せだと思う。

私はこの人生なかばの時期に多くのことを学んだ。中でも重要なことはおそらく、女性に銃を向けられたとき、「まさか撃たないだろうね」と決して言ってはならないということだ。

だが、そういった問題が起こる前の結婚初期、私たちはただおたがいがいるだけで幸せだった。私は一人前の医師になろうと奮闘していて、彼女は自分探しの途上だったが、私たちはいいチームだった。

今もそれは変わらない。

医師は昔から事件を解決してきた。二十世紀なかばに医学分野として名前がつけられる前からずっとだ。

二千年前の紀元前四十四年、ジュリアス・シーザーがローマの元老院議事堂で刺殺された。

史上もっともよく知られる殺人事件のひとつだ。アンティストゥスという医師が呼ばれ、ローマ皇帝の亡骸を調べた。医師はシーザーが顔や腹、股間、腕などを二十三カ所刺されていたが、左の肩甲骨下から上向きのひと突きで心臓に達した傷が致命傷となったと報告した。興奮状態での襲撃だったため、暗殺者も多く切られていた。アンティストゥスの考えでは、仮にシーザーが心臓を刺されていなかったとしても、元老院議事堂のポンペイウス像の足元に倒れて数分で失血死していたと思われた。

これが記録に残っている世界最初の検死解剖だ。

それから千年後の中世イングランドで、王がなんら医学教育を受けていない旧友を、あらゆる犯罪における王の経済的利害の代理人に任命した（と同時に、犯人の告白を聞いたり、難破船を調べたり、王家の海でとれた魚を没収する仕事も命じた）。こうした役目の中に、自然死した者以外のあらゆる死体を調べ、〝死因審問〟でその所見を記録することが含まれていた。王家の権利の代理人という役目から、王を示す〝crown〟、ラテン語では〝corona〟が自然にその肩書をあらわす〝crowner〟または〝coroner〟という言葉になった。これが検死官《コロナー》の由来だ。

レオナルド・ダ・ヴィンチとミケランジェロは芸術に生かすために死体の解剖をおこなったが、その複雑さに魅せられた。教皇クレメンス六世は、疫病の犠牲者の死体を開いて中を調べるよう命じた。

十七世紀の啓蒙時代になると、科学の進歩と新たな社会的良心が死と犯罪捜査に新風を吹きこんだ。そして十九世紀には指紋が犯罪捜査に革命を起こした。

一八九〇年、ボルティモアではふたりの医師に〝検死医（メディカル・イグザミナー）〟の肩書が与えられ、郡の検死官の命じるすべての解剖をおこなうことになった。アメリカの多くの都市がこれにならい、死にまつわるすべての調査の権限を医師に与えるようになったが、選挙で選ばれる検死官――医師としての訓練をまったく受けていない者も多い――制度もまた、今日《こんにち》のアメリカになお広く残っている。

最初の検死医制度は、一九一八年にニューヨーク市が検死官制度を廃止したのが始まりだ。つまり、アメリカには検死官制度と検死医制度という二種類の法医学制度が存在する。十世紀のイングランドに起源を持つ検死官制度は、今もアメリカの三千百四十四の郡と二千三百六十六の検死局のうち約四割を占めている。これらの場所では、検死官はかならず選挙で選ばれた者であり、医師であることはほとんどない。選挙で選ばれた検死官が医師であったとしても、普通は法医学の専門家ではない。

求められる要件といえば、地元に住所があり、重犯罪歴がなく、十八歳以上であること。ほぼそれだけだ。だがそれで問題ない。選挙で選ばれたとたん、車のセールスマンから転じた検死官には、異常で複雑な変死事件の解決に必要な医学や法医学の知識が魔法のように身につくのだ。そのうえ、あらゆる公選職にとってもっとも大切な仕事である、再選されるための活動の時間まである。

選挙で選ばれた検死官の多くが、小さな町の葬儀屋や墓地の職員だ。日ごろから死者と接しているから、解剖や血の処理や死体の扱い、ときには埋葬された遺体の掘り起こしといったぞっとする仕事にうってつけだと有権者が（誤って）思いこみやすい。あとの章に登場する田舎町の葬儀屋の男など、死体の運搬に使える大きな車を持っているのが町で自分ひとりだったから検死官になった、と自慢げに話していた。

大多数の検死官制度のもとでは質の低い非合理的な仕事がなされ、大多数の検死医制度のもとでは質の高い合理的な仕事がなされている。二〇〇九年に出版された*Strengthening Forensic Science in the United States: A Path Forward*『アメリカにおける法医学の強化――今後に向けて』と題する本の中で、全米研究評議会は、一九二四年ごろから叫ばれてきた検死官制度の全面廃止を改めて提唱した。

だが今日《こんにち》までなんの策もとられていない。二十世紀に有効であったものが二十一世紀にもまだ有効であるということらしい。そして今日《こんにち》のアメリカでも、私の父が医師になった一九四〇年当時にくらべてはるかに多くの科学捜査のツールが存在するにもかかわらず、賢い殺人犯が罪を逃れる確率は、選挙で選ばれた検死官がいる地域のほうが、検死医がいる地域よりも高い。

旧弊な検死官制度の不備の問題はあれど、解剖によって数千件の犯罪が解決されたすえに、一九五九年、アメリカ病理医学会により、法病理学がはじめて独立した専門分野として認められることになった。法病理学がついに正式にその地位を確立した大きな節目に、私の父――当時はニューヨーク市の主任検死医補だった――はアメリカ初の認定法病理学専門医となった十八人の中に含まれていた。

医学による犯罪捜査の最初の講義は、法医学界の名物医師たちによっておこなわれた。一九五四年から一九七三年までニューヨーク市検死局で父の上司だったドクター・ミルトン・ヘルパーンは、市が一九一八年に検死官制度を廃止して以降三人目の検死医となった人物だった。彼は「完璧な犯罪などというものはない。未熟で不注意な捜査員と、いいかげんな検死医がいるだけだ」という言葉を残した。彼の名を冠したミルトン・ヘルパーン栄誉賞は検死医に贈られるもっとも誉《ほま》れある賞であり、私は二〇〇三年にこの賞を受賞した。

ドクター・ラッセル・フィッシャーはメリーランド州検死局の局長で、ボルティモアにアメリカ随一の法医学チームと施設を築きあげた。その高名さゆえに、私がフェローとして彼の部下となる直前の一九六八年、フィッシャーはクラーク委員会を率い、暗殺されたジョン・F・ケネディの解剖――世紀の解剖――には大いに問題があり、〝絶対確実でなければならなかったのに、疑いが残る〟と結論づけた。

ドクター・アンジェロ・ラピはデンヴァーの初代検死医であり、その後カンザスシティのモルグに移った。フォトグラフィック・メモリー(映像記憶)の持ち主だった彼は、精鋭チームの一員として、ナチスの強制収容所および捕虜収容所の生き残りの人々から残忍な虐殺に関する証言を聞きとり、犠牲者の遺体を掘り起こして、ニュルンベルク裁判で戦争犯罪者を罪に問うための証拠を集めた。

クリーヴランドの検死官のもとで主任病理医を務めていたドクター・レスター・アデルソンは、妊娠中の妻を殺害した容疑に問われた整骨医サム・シェパードの裁判で、検察側の重要証人となった。当初有罪が宣告され、十年後に逆転無罪判決が下されたシェパードの事件はメディアを騒がせ、多数の記事や本が書かれたほか、テレビドラマからのちに映画化もされた『逃亡者』のモデルともなった。三十七年のキャリアで八千件を超える殺人事件の解剖を手がけたアデルソンは、引退後、後進の指導にあたるかたわら *The Pathology of Homicide*『他殺の病理学』という本を執筆し、これは法医学者にとっての基礎テキストとなった。

これらすべての面々にいくつもの逸話がある。彼らはみな、死のありとあらゆる色と形を目にしてきた。新たな専門分野における超一流の人々だった。

しかし、法医学は当時も今も完璧ではない。

父と私のキャリアには、指紋と血液型がもっともハイテクな科学捜査ツールだった時代から、現在のDNAプロファイリングや膨大なデータベースまで、近代科学捜査の歴史がまるごと含まれている。だが私は、一九四〇年代の検死医を現代のモルグに連れてきて、半日ほど最新科学についての研修を受けさせれば、それだけで充分に仕事ができるだろうと心から信じている。なぜなら、優れた法医学者の一番のツールは今も自分の目と頭脳とメスだからだ。それらがなければ、どんな最先端科学も役には立たない。

現在、現役の認定法病理医はアメリカに約五百人しかいない。これは二十年前とほぼ同じ数だ。問題は、全米で増えつづける変死や不審死に対応するには、千五百人は必要だということだ。

『CSI：科学捜査班』や『NCIS――ネイビー犯罪捜査班』といったテレビドラマのおか

げで、この職業の人気が高まっているというのに、なぜ法病理医は不足しているのか。

なぜならテレビのように刺激的で華々しい仕事ではないからである。新人法病理医の五人にひとりが研修のあとまもなく脱落し、十年以内にこうした新たな医師兼捜査員のさらに十パーセントが姿を消す。

理由は簡単だ。ひとつには、仕事が大変だからだ。法病理医になるには、大学に四年行き、医学部に四年行ったあと、さらに最大五年もの研修を積まなければならない。最低でも、まずは解剖病理医としての研修を受けなければ、法病理医にはなれない。

しかし、臨床病理医なら、ずっと汚くない仕事で二倍は稼げる。二十万ドルの学費ローンをかかえる若い医師がより収入の多いほうに引き寄せられるのは無理もないことだ（それに、なぜこんなに給料が少ないのかと文句を言う配偶者への説明に窮することもない）。さらに悪いことに、一部の法病理医が自治体から受けとる給与は、そもそも薄給の法病理医から見てさえ少なすぎる。

そのうえ、テレビのように刺激的で華々しい仕事とはほど遠い現実がある。

テレビでは、服や髪にしみついた腐乱死体のにおいに顔をしかめながら翌朝目をさます場面は出てこない。蛆《うじ》が降ってくる場面も出てこない。解剖で死因が突きとめられない場面ももちろん出てこない。

テレビは科学的事実になど興味がない。きっとこうではないかと想像する世界を描きだすことにしか興味がないのだ。だが無理もないことだ。視聴者も科学的事実になど興味がないのだから。誰もテレビのプライムタイムに、殴り殺された赤ん坊のずたずたになった内臓や、ショットガンで撃たれてスイカのようにぱっくり割れた頭など見たくないのだ。

だからしかたがない。家に帰ったら忘れるしかない。誰も彼もがサイコパスやソシオパスだと思って生きていくことはできない（また、実際そうではない）。それは全体の一、二パーセントでしかない。こんなひどいことをする人間に怒りをおぼえることもある。それでも、首を振って日々を続けるしかない。新たな謎がすぐにもモルグに運びこまれてくるかもしれないのだから。


一年間のフェローシップ――レジデントに続く最後の研修期間――のときがやってくると、父からはニューヨーク市ではやめておいたほうがいいと言われた。一九四〇年代に父が仕事を始めた当時、優れた検死機関の代表だったニューヨーク市検死局は、衰退しつつあった。偉大なミルトン・ヘルパーンの局長としての最晩年でありながら、世界最大の検死機関には最先端の設備がなく、士気はさがり、固定化したスタッフの入れ替えもないため、腐敗にじわじわと蝕《むしば》まれていた。

ボルティモアがベストだろうと父は言った。ドクター・ラッセル・フィッシャーがアメリカ最高の検死医のチームを集め、およそ考えうる最先端の法医学施設を建設している最中だからと。

父がドクター・フィッシャーに口をきいてくれたこともあって、めでたく採用された私は、一九六九年七月一日、二十八歳で期待に胸をふくらませてメリーランド州検死局でのフェローシップを開始した。

だが、私が到着した時点で、ドクター・フィッシャーの超近代的なモルグはまだできあがっていなかった。かわりに、私は蒸し暑い夏の盛りに、ジェームズ・ガーフィールドが暗殺された当時から検死局が置かれている港に近いフリート・ストリートの十九世紀の建物で働きはじめた。かつて、一般の人々が今よりも死体を見慣れていたころは、身元不明遺体をモルグの通りに面した窓に立てかけて、通行人の中に身元を知る者がいないか探したという。

その低層の古い煉瓦《れんが》造りの建物は、事実上、市の下水処理場に付属していた。おそらく、市の長老たちは悪臭を放つ施設を一カ所にまとめようとしたのだろう。おまけに、その建物には空調設備がなく、解剖室は夏には耐えがたいほど暑くなった。しかたなく、解剖中に古い上げ下げ窓をあけて、網戸をおろし、貪欲《どんよく》な蠅が押し寄せて遺体に群がり、我々の〝お客さん〟に卵を産みつけないよう祈るしかなかった。

ボルティモアでは、人がどのように死に慣れていくのかがだんだんわかってきた。

ボルティモアのモルグは大きくふたつのエリアからなっていた。解剖室と事務管理室だ。毎日夜明け前に、モルグの助手たちが、その日解剖する予定の遺体を狭く換気の悪い解剖室の台に並べる。遺体はそこで、白熱灯の容赦ない明かり（だが部屋の隅には暗さが残る）に照らされて、検死医に切り開かれるのを待つことになる。市民たちが朝食をとる前にはもう、そこには不気味だが整然とした光景が広がっていた。

九時ごろに秘書や事務員たちが出勤してくるのだが、駐車場からオフィスへの近道は、悪臭ただようじめついた解剖室を突っ切るルートだった。

事務員たちの多くは、高校を出たばかりの十七、八歳の若い娘だった。夏のスカートに洒落《しゃれ》たブラウス姿の彼女たちは、死体が並ぶ解剖台のあいだを、ランチボックスを手に平然とした顔で、または楽しげにしゃべったり笑いあったりしながら、死体などそこにないかのように通り抜けていった。

私は当時も、自分が死体に動じないのはプロだからだと思っていたのだが、普通の人々が死体を見て平然としているのには妙な感じがした。

当時のボルティモアは、今とあまり変わらず暴力的な街だった。死体の列が途切れることはなく、それは二カ月後、ドクター・フィッシャー肝いりの豪華で広々としたペン・ストリートの新モルグに移ってからも同じだった。ただし、そこの空気は涼しく清潔で、解剖室の様子が外から見えることもなく、すみずみまで明かりに照らされ、事務員の女性たちが死体のあいだをすまし顔で歩くこともなかった。

そこで働きはじめて三カ月足らずのとき、私の生涯でももっとも興味深く重大な事案のひとつに出会った。それは哀れな赤ん坊の死体という形で、まだ二十八歳の私の前の解剖台に横たわっていた。

3　空っぽのゆりかご

赤ん坊は夢も記憶も持たないまま死ぬ。だからこそ、赤ん坊の死はことさら悲劇的なのだ。我々は、人生について、人間について、自分の知っていることを彼らにも知ってほしいと思う。赤ん坊はまだ、星が光っているのを不思議に思ったこともないし、歌を歌ったことも、本当の意味で笑ったこともない。我々は、赤ん坊が我々以上に幸せになれるチャンスがありますようにと願う。その新しい小さな命に希望を託す。

その赤ん坊が――その希望が――死ぬと、我々は少しの希望を失う。

子供の遺体を解剖するのはよりつらいのではないかとよく訊かれるが、正直に言えば、目を背《そむ》けることのほうがもっとつらい。

＊

一九六九年九月二十一日（日）、メリーランド州ボルティモア

さわやかな秋の週末が終わろうとしているころ、ボルティモア郊外のわが家のアパートメントで電話が鳴った。かけてきたのは、私と同じメリーランド州検死局のフェローであるウォルター・ホフマンだった。

「ヴィンス、頼みがある」と彼は言った。「ヨム・キプル（ユダヤ教の祭日。あらゆる労働が禁じられる）が今夜から始まるので、明日は休みをとってるんだ。悪いけど仕事を代わってくれないかな。たいしたことはない。ホプキンスから運ばれてくる男の赤ん坊の件があるくらいだ」

ホフマンもその件についてくわしくは知らなかった。その男の子は何度も入院しているものの、病院にもはっきりした死因がわからないということ以外は。病院のカルテや書類を見てくれればいいだけだ、と彼は言った。

「ああ、わかった。かまわないよ」と私は答えた。


その子は一九六九年二月九日に誕生した。母親はメリーランド州の十三歳、未婚の少女だった。妊娠期間中に大きな問題はなかったが、その子は逆子で、足か臀部《でんぶ》から生まれてくるため、産道で首に臍《へそ》の緒が巻きついてしまう危険があった。だが幸いなことに出産は無事にすみ、強い北東の風が吹き荒れる日曜日に、二千九百七十七グラムの健康な男の子が産声《うぶごえ》をあげた。

まだ名前もなく望まれてもいなかった、小さいが元気な新生児は、分娩台からただちに政府の冷たい手にゆだねられた。最初の五カ月間、男の子を養育した里親の家では、病気らしい病気はいっさいしなかった。里親夫婦の妻は、めったにぐずることもなく、いつも機嫌のいい赤ん坊だと報告した。五カ月足らずで男の子の体重は二倍に増え、なんら健康に問題はなさそうだった。

その春、完璧な家族があらわれた。アメリカ陸軍軍曹のハリー・ウッズとその妻マーサ、二歳の養子の娘ジュディは、アメリカ軍の化学兵器その他の装備の試験場であるメリーランド州のアバディーン性能試験場に異動にともなって転居してきたばかりだった。

ハリーは軍の食堂のコックで、マーサは専業主婦だった。ふたりはともにオハイオ州コロンバスの労働者が多く住む地区で、大家族の家に生まれ育ち、おたがい最初の結婚に失敗したあと、一九五八年に出会った。一九六二年に結婚してまもなく、ハリーは韓国の基地に配属され、マーサは国に残った。その後ハリーはベトナムからドイツに行き、マーサはその数年のあいだ、オハイオ州コロンバス、ジョージア州のフォート・ゴードン、コロラド州のフォート・カーソンなどに住んだ。フォート・カーソンで夫婦は一九六七年にジュディ・リンという女の子を養子にし、その後アバディーン性能試験場に転居してきた。

四十歳のマーサは、三人の実の子を亡くし、十回もの流産を経験していた。彼女はもうひとり子供を熱望していた。できれば、マーサの弟のポールにちなんで名づけられる男の子がいいとのことだった。ちなみにこのポールも、十一年前に赤ん坊のわが子を亡くしていた。子供に身体障害や知的障害があったとしてもかまわないが、過去に悲しい思いをしているので、健康状態に問題のある子は避けたい、とマーサは養子斡旋機関の職員に話した。彼女は自分がいい母親だと証明する新たなチャンスを求めていた。

危険信号は何もなかった。典型的な転勤族の軍人一家。子供を切望する母親と、安定した職を持つ父親。健康な年上のきょうだい。ハリーとマーサは里親として認められた。

それで、七月のはじめに郡の養子斡旋機関の職員から夫婦のもとに電話がかかってきた。男の赤ん坊を引きとらないかというのだ。その子に会ってみて、よかったらそのまま連れて帰れるという。夫婦は大喜びで、2LDKの平屋である陸軍住宅の子供部屋にベビーベッドを入れ、ベビー服を買い、七月三日に新しい息子――ポール・デイヴィッド・ウッズ――を迎えいれた。マーサは求めていた新たなチャンスを手に入れたのだ。

ひと月後の八月四日、ポールは救急車でカーク陸軍病院に搬送された。そのかたわらには心配そうなマーサが付き添っていた。

マーサが救命医に語ったところによれば、昼過ぎにポールが居間の床に広げた毛布の上でジュディと遊んでいたところ、急に頭が不自然に反《そ》りかえり、そのまま倒れたという。ポールは呼吸が止まっており、口や鼻、目のまわりが青ざめてきた。マーサはポールを抱きあげて人工呼吸による蘇生を試みながら、急いで救急車を呼んだ。

救急車が一・五キロしか離れていない基地の病院に到着したとき、ポールはもう回復していた。ポールは意識があり、元気そうで、とくに苦しんでいる様子もないと医師は説明した。赤ん坊がおもちゃを呑みこんで喉に詰まらせたのではないかと、念のためレントゲンもとられたが、気道には何もなかった。ポールはなんらかの軽い発作を起こしたのかもしれないし、あるいは母親が大げさに心配しただけかもしれないが、とにかくどこも悪いところはなさそうだった。運びこまれて二十分後、医師はポールとマーサを家に帰した。

数時間後、ポールはふたたびカーク陸軍病院に救急搬送されてきた。意識はあるものの顔色は青ざめ、ぐったりして、チアノーゼ——血中の酸素濃度の低下により、皮膚が青紫色になる状態を示す医学用語だ——を起こしていた。マーサはさっきとは違う医師に、病院から帰ってポールをベビーベッドに寝かせておいたところ、しばらくすると苦しそうにあえぐ声が聞こえてきて、また赤ん坊の呼吸が止まっていた、と話した。

今度はポールは入院させられた。依然として、発作の原因が何なのか医師たちにもとんとわからなかった。三日間にわたって検査がおこなわれた——胸と頭部のX線、心電図、くわしい血液検査、尿検査、髄液《ずいえき》検査まで——が、どの結果にもまったく異常は見られなかった。またこの三日のあいだ、ポールの呼吸にも問題は起こらなかった。おそらくは不安がる母親の気分を落ち着かせるため、医師は上気道感染が原因だろうと言ったが、実際にはその徴候もほぼなかった。そこで病院は八月七日の正午前にポールを退院させた。

が、彼はまもなくまたやってきた。

翌八月八日の午後、ポールが揺り椅子で遊んでいるあいだ、開いた窓ごしに近所の人と話をしていると、突然ポールが息を詰まらせ、全身を硬直させたとマーサは医師に話した。またポールの呼吸が止まり、顔が青ざめた。マーサは再度、救急車を呼んだ。そしてまたもや、ポールは病院に着いた時点で意識も戻り、元気になっていた。

困惑した医師たちはポールをもう一度入院させ、新たな検査をおこなった。その結果にも異常は見られず、入院中、ポールが呼吸困難の発作を起こすこともなかった。病院の医師は、ポール自身が息を止めたことが原因だと診断した。ポールは四日後の八月十二日、上機嫌にはしゃいで病院をあとにした。

だが、二十四時間以内に彼はまた舞い戻ってきた。マーサによれば、今度はポールがひきつけを起こしたように痙攣《けいれん》しはじめ、抱きあげると呼吸が完全に止まったという。ポールの顔色がみるみる青ざめだしたとき、ハリーはほんの一メートルのところにいた。病院で医師がパラアルデヒドという抗痙攣薬を投与すると、二時間ほどでポールはまた意識が戻って元気になった。神経学的検査と再度の髄液検査をしても、やはり異常は見つからなかった。

小さな基地の病院の医師たちは途方にくれ、翌日、ポールをワシントンDCにあるアメリカ陸軍最高の病院であるウォルター・リード医療センターに搬送した。そこなら謎を解くだけの人員も設備もそろっているはずだった。

だが、五日間かけて脳の画像検査、脳波検査、頭部と胸部のX線検査やその他多くの最新の検査をしたすえに、ウォルター・リードの医師たちもまた途方にくれた。結局、ポールが〝原因不明の痙攣性障害〟を起こしたと診断し、フェノバルビタールを処方して八月十九日に家に帰した。

ポール・ウッズは生後六カ月目の大半を、原因もはっきりしないまま病院ですごした。

それだけでは終わらなかった。

翌八月二十日の午後、ポールはカーク陸軍病院にかつぎこまれた。心肺停止の状態だった――つまり、呼吸も心臓も止まっていた。救急救命室の医師たちは懸命に、動きの止まった心臓に直接アドレナリンを注射し、小さな喉にチューブを差しこんだ。なんとか呼吸は回復したものの、ポールは昏睡《こんすい》状態のまま刺激にもいっさい反応しなかった。彼はすぐに世界でもトップクラスの病院であるボルティモアのジョンズ・ホプキンズ病院に搬送された。カルテには次のような短い記述があった。〝注目すべき事実として、この赤ん坊は病院にいるあいだはなんら異常を示さなかったにもかかわらず、退院して家に帰ると決まって二十四時間以内に異変をきたしている〟

マーサはジョンズ・ホプキンズ病院の医師にこう語った。昼食後、ポールをベビーベッドに寝かせた。ジュディに昼寝をさせようとしていると、ポールが息をしていないことに気づいた。人工呼吸をしてみたが反応はなかった。そこで外に飛びだして大声で助けを求めた。近所の住民がポールを病院に運んだ。

医師たちはハリーとマーサにあれこれ質問した。ポールが身体的外傷を負ったり、毒物を摂取したりはしていないと夫婦は誓ったが、思いだしたように、これまで一度も口にしなかった新たな可能性を持ちだしてきた。空気中の有毒物質のせいかもしれないというのだ。アバディーン性能試験場では〝神経ガス〟の試験がおこなわれており、家のすぐそばの入り江は〝漏れた化学物質のせいで魚がみんな死んでしまった〟ために閉鎖された、と夫婦は話した。

この突然浮上した手がかりを前にして、医師たちがポールの尿と血液のサンプルを検査機関に送ったところ、異物が検出された。検査機関によると、それはダイアジノンと呼ばれる有機リン系殺虫剤の可能性があるという。そこでポールにダイアジノン中毒の治療がほどこされた。

同時に、陸軍ではほかに二種類の殺虫剤を定期的に基地内にまいていることもわかったが、その散布のタイミングはポールが呼吸障害を起こした日時と一致しておらず、その後のポールの血液検査でもはっきりした結果は出なかった。

そこに衝撃が走った。ポールが昏睡状態に陥って二十日後の九月九日、同じ養子の姉ジュディがジョンズ・ホプキンズに入院したのだ。自身も父親になったばかりの小児科のレジデント、ドクター・ダグラス・カーがその日の午後に救急救命室でジュディを診察したところ、その子は元気そのものだった。傍目《はため》にはなんの異常も認められなかった。

しかし、マーサの話によれば、二歳半のジュディが急に倒れて呼吸が止まり、二、三分で顔色が蒼白になったという。呼吸が戻ったあともジュディはぐったりして元気がない様子だったため、マーサは念のために病院に連れてきたのだ。

カーから見て、マーサは知的で聡明で心優しい印象だったが、ハリーはおとなしくてやや頭の回転が鈍く見えた。話はほとんどマーサがし、カーがジュディの驚くほど多い病歴について尋ねると、協力的かつ丁寧に答えた。ジュディは生後五日でウッズ夫妻のもとにやってきてから、少なくとも五回、同様の呼吸困難の症状を呈し、顔面蒼白になって病院に運ばれたことがあった。

ただし、マーサは自分自身の病歴についてはあまり話したがらないそぶりを見せた。マーサは三人の実子をさまざまな障害により亡くし、ひとりを死産し、十回の流産を経験し、そのほかにも種々の細かな病歴があった。中年女性のマーサはただ、その種の個人的なことを話すのが決まり悪いのかもしれないとカーは考えた。

カーはジュディの弟が、同じジョンズ・ホプキンズ病院の数階下のICUで昏睡状態になっていると聞いて驚いた。殺虫剤が原因ではないかという説を聞いた彼はさらに関心を持った。ジュディとポールは同じ部屋で寝ている。空気に有害物質が含まれていたなら、ふたりとも同じ症状を呈すると考えるのが合理的ではないだろうか。

ポールの担当医が命じた検査の進展について聞くにつれ、カーはしだいに暗い疑いを抱きはじめた。ウッズ家から殺虫剤は見つからず、ジュディの血中からも検出されなかった。昆虫学者のチームが近辺で虫の死骸を集めて調べたが、通常と異なる毒物は発見されなかった。家の配管から一酸化炭素などのガスも漏れておらず、環境が原因であるという可能性は薄れつつあった。

カーはその謎にとりつかれた。マーサの死んだ三人の実子について調べた。ジュディのもとを毎日訪れた。マーサのありえないほど悲劇的な妊娠歴についてもくわしく調べた。多くの検査をおこない、多くの質問をした。暇さえあればジュディのことを考えた。夜も眠れなくなった。先輩医師たちは若いカーの情熱を笑い、乳児の突然死にそんなにこだわるのは時間の無駄だと言った。だが、子供たちの呼吸が止まった原因がはっきりしないかぎり、ジュディを家に帰すのは安全と思えない。カーはその幼い女の子をある種の保護措置として病院に置いておいた。

カーの胸がうずいた。

若い小児科医は恐ろしい説を児童福祉機関に持ちかけた。ジュディとポールの病歴、およびマーサ自身の言葉から、殺虫剤よりもさらにぞっとする原因が示唆されると。

とうとう、カーは面談でハリーとマーサに自らの疑いを投げかけた。言いにくい疑念を口にすると、夫妻はすべてを否定し、怒って反論した。「草を高く茂らせればいい。俺たちが刈りとってやる」とハリーが怒鳴り、カーはそれが脅しではないかと怖くなった。

ジュディが入院して十日後、児童福祉機関の職員がひそかにジュディをジョンズ・ホプキンズから退院させて連れ去った。病室にやってきたマーサは、ジュディがいないのを知ると、嘆きのあまり倒れてしまった。二度とジュディに会えないのがわかっていたからだ。

ハリーとマーサはポールに会うことも禁じられた。

ポールはさらに衰弱が進み、もはや機械でかろうじて生かされている状態だった。小さな手足が痙攣し、呼吸困難に陥ったため、医師たちは喉に穴をあけた。高熱が続き、脳へのダメージも蓄積した。

二日後の一九六九年九月二十一日の日曜日、昏睡状態で病院に運ばれてひと月後、生後七カ月と十二日のポール・デイヴィッド・ウッズが死亡した。

若いドクター・ダグラス・カーは、しばらくつきまとって離れなかった暗い想像がさらに暗いものになろうとは知るよしもなかった。

月曜日の朝、私がボルティモア中心部の検死局に到着すると、ポールがそこで待っていた。

その前夜にモルグに運ばれてきたポールは、蛍光灯の明かりに煌々《こうこう》と照らされて解剖台の上に横たわっていた。

赤ん坊の死体を見るのははじめてではなかった。ボルティモアでフェローシップを開始する前に、すでに百例を超える検死解剖を経験していたからだ。悲しみや怒りは感じなかった。信条と訓練が守ってくれた。トレーにのせられているのは、人ではなく死体だ。抜け殻だ。人は、その魂は、もはやそこにはない。

このケースでは、ジョンズ・ホプキンズ病院の小児科医が虐待を疑っていたのは知っていた。その母親の複数の子供が過去に不審な状況で死亡しているのも知っていた。殺虫剤が原因という説についても知っていた。その幼い男の子が不可解な呼吸困難の発作で何度も入院しているのも知っていた。その姉も同じような発作を起こしたことがあるのも知っていた。この男の子自身に語ってもらうときだ。

私は数時間かけ、ポールの外側と内側をじっくり調べた。彼の身長は六十九センチ、体重は六千八百グラムだった。外から見て身体的虐待の痕跡は認められなかったが、最後の入院の際にほどこされた痛々しい処置の跡が残っていた。目に濁りはなく、鼻や喉が詰まってもいなかった。そこにいるのは発達状態も栄養状態も良好な生後七カ月の男の子だった。最初の歯はまだ生えていなかった。

次に、ポールの臓器を順番に取りだし、ひとつずつよく調べたあと、顕微鏡で組織を見るためのスライドをつくった。私はとくに脳と肺に関心があった。それらが彼の問題を明らかにしてくれると思ったからだが、それ以外のあらゆる部分についても、我々が普段ほかの人を決して見ない（または見たくない）ような方法でじっくり見た。ポールは感染症にかかっておらず、毒物中毒の症状もなく、心臓にも問題はなかった。

ポールが繰りかえし呼吸困難の発作を起こしたことの説明がつくようなものは何も見つからなかった。まったく何も。アレルギーもない。乳児の突然死は生後三カ月から四カ月がもっとも多いが、ポールはそれよりも大きい。彼の症状の発現や経過は、私の知るどんな病気のものとも一致しない。ポールの死は謎だった。とにかく、多くの医師が診てもどこも悪いところが見つからなかったのだ。自分で死ぬまで息を止めることなど誰にもできないし、まして乳児にできるはずもない。

だが、ポールは死んだ。その理由を突きとめるのが私の仕事だ。

彼の脳はひと月ほど前にすでに死んでいた。酸素が絶たれたためだ。脳の損傷は最後の入院時——最後の呼吸困難の発作が起きたときに生じたものだった。ポールはジョンズ・ホプキンズに到着する前にもう死んでいたが、それから一カ月のあいだ、蘇生処置でよみがえった心臓は打ちつづけ、肺は呼吸を続けた。だが日がたつとともに、脳に制御される一定の機能が止まった。肺に水がたまり、血がほかの臓器にたまり、そして三十二日目に彼は死亡した。

ポール・デイヴィッド・ウッズの死因は脳死にともなう気管支肺炎だった。

マーサ・ウッズの周囲で過去にも複数の乳幼児が死亡していること、そしてポールの症状が、故意に一時的に窒息させられた（なんの跡も手がかりも残らない形で）ものとして矛盾《むじゅん》しないことから、私は死の種別について当時としてはまれな結論を下した。それは私の上司であり、当時もっとも尊敬される検死医のひとりだったドクター・ラッセル・フィッシャーにも支持された。

〝本件では他殺の可能性を真剣に考慮すべきであると提言する〟と検死報告書には記された。ポール・ウッズは、おそらくは家族の誰かによって殺害されたものと私は考えた。しかし、この幼い男の子の死により、あれほど重大かつ非道な犯罪が白日のもとにさらされることになるとは知るよしもなかった。

数日後、ポール・ウッズはアバディーンに近いハーフォード墓地の西地区に位置する乳幼児用区画に埋葬された。小さな棺が土の中におろされるのを、ハリーとマーサ、そしてマーサの姉妹のうちのひとりが見守った。ほかには誰も来なかった。州が費用を支払ったハート形の墓標には、ポールの名前と死亡の日付だけが刻まれていた。ほかに何を書けばいいというのだろう。

まもなくジュディ・ウッズは愛情深いモルモン教徒の家庭に引きとられ、呼吸困難の発作はぴたりと止まった。

だが、疑惑がおさまることはなかった。しかし、この事件がどれほど大きくなるかはまだ誰も知らなかった。ポールが殺されたとすれば、軍の駐屯地内で起こった事件であるので、ＦＢＩが捜査にあたることになった。だが初期の段階では、誰かがひとりの赤ん坊を殺したという悲劇的ながら単純な事件でしかなかった。

ところが、単純なままでは終わらなかった。ポールを殺した犯人は大きなミスをおかした。ポールは脳への酸素供給が途切れたために死亡した。つまり窒息死させられたのだ。ポールへのこの暴行がおこなわれた際、脳の酸素の欠乏によって脳死が引き起こされた。この暴行は、国有地内で民間人（ポール）に対してなされたため、捜査はFBIの管轄だった。そしてFBIには、徹底した捜査をおこなうに充分な時間と資金があった。

FBI捜査官が調べれば調べるほど、事件はより陰惨かつ異常な様相を呈していった。彼らは田舎町の裁判所から二十年以上も前の埃をかぶった記録を掘り起こし、家族や親戚の記憶を掘りさげ、あちこちの友人や隣人に話を聞き、アメリカじゅうを東奔西走して手がかりを追った。すると恐ろしい絵が浮かびあがってきた。虐待の疑いとして始まったものが、またたく間に殺人の大きな可能性となっていった。

そしてすべての証拠が、ひとりの女性を指し示していた。ただひたすら、いい母親だと誰からも思われたかった女性、マーサ・ウッズを。

マーサは一九二九年四月二十日、ウィリアム・スチュワートと妻リリー・メイの十三人の子供の十番目として自宅で生まれた。ウィリアムはトラック運転手で、リリー・メイは多産の主婦だった。大恐慌の直前に生まれたマーサは、2LDKで月十五ドルの貸家に家族十七人が暮らす家で育った。中学の途中で学校には行かなくなり、食堂や洗濯屋や靴工場などで働いたが、どれも長続きはしなかった。

一九四五年の感謝祭の直前、マーサ・スチュワートはわずか十六歳で、近所の少年とのあいだの子供を妊娠した。喜びはなかった。高校でダンスをしたりボーイフレンドとデートをしているべき年ごろに、無職の未婚の母になろうとしていたのだから。

予定日より一カ月早くマーサは出産した。早産だったため、生まれた男の子は千八百グラム余りしかなかった。息子にはふたりの兄の名前をとってチャールズ・ルイス・スチュワートと名づけた。兄のうちひとりは第二次世界大戦末期にドイツのモーゼル川で溺死していた。だが、生まれた子はただマイキーと呼ばれていた。

マイキーは十一日間病院の保育器にいたが、ようやく退院したあとも順調にはいかなかった。マイキーはマーサとその姉、甥、幼いきょうだいたちとともに二階の部屋に寝ていた。マーサが言うには、マイキーはほとんど母乳を飲まず、飲んでも吐いてしまった。マーサの母親は一時、目薬の容器でマイキーにミルクを飲ませていたが、あまり効果はなかった。

そしてある日、マーサが抱いているときに突然マイキーの呼吸が止まり、顔が青くなった。マーサの両親はあわてて母子をコロンバスの小児科医院に連れていった。医師はマイキーがひどい栄養失調だと診断し、入院させた。七日間でマイキーは見違えるほど元気になり、五百グラムも体重が増えた。そこでビタミン剤と粉ミルクを与えられて家に帰された。

二日後の八月二十三日、マイキーは死んだ。あっけなく。居間のカウチに寝かされていたところ、突然呼吸が止まって蒼白になった。救急車が家に到着したときにはもう手遅れだった。

検死官がやってきて、マイキーの遺体を黒い医療鞄に入れて持ち帰った。

解剖はおこなわれず、マイキーの死亡診断書には〝胸腺肥大〟（一九四〇年代に赤ん坊の死因として多用された診断）と〝胸腺リンパ体質〟（乳児の突然死を仰々しく言っただけで、なんの意味もなく、実質的に医師が肩をすくめているにすぎない言葉）が死因として記された。

生後わずか一カ月と四日で死亡したマイキーは、コロンバス郊外のウェスリー教会墓地で、名前をもらった戦争の英雄のおじからそう遠くない場所に埋葬された。

それからいくらもしないうちに、その隣には新たな子供の墓穴が掘られることになった。

四カ月後の一九四六年のクリスマス、狭い家に暮らす四人の子供が病気になった。そのうちのひとりが、マーサの三歳の甥ジョニー・ワイズだった。ジョニーは、マーサの姉でやはり十代の未婚の母ベティの息子だった。クリスマスの日に外の雪の中で遊んでいた翌日、いつもは元気で機嫌のいいジョニーが頭痛と喉の痛みを訴えた。

その夜、ベティがシャワーを浴びているあいだ、マーサはジョニーを二階の自分のベッドで寝かせていた。数分後、ベティがぐったりしたジョニーを抱いて、叫びながら階段を駆けおりてきた。ジョニーは呼吸が止まり、蒼白になっていた。救急車が到着したときにはもう手遅れだったが、ジフテリアの流行を恐れた保健当局により、家は三日間隔離措置となった。ジフテリアは感染力の強い上気道感染症で、一九四〇年代には珍しくなりつつあった。四日目に隔離措置が解かれると、家族はウェスリー教会墓地の凍った地面を掘り、亡きいとこマイキーの隣にジョニーを埋葬した。

解剖がおこなわれたものの、ジフテリアの診断に必要なジョニーの首や喉の気管が取りだされて調べられることはなかった。かわりに、解剖所見とはまったく無関係に、ほかの家族がかかっていたことだけを根拠に死亡診断書の死因はジフテリアとされた。

一九四七年のはじめ、十七歳のマーサは文書偽造の罪で逮捕され、一年間少年院に入れられた。一九四八年に出所すると、しばらくウェイトレスをしていたが、女友達から二十二歳のスタンリー・ヒューストンという肉体労働者を紹介される。数カ月後にマーサはふたたび妊娠したため、一九四九年一月にあわてて式を挙げ、スタンリーと結婚する。以後、夫とともにアパートメントや貸家を転々としたのがたたったのか、不幸にも十回の流産（マーサ自身の勘定によれば）のうち一回目を経験する。

だが、マーサはまもなくまた妊娠する。メアリー・エリザベス・ヒューストンは一九五〇年六月二十八日に早産で生まれ、三週間病院ですごしたあと、退院の許可がおりる。マーサは新しいわが家である、四十五平米の平屋建ての貸家に娘を連れて帰る。一週間後、生後一カ月のメアリーの呼吸が突然止まり、蒼白になる。マーサがあわてて病院へ連れていくが、どこも悪いところは見つからず、医師は二日間様子を見たあとメアリーを退院させる。

八日後、メアリーはまた病院にかつぎこまれる。マーサが抱いてあやしていたところ、どういうわけか突然メアリーの呼吸が止まり、蒼白になったのだ。マーサは人工呼吸で娘の息を吹きかえさせたが、医師には呼吸が止まった原因がとんとわからなかった。髄液を検査したり、髪の毛を剃って頭皮に針を刺したりしたものの、何も見つからなかった。三日間様子を観察したが、メアリーに病気の徴候は何も見られなかった。結局、医師は詳細不明の呼吸器感染が原因だとして、赤ん坊を家に帰した。

八月二十五日の朝――前回の入院から二週間足らず――またマーサの腕の中でメアリーの呼吸が止まり、蒼白になった。マーサは今度も人工呼吸で娘の息を吹きかえさせ、病院に連れていった。医師は今度も赤ん坊が元気で活発だとして退院させた。

同じ日の午後、マーサはメアリーを風呂に入れ、ミルクを飲ませたあと、昼寝をさせようとベビーベッドに寝かせた。数分後にメアリーの呼吸が止まり、蒼白になった。救急救命室に運びこまれたときには、メアリーは死んでいた。わずか一カ月と二十七日の命で、その大半を病院のベッドですごした人生だった。

メアリー・エリザベス・ヒューストンは、父親の故郷に近いオハイオ州ヴィントン郡の墓地、ビーンヒル霊園のまだ大半が空いていた一家用区画に埋葬された。解剖はおこなわれず、死亡診断書には、見つかってもいない粘液栓を喉に詰まらせたためと記されていた。

二回目の流産をはさみ、十七カ月後の一九五二年一月二十二日、キャロル・アン・ヒューストンが誕生する。妊娠期間は平穏無事にとはいかず、マーサはわずか七カ月で帝王切開により赤ん坊を出産する。生まれたとき千八百グラムほどしかなかったため、約三週間病院ですごしたあと、キャロル・アンはコロンバスの西のウェストジェファーソンという小さな町に新たに借りた家に帰る。マーサはキャロル・アンの入院中、ほぼ毎日病院を訪れていた。マーサの子としてははじめて、赤ん坊は彼女の世話のもとで数カ月元気にすごす。だが、それも長くは続かなかった。

五月、キャロル・アンはしつこい風邪をひき、咳がなかなかおさまらなかった。五月十二日の朝、地元の病院の医師が診察が始まる前に家に来て、ペニシリンを注射した。

その一時間後に赤ん坊は死んだ。マーサによれば、キャロル・アンは呼吸が止まって蒼白になった。救急車が到着する前にもう死んでいた。

マーサの話をもとに、医師は解剖をおこなうことなく死亡診断書にサインした。死因は喉頭蓋炎とした。喉頭蓋――気管に蓋をする小さな軟骨とそのまわりの組織――が炎症により腫《は》れて、肺への空気の流れが遮断されて起こる危険な症状だ。医師はのちに、自分でそのような症状を確認したわけではなく、マーサから聞いた話だけをもとに判断したと認めている。

キャロル・アンは三カ月と二十一日生きた。マーサが産んだ三人の実子の中では最長だった。キャロル・アンはビーンヒル霊園の亡き姉の隣に埋葬され、今ではひとつの墓標を分けあっている。

マーサはひどい鬱《うつ》状態になり、自殺を図った。十二月はじめのある朝、スタンリーが仕事に出かけたあと、マーサはクローゼットから夫の銃を取りだした。選んだ銃が一風変わっていて、二本の銃身の一方からは二二口径の銃弾が、もう一方からは四一〇ゲージの散弾が発射される上下二連式の散弾銃だった。どちらを撃つかは、小さなボタンを押して切り替えるようになっていた。

マーサはベッドに横たわり、胸に向けて銃をかまえて引き金を引いた。銃が火を噴いたが、奇跡的にマーサはまだ生きており、二二口径の銃弾が左肩をかすめただけだった。マーサは泣き叫んで外に飛びだし、隣人が病院に運んだ。医師は火薬で火傷《やけど》を負った皮膚を消毒し、表面の浅い傷に包帯を巻いただけだった。マーサが医師に語ったところによれば、銃の安全ボタンを押したつもりが、実際は散弾から二二口径の銃弾に切り替えていたという。スタンリーは妻がおかしくなったと心配し、救急救命室から直接コロンバス州立精神病院に連れていって、強制的に二カ月近く入院させた。

一九五三年春に精神病院を退院後、ひとりで家にいるマーサにはすることが必要だった。そこでコロンバス州立養護学校（〝精神薄弱児童向け施設〟から名称が変更されたばかりだった）の職員として働きはじめた。マーサはそこで週五日、一日八時間、六歳から九歳の知的障害のある子供の世話をした。マーサのような経験豊富な母親にはうってつけの仕事だった。

ある日、マーサが知的障害のある男の子を膝にのせてあやしていると、その子が突然てんかんの発作を起こした。男の子が舌を呑みこまないよう口に手を入れると、マーサは指を嚙まれた。その後、男の子は急に息をしなくなり、蒼白になった。上司はマーサが男の子の命を救ったと称賛した。

別のときには、マーサが面倒を見ていた子供のひとりが気絶して担架で運ばれた。意識を失い、呼吸が止まり、口と鼻のまわりが青紫色になっていた。マーサがそばにいてその子は幸運だった。
それもとくに問題になることなく日々は過ぎていった。そこはさまざまなことが起きる施設であり、子供たちに何かおかしなことがあったとしても、誰もたいして気にとめなかったのだ。

一九五四年六月、スタンリーが徴兵されて陸軍に入隊した。彼がその秋にドイツに送られるころには、結婚生活は風前のともしびとなっていた。

二十五歳になったマーサは、しばらくヴィントン郡の義理の両親の農家に身を寄せていた。ひとりで家にいたとき、マーサは家畜小屋から煙があがっているのを見て急いで駆けつけ、中にいた家畜をみな助けだした。その直後、家畜小屋は焼け落ちた。

義理の両親はマーサを勇敢なヒロインと褒めたたえたが、まもなく彼女はコロンバスの両親の家に戻った。一九五六年八月に離婚が成立すると、マーサは小さな長屋を借りて、未婚の十代の妹マーガレットとそこに住んだ。マーガレットにもすでにふたりの子供がいた。幼児のローラ・ジーンと生まれたばかりのポール・スタンリーだ。

ある日、幼いポールの呼吸が突然止まり、蒼白になった。マーガレットは半狂乱で恋人のハリー・ウッズに電話した。若い自動車整備工のハリーはまもなく陸軍に入隊することになっていた。ハリーは全員を車に乗せて病院に急いだが、マーサは道中ずっと、もっと急いでと叫んでいた。

救急救命室で、看護師は壁にとりつけられた酸素ホースの隣の台に息も絶えのポールをすわらせたものの、赤ん坊に合うサイズの酸素マスクが見つからなかった。看護師がマスクを探しに出ていったあと、マーサは紙コップをとって、その底に鋏で穴をあけ、酸素の管を差しこんだ。急ごしらえの酸素マスクをポールの鼻と口にあてると、すぐに呼吸が楽になった。またも機転のきくマーサが危機を回避して赤ん坊の命を救ったのだ。

マーサはその後、妹の恋人のハリー・ウッズも奪うことになった。ふたりはその年のうちに付きあいはじめたが、まもなくハリーは二年間朝鮮半島に送られた。

一九五八年五月には、マーサは簡易アパートメントにひとりで住み、キッチン脇のソファベッドで眠っていた。当時、マーサの収入は月百八ドルだけだった。養護学校で頭に怪我を負い、働けなくなったために労働災害補償金として支払われていたものだ。マーサはひどい頭痛に悩まされ、日に二十回も意識が飛ぶ発作が起きると医師に話したため、てんかんと診断された（一九五九年にオハイオ州からマーサに一時金として二千八百ドルが支払われると、こうした症状は魔法のように消え失せた）。

きょうだい思いのマーサは、無職だった弟のポール・スチュワートとその妻、そして一歳二カ月の娘リリー・マリーを呼び寄せ、ポールに仕事が見つかるまで一緒に住まわせてやることにした。一間のアパートメントに四人で住むのはとても窮屈だったが、ポールの家族はマーサのソファベッドで眠り、マーサは朝食コーナーに置いた借りものの簡易ベッドで眠った。

五月十八日はみな早く床についた。午前零時前、マーサがトイレに行くために起きると、暗い部屋で誰かが息を詰まらせたような音が聞こえた。リリー・マリーだった。マーサは大声をあげた。

リリー・マリーの両親が驚いて起きると、マーサが暗い中でぐったりした娘を抱いていた。マーサはそのまま階段をおりて外に出、二ブロック先の両親の家まで走って救急車を呼んだ。だが、間にあわなかった。リリー・マリー・スチュワートは数分間呼吸しておらず、顔面蒼白になっていた。救急隊が到着したとき、彼女は死んでいた。

解剖はおこなわれず、医師はリリー・マリーの謎の突然死の原因を急性肺炎としたが、実際にはそのような証拠はなかった。

リリー・マリーは、きわめてよく似た状況で死亡したいとこのマイキーとジョニーの隣に埋葬された。ウェスリー教会墓地の一家用区画は小さな墓で埋まりつつあった。

すべては痛ましい偶然だと家族は言った。

赤ん坊が突然死する家系なのだろうと家族は言った。

そして、かわいそうなマーサはその赤ん坊たちを救うために勇敢に闘ったのだと家族は言った。


数年間の交際をへて、マーサとハリーは一九六二年四月十四日、マーサの母親の通っていたコロンバスの教会の牧師館で結婚式を挙げた。マーサの三十三歳の誕生日の一週間前だった。ふたりはしばらくマーサの両親の家に住んだあと、ハリーが韓国に一年間赴任した。そして一九六四年はじめ、ハリーはアメリカに戻ってコロラド州フォート・カーソンに配属された。夫婦は近くのコロラド・スプリングスのこぢんまりした平屋の家を借りた。両隣にはハリーの同僚が住んでいた。

マーサはほかの若い軍人の妻たちとすぐに仲よくなった。まだ引っ越し荷物も片づかないうちに、ウッズ家の裏の家に住んでいた陸軍の整備士の妻から、仕事中子供を見ていてくれないかと頼まれた。マーサは喜んで引き受けた。

冬のコロラドにしては季節はずれに暖かい一月十日、マーラン・ラッシュはまだ一歳だった。マーサとふたりで家にいたとき、突然マーランの呼吸が止まって意識がなくなり、蒼白になった。

マーサはマーランに人工呼吸をほどこし、近くの陸軍病院にかつぎこんだ。病院に着いたときには意識は戻っていたが、元気がなかった。医師たちは五日間にわたってさまざまな検査をした。髄液や血液、尿を調べ、頭部と胸部のレントゲンをとり、脳波の検査もしたが、何も異常は見つからなかった。結局、呼吸停止の原因をてんかん性発作と診断してマーランを家に帰した。

数カ月後の五月三日にまた同じことが起こった。このときは、マーサいわく、幼いマーランが意識を失って庭に倒れているのを発見した。マーランは熱っぽく、痙攣し、息が止まって青ざめていた。マーサは今度も人工呼吸をほどこし、急いで病院に運んだ。男の子はまた四日かけて検査されたが、何も異常は見つからなかった。途方にくれた医師たちはまたも、〝急性咽頭炎発作〟という曖昧な診断を下してマーランを家に帰した。

五月七日にマーランが退院して家に帰ると、母親はまた息子をマーサに預けて仕事に出かけた。マーランは母親が行ってしまうのを見て激しく泣いたが、マーサはそのうち泣き疲れて眠るだろうとベビーベッドに寝かせたままにしておいた。するとわずか数分後、喉がごぼごぼと鳴る音がして、マーランが背中を反らし、息を詰まらせて、顔面蒼白になっていた。人工呼吸を試みたがうまくいかなかった。小さなマーラン・ラッシュは、マーサの腕の中でわずか一年六カ月の生涯を閉じた。

マーランの解剖所見には〝突然死、原因不明〟とだけ書かれていた。数日後、マーランがエヴァーグリーン墓地に埋葬されたとき、マーサはわが子を亡くした母親のそばに律儀に付き添っていた。

ハリーが一九六五年にベトナムに送られると、マーサは未亡人となった病気の母親の世話をするためにコロンバスに戻った。一九六六年、マーサの母親が死に、ハリーが戦地から帰還したので、夫婦はフォート・カーソンに戻り、巡り巡ってマーラン・ラッシュが死亡した家に住むことになった。

夫婦には新しい隣人ができた。やはりハリーと同じ陸軍勤めのトーマス夫妻とそのふたりの子供だ。ある日、親切なマーサが夫妻の一歳六カ月の息子エディの子守りをしているとき、エディがベビーベッドで喉を詰まらせて顔面蒼白になった。マーサは家の前庭で大きな粘液栓を喉から取り除いてエディの息を吹きかえさせ、病院に運んだ。その後、マーサはエディの母親に、庭に落ちた粘液栓の現物を見せると言ったが、見つからなかった。きっと犬が食べてしまったんだろうとマーサは言った。

エディは助かり、マーサはその後も一年近くにわたってエディともうひとりの子供の面倒を見ていたが、やがてハリーとマーサは養子を引きとりたいと申しこんだ。自分たちの子供を持ちたいという夫婦の夢がかなったのは一九六七年七月のことだった。デンヴァーに住む十代の未婚の少女が産んだ生後五日の女の子が夫婦のところへやってきた。その子はジュディ・リンと名づけられた。

ジュディは最初から、風邪や感染症、呼吸困難などで陸軍病院を出たり入ったりしていた。十二月、五カ月のジュディはベビーベッドで意識を失い、顔面蒼白になったため、一週間入院した。三月にも同じことがあった。二度も。

同じころ、ウッズ家にはほかにも奇妙なことが起こっている。家が二度火事になったが、二度ともマーサがジュディを救った。それから、ハリーが仕事に出かけたあと、おかしな女からほぼ毎日のように電話がかかってくるようになった。女はジュディをよこせ、さもなければ死ねと言った。マーサはその恐ろしい電話のことを憲兵《ミリタリー・ポリス》と警察に通報したが、それは数カ月にわたって続いた。

ある日、マーサがジュディと家にいたところ、恐ろしげな男が居間の窓の外にあらわれた。男はジュディをよこせと言い、マーサを脅した。マーサは夫の拳銃で網戸ごしに男を撃った。マーサがのちに警察に語ったところによると、男は怪我をして逃げていき、女が運転する車に乗って走り去ったという。

そのできごとに動揺したハリーとマーサは、ジュディを奪おうとしているおかしな連中の手の届かないコロラド州外への異動願いを陸軍に出した。陸軍はそれを聞きいれ、一家をフォート・カーソンから、アバディーン性能試験場の陸軍住宅に移した。

しかし無駄だった。数日後にはまた電話がかかってくるようになった。やがて、マーサの話では、コロラドで撃って怪我をさせた男がアバディーンの家に来て、ジュディをよこせと要求した。彼女は今度も男を追いはらい——またもジュディの命を救い——そしてまたもそのできごとを憲兵に通報した。

今度は、犯人を捕まえるために電話に〝罠〟をしかけた、と憲兵の捜査員はマーサに言った。すると電話も恐ろしい訪問もぴたりとやんだ。憲兵はのちに、マーサの家の電話を実際に盗聴したことはないと認めている。

脅迫がおさまったため、ハリーとマーサはふたりめの養子を引きとろうと考えた。郡の斡旋機関に申しこみ、面接を受け、マーサが三人の実子を亡くしていることも話した。

だが、それ以外はすべて伏せていた。ジョニー・ワイズのことも。リリー・マリー・スチュワートのことも。マーラン・ラッシュのことも。エディ・トーマスのことも。ふたりの知的障害児のことも。ジュディの発作のことも。火事のことも。謎の脅迫電話の主のことも。

そしてもちろん、マーサ・ウッズの手の届くところにいて、急に呼吸が止まり、顔面蒼白になった子供がいったい何人いたかということも。

グロテスクだがきわめて単純な計算の答え——二十三年間に、マーサが面倒を見ていた子供のうち少なくとも七人が死に、少なくとも五人が危険な呼吸困難の発作を起こしていた。それぞれ両親も違うし、住んでいる場所も違うし、生育歴も違うのに、死亡の際の状況は奇妙なほど似かよっていた。そしてひとりの人物がつねにそこに居合わせた。マーサ・ウッズだ。

ＦＢＩはもう充分だと判断した。ポール・ウッズの死から一年以上がたった一九七〇年十一月、マーサ・ウッズは連邦裁判所の大陪審により、ポールに対する第一級殺人とジュディに対する殺人未遂を含む十一件の罪で起訴された。

マーサはすべてについて無罪を主張した。

この事件の担当となったのは、メリーランド大学のロースクールを出てまだ二年にもならない若い連邦検事補のチャールズ・バーンスタインだった。判事の下で事務員として働きながら夜学に通っていたという苦労人の若者だ。

バーンスタインから電話をもらうまで、私はポール・ウッズのことを忘れていた。事件の捜査が進められていたことも知らなかったし、母親が彼を殺した最重要容疑者となっていることも知らなかった。当時、私はボルティモアでのフェローシップを終え、アメリカ陸軍の少佐となっていた。アメリカ軍全体の戦闘による致命傷について研究する軍病理学研究所——ベトナム戦争は下火になりつつあったものの、そこはまだ充分に忙しかった——で創傷弾道学部門の新たな主任になる予定だった。

ポールを解剖したとき、彼が殺された可能性は七十五パーセント程度だと思った。高い確率だが、陪審が容疑者を無罪にするだけの合理的疑いは充分にあった。

ジュディのくわしい病歴に目を通したとき、私の確信の度合いは九十五パーセントにあがった。ほぼ確実だが、まだ法的には多少の疑いの余地があった。

しかし、過去二十三年間にマーサの周囲で死亡した乳幼児の数と、その死亡の状況を見たとき、もはや疑いは消えた。マーサ・ウッズがこれらの子供たちを殺したと確信した。

マーサ・ウッズ事件のファイルがバーンスタインのデスクにのせられた時点で、連邦法廷での殺人事件の裁判というのはまれだった。正直なところ、マーサは完全にいかれていて、まっすぐセント・エリザベス精神病院のクッション張りの部屋行きになるだろうと彼は思っていた。だが、ポールとジュディの入院中にマーサを診察したウォルター・リード医療センターの精神科医は、いっさいの精神異常の痕跡を認めなかった。むしろ、マーサはこれ以上ないほど正気であり、ジュディを家に帰さないためには別の理由を見つけなければならないとドクター・カーに告げていた。

にもかかわらず、裁判ではマーサの精神状態が焦点として争われた。裁判所が任命したマーサの弁護士は、一風変わった弁護を展開した。マーサはポールを（あるいはそれ以外のどの子供も）殺していないが、もし殺したとしたら心神喪失の状態にあったと主張したのだ。

バーンスタインの主張もまた一風変わっていた。ポールの死は、それだけでは殺人と証明できないし、ほかの六人の子供の死のいずれも、個別には殺人と証明することはできない。二十年以上の期間にまたがるこれらの不可解な死の数々をあわせて考えてはじめて、不吉なパターンが浮かびあがる。そのときこそ、マーサ・ウッズの真の罪が見えてくるのだと。

問題は、イギリスのコモンロー以来の原則として、〝過去の悪行〟を裁判における被告人の有罪の証拠とすることが禁じられている点だった。マーサが面倒を見ていたほかの子供たちが同じような状況で死亡している事実は――とくにマーサが過去にそれらの死の責任を問われていないなら――彼女がポールを殺した証拠として用いることはできないのだ。

バーンスタインにとっては厳しい闘いだった。彼は殺人事件の裁判を担当したことがなかった。マーサの弁護人は、ロバート・カーヒルという頭が切れて弁も立つベテラン弁護士だった。被告人はとても殺人犯には見えない、小さな声でそっと話す、いかにもいい母親らしい小柄な女性だった。バーンスタインの重要証人は若い小児科医と若い検死医で、どちらも仕事を始めて間もなかった。そしてアメリカの法制におけるもっとも強固な原則のひとつが、有罪判決の前に立ちはだかっていた。

バーンスタインは死刑を求刑しなかった。それが判断に迷う陪審員たちにとって、最後の乗り越えがたいハードルとなることを恐れたためだ。マーサの前に待ち受けているのはもっとも重いものでも終身刑となった。

大きな賭けだった。マーサが心神喪失を理由に無罪となれば、そのまま自由の身となる。当時の連邦法には、精神の異常によって罪をおかした者を入院させる規定はなかったのだ。ただたんに、おかした罪の責任を問われないだけだった。

だが、マーサは無罪を主張するとともに、精神に異常をきたしてもいないと主張した。彼女は法廷に立つ日を待ち望んでいた。自分は人殺しではなく英雄であると友人や親戚たちを何度も納得させてきたように、陪審員にも自分の無実を納得してもらえると信じていたのだ。

一九七二年二月十四日のバレンタインデーに裁判が始まった。連邦地裁判事のフランク・A・カウフマンは、男性四人と女性八人からなる陪審に対して、この事件の裁判は三週間ほどで結審する予定だと告げた。裁判長が話しているあいだ、マーサは質素な布のコートのボタンをいじっていた。隣には愛妻家のハリーが付き添っていた。続く裁判のあいだずっと、ハリーは早朝に勤務したあとボルティモアまで駆けつけ、毎回被告人席のマーサの隣にすわっていた。

まず、ジュディ・ウッズを引きとったモルモン教徒の家庭の母親が、ジュディは家に来てから一度も呼吸困難の発作を起こしておらず、元気で健康そのものだと証言した（法廷の外で彼女がバーンスタインに語ったところによれば、幼いジュディは一度、泣いている赤ん坊を静かにさせようとして、その鼻をつまみ、口を閉じさせて押さえつけたことがあったという。小さな子供がどこでそんなことをおぼえたのだろう）。

続いて証言台に立った証人たちが、一九四六年のマイキーから一九六九年のポールまでのぞっとするような死者の数をつなぎあわせていった。聞き慣れない医学用語が飛びかう中で、たとえ言葉の意味がわからなくても、陪審員たちはそれが不幸な事故の連鎖ではないと心の底でわかっていた。彼らは自問せざるをえなかった。突然息をしなくなって顔面蒼白になる赤ん坊を何人見たことがあるだろう、目の前で死ぬ赤ん坊を何人見たことがあるだろう、そのうち何人を自分の腕に抱いていただろうと。

殺虫剤が原因だとする弁護側の主張もすぐに崩れた。私を含む複数の専門家が、ポール（あるいはジュディ）が毒物中毒だった証拠はないと証言したからだ。

それらの恐ろしいできごとが起こったかもしれないとき（ただし、それらの恐ろしいできごとが実際に起こったと認めているわけではない）、マーサはてんかん性発作に襲われていた、という弁護人の説にもとづく心神喪失の主張は、ほかならぬマーサ自身によって妨害された。彼女は、自分はてんかんではないと思うと述べ、精神異常については激しく否定した。

ふたりの精神科医、ふたりの心理学者、ふたりの神経科医らも彼女に同意した。

マーサを診察した精神科医のひとりは次のように述べている。「決定的なテーマのひとつは、彼女がいい母親であることを著しく重要視していることである。その役割が彼女のアイデンティティのかなりの部分を構成しているように思える。彼女にとって、いい母親であるということは、自分に完全に依存している子供に対して過保護に接することであるようだ（中略）彼女は、子供がたとえば助けなしで寝がえりを打てるようになるといった、ごくごく初期の自立の兆候を見せた際に心の痛みを感じたと説明している」

マーサは赤ん坊が彼女を必要としない最初の兆候を見せたから窒息させたのか、あるいはたんに殺しやすかったからなのか。赤ん坊は当然ながら反撃しないし、裁判で証言もしない。殺すのは簡単で痕跡も残らない。だが、彼女の動機ははっきりしないままだった。

私は一週間にわたり証言した。ポールの解剖について、それが他殺であると今やほぼ確信していることについて、ほかの子供の事件について、およびひとつの家庭で複数の赤ん坊が突然死する医学上の可能性の低さについて（〝乳幼児突然死症候群〟という言葉は当時まだできたばかりで広く使われてはいなかった）。

マーサの弁護人は私の意見に異議を唱え、一九四九年から一九六八年のあいだに十人の子供のうち八人を原因不明の突然死により失った（残りのふたりの子供も病死した）フィラデルフィアの家族の話を例に挙げた。ノエ家の尋常ならざる悲劇は一九六三年のライフ誌にも取りあげられ、一家の妻マリー・ノエは記事の中で〝アメリカ一多くのわが子に先立たれた母親〟と呼ばれていた。当時はまだ、誰もノエ家の黒い秘密について知らなかったのだ。

一番の注目の証人はマーサ本人だった。彼女は一週間にわたり証言台に立った。並はずれた記憶力でもって、日付や場所、住所、名前をこと細かに挙げながら、彼女は自分の人生、愛、家庭、仕事、病気、給与、かわした会話や目のあたりにした死について述べ、検事と弁護人双方の誤りを訂正することもあった。彼女の声は小さく、裁判官はもっと大きな声で話すよう何度も求めた。証言台では終始落ち着いていて、ポールやジュディの話をする際にはしばしばハンカチで目もとを押さえていた。

親類や友人、さらには夫による、彼女の主張に反するような不利な証言に対しては、マーサはあの小さな落ち着いた声で、相手の記憶違いだと断言した。

ある日の休廷中に、マーサは法廷の外で友人の赤ん坊を抱いてあやしていた。バーンスタインはそのあからさまなパフォーマンスに驚きあきれたが、その時点では無罪と推定されている女性に赤ん坊との接触を禁じることは裁判官にもできなかった。

三十時間以上におよぶ証言のあいだ、マーサ・ウッズはどこからどう見ても正気そのものだった。ただし、バーンスタインは彼女が頭のいい社会病質者《ソシオパス》だという印象を日に日に強めていった。

最大の疑問は宙に浮いたままだった。彼女が子供たちを殺したとすると、動機はいったいなんだったのか。裁判では多くの議論がなされたものの、誰にもわからずじまいだった。

三週間の予定だった裁判は結果的に五カ月にもおよんだ。その間にジュディへの暴行に関する四件の訴因は取りさげられ、評決はポール・ウッズの死をめぐるものだけに絞られた。

最終弁論において、被告人の弁護人カーヒルは、私とドクター・カーを未熟なルーキーだと非難した（もしそれがとがめられなければ、検察官のバーンスタインについても同じことを言っていたかもしれない）。バーンスタインの主張は一から十まで、仮定と憶測と悪しき科学によって立つ〝カードの家〟にすぎないとカーヒルは断じた。

「陪審員のみなさん、私は思うのですが、失礼ながらドクター・ディ・マイオは履歴書にもうひとつ専門を加えるべきでしょう。それは気象学です。だって、彼の意見はまるで天気予報ですから……（マーサが殺した）確率は七十から七十五パーセントです、とは」

検察官のバーンスタインもやりかえし、カーヒルの攻撃に逐一反撃した。それから、五カ月以上にわたって悲しく気の滅入る、悲劇的な、おぞましく気分の悪くなるような、そしてときに喧嘩腰の議論をおこなってきたことについて謝罪した。

「陪審員のみなさん、声に耳を傾けてもらえなかった人々がいます。それは子供たちです。殺された子供たち、まだ話もできないうちに暴行された子供たち……誰がポール・ウッズを代弁するのか。ここに彼のための弁護士はいません。誰がジュディを代弁するのか。誰がチャールズ・スチュワートを代弁するのか。誰がキャロル・アンを、メアリー・エリザベスを、ジョン・ワイズを、リリー・マリーを、マーラン・ラッシュを代弁するのか」バーンスタインは言った。

「みなさんです。あの子たちは裁きを求めています」

陪審は二日近くかけて評決に達した。マーサ・ウッズはすべての訴因について有罪となった。

「私はあの子を傷つけていません」マーサは一カ月後の量刑の言い渡しの際に、涙ながらにそう言った。隣では忠実な夫ハリーが彼女を抱いて支えていた。「あの子がいらなかったなら、そもそも引きとったりしませんでした」

マーサはまた、判事に対して妙な取引を持ちかけた。自分を刑務所に送らず、ジュディを帰してくれるなら、ジュディは自分の弟に預けて育ててもらい、自分はもう子供とかかわらないというのだ。

「もう赤ちゃんに近づきたくありません」彼女は泣きながら言った。「私はこれまでの人生でずっと、ひたすら家族を求めてきました。でももういりません。子供はいりません。子供に近づきたくもありません」

カウフマン判事は、彼女に連邦刑務所での終身刑およびほかの訴因での禁固七十五年を言い渡した。仮釈放は最短でも二〇〇三年とされた。

マーサはそのままオルダーソン連邦刑務所に送られた。ウェストヴァージニア州の風光明媚なアレゲーニー山脈の懐に抱かれた女性専用の軽警備刑務所で、大学キャンパスのような一九二八年開設のこの施設は、二〇〇四年に別のマーサ・スチュワートが入所した際には〝キャンプ・カップケーキ〟と称された。

入所当時四十代のマーサ・ウッズは受刑者の大半より年上だったこともあり、周囲と親しくすることはなかった。服役中のマーサは、刑務官から見て品がよく、協力的で、気にいられたがりで、密告者だった。また実際のものも思いこみも含めて病気や体調不良を訴え、特別待遇を求めることも多かった。

ハリーは妻のそばにいるためにウェストヴァージニア州に引っ越し、一九八〇年に陸軍を退役した。律儀に毎週刑務所を訪れて、食堂で何時間も話しこんでいたという。

一九七五年、ジェラルド・フォード大統領に向けて発砲した暗殺未遂犯サラ・ジェーン・ムーアがオルダーソンに入所してきた。同年配のマーサと彼女はおたがいすぐに距離を縮めた。ムーアが一九七九年に一時脱走して別の刑務所に移されるまで、ふたりは親しくしていた。ムーアは二〇〇七年に釈放された。

「女ばかりの刑務所で赤ん坊殺しときたら、大変な境遇だったわ」とムーアは近年振りかえっている。

マーサの控訴は棄却された。連邦第四巡回控訴裁判所は二対一で、この特異な事件にかぎっては、彼女の〝過去の悪行〟が証拠として認められるという決定を支持した。マーサは諦めなかった。服役して十六年目に、六ページにわたる怒りの手紙を裁判所に送りつけ、自分は〝重大な誤審〟により無実の罪で投獄されたと主張して即時釈放を要求した。彼女は私やほかの〝専門鑑定人とやら〟、政府、自分の弁護士、さらには判事を罵倒し、結局のところどの赤ん坊の死についても、殺人であるとの確たる証拠は示されなかったと主張した。

一九九四年、六十五歳のマーサは心動脈硬化と慢性閉塞性肺疾患を患《わずら》い、フォートワースの医療刑務所であるカースウェル連邦医療センターに移された。医師たちはその後八年間にわたってしばしば悪化する彼女の病状を管理した。

二〇〇二年四月二十日の夜明け前、マーサ・ウッズは医療刑務所のホスピスで息を引きとった。七十三歳だった。

両親や戦死した兄、息子のマイキー、甥のジョニー、姪のリリー・マリーらが眠るウェスリー教会墓地の一家用区画に埋めてほしいというのがマーサの遺志だった。しかし、マーサがそこをいっぱいにするのに手を貸したこともあり、区画にはもう空きがなかったため、ハリーは遺体をウェストヴァージニア州の家に運び、マダムズ・クリークの私営墓地に埋葬した。ハリーはマーサの死後再婚したものの、二〇一三年に死亡すると、正装の軍服をまとった姿で彼女の隣に埋葬された。

ハリーは死ぬまでマーサの無実を信じつづけていた。

大人、とくに親による子供殺しは、我々にとってもっとも理解しがたい犯罪のひとつだ。こうした殺人がおこなわれるのは、かっとなって、あるいは精神に異常をきたしてのことが多い。はっきりした理由もなく、長期にわたって故意に、かつ整然と子供を殺すというのは（ありがたいことに）より珍しい。

ポール・ウッズが窒息死させられた当時、代理ミュンヒハウゼン症候群という診断名はまだなかった（この精神疾患が定義されたのは一九七〇年代後期のことだ）。今日《こんにち》もなおこの疾患への疑いは根強くあり、アメリカ精神医学会の『精神障害の診断と統計マニュアル（ＤＳＭ）』にも項目は立てられていないが、近年の医療文献には全世界で二千件以上の代理ミュンヒハウゼン症候群の例が挙げられている。だが、マーサを診察したセント・エリザベス精神病院の精神科医には仰々《ぎょうぎょう》しい病名は必要なかった。「証言はできませんが、マーサには殺人によって何か得るところがあったんでしょう。彼女は注目されたがっているようなところがありましたから」とその精神科医はバーンスタインにこっそり打ち明けたという。

また、マーサが有罪を宣告された当時には、まだ〝シリアルキラー〟という言葉もなかった（これが広く使われるようになったのは一九八〇年代のことだ）。人殺しの素養というものについて、世間はナイーブだ。殺人犯というのは、ひと目でそうとわかるような悪人だと思われているが、それは違う。マーサ・ウッズは幼い子供をなんの迷いもためらいもなく殺したサイコパスだ。にもかかわらず、アメリカのシリアルキラーのリストに彼女の名前はほとんど挙げられていない。〝サムの息子〟デイヴィッド・バーコウィッツやゲイリー・ハイドニック、エド・ゲイン、ウェストリー・アラン・ダッドらの悪名高きアメリカン・サイコよりも多くの人を殺しているにもかかわらず。

一九七四年、チャールズ・バーンスタインと私は、ジャーナル・オブ・フォレンジック・サイエンス誌にマーサ・ウッズ事件について書いた。〈ある嬰児《えいじ》殺しの事件〉は分水嶺的な記事となり、ひとつの家庭内で複数の乳幼児が突然死するケースへの検死医や検事の見かたを根本から変えさせることとなった。

この事件は医学的および法的な点で重要な意味を持っていた。当時は一般に認識されておらず、したがって起訴もされなかったような珍しいタイプのシリアルキラーが医学および法医学的証拠によってその正体を暴かれたのだ。

マーサ・ウッズ事件以降、検察官と法医学者は新たな手段を手に入れた。この事件が、〝過去の悪行〟に対する法の見かたを変えさせた。とくに、一見普通に思えるできごとが尋常でないほど積み重なっているような場合において。マーサはとくに嬰児殺しの事件に関して、はからずも前例をつくった。過去の類似の死が（たとえその死について過去に罪に問われていないとしても）殺人事件の被告人に対する証拠として使われうることになったのだ。

法医学的にも新たな金言が得られた。私は一九八九年に出版した著書の中でこう記した。〝ある家庭でひとりの乳幼児が原因不明の死を遂げた場合、それは乳幼児突然死症候群だ。ふたりなら疑わしい。三人なら他殺だ〟

被告人の弁護人カーヒルが、ひとつの家庭で複数の乳児が突然死した例として挙げたノエ家のことをおぼえているだろうか。一九九八年、七十歳のマリー・ノエがフィラデルフィアの自宅で逮捕され、一九四九年から一九六八年にかけて十人の実子のうち八人を故意に窒息死させた罪で起訴された。

それらの子供たちはみな健康に生まれたにもかかわらず、自宅で原因不明の死を遂げた。もっとも長く生きた子で一歳二カ月だった。どの場合も、死亡したのは母親とふたりで家にいるときだった。

マリーは四人の子供を殺したことを認めたが、残りの子供についてはおぼえていないと主張した。マリーはマーサ・ウッズのような代償を支払わなかった。彼女に下された刑は二十年の保護観察とそのうち五年の自宅軟禁だけだった（この異常なまでに軽い刑は一九九九年の司法取引の結果だった。マリーと子供たちの死を結びつける直接の物証がなく、不充分な解剖所見と数十年前のできごとに関するマリーの自白だけが頼りだったため、検察側は彼女が無罪となることを恐れたのだ。司法取引は正当な裁きというよりも区切りをつけるためだった可能性がある）。

そしてメアリーベス・ティニング事件が発生した。彼女の健康な九人の子供は、一九七二年から一九八五年にかけて、五歳になる前に突然死している。みなニューヨーク州スケネクタディの自宅で、母親とふたりで家にいるときに死亡した。一九八七年、メアリーベスは生後三カ月の娘を窒息死させた罪で有罪となり、禁固二十年から終身刑の判決を受けた。これを書いている時点で、彼女はまだ服役中だが、二年ごとに仮釈放が検討されている。

当初、私はマーサ・ウッズ事件の全容を理解していなかったが、のちに三つの理由で憤《いきどお》りをおぼえるにいたった。第一に、FBIがかかわっていなければ、地元警察は決して時間と費用を費やしてマーサ・ウッズの忌《い》むべき過去を掘り起こそうとはしなかっただろうということだ。彼女はその後も子供を殺しつづけていただろう。

第二に、適切かつ充分な法医学的調査と解剖がおこなわれていれば、もっと早くマーサを止められたのに、この国の多くの地域における法医学制度はまったくお粗末であり、法医学の訓練を一切受けていない検死官が投票で選ばれる地域ではとくにそうだ。

そして最後に、本当の犠牲者数が今もわからないことに怒りを感じている。マーサの経歴には数年におよぶ空白がある。彼女が何人の子供を殺し、傷つけたのかわからない。明らかになった十件余りだけでも気分が悪くなるというのにだ。

ほかにも被害者がいたのだろうか。その可能性は高い。FBIによるマーサの過去の捜査は効率的だったが、かならずしも徹底したものではなかった。一九七〇年代初期のFBIは、反戦運動に人種暴動、国内テロ、政治家のペテン、さらなる暗殺の恐怖などにてんやわんやだった。地味な主婦の優先度は高くなかった。マーサのさらなる被害者を見つけていれば、どこかほかの家族の疑惑に答えが出ていたかもしれないが、それにはさらに一年以上かかった可能性もある。それだけの期間、マーサ・ウッズを自由にさせておくことが望ましかったかどうか。いたかもしれないほかの犠牲者にとっては無念だが、政府は手持ちの材料でやれることをやるしかなかった。

今日《こんにち》、ポール・デイヴィッド・ウッズを抱いてあやし、その笑顔を目にし、その笑い声や泣き声をおぼえている者はもう誰も生きていない。そのたった七カ月の短い生涯において、彼の記憶を気にかけ、まして彼の健康を気遣うほど彼を大切にした者は誰もいなかった。産みの母親は、彼を殺したい女と、彼を裏切る制度のもとに彼をゆだねた。

私を含む何人かは、彼の死んだ姿しか知らない。たとえ彼の死がマーサ・ウッズの犯罪を白日のもとにさらすことになったとしても、そんなふうにしか記憶されないのはフェアではない。しかも我々はその姿さえ忘れようとしている。

メリーランド州検死局にはポールの名の解剖記録が残されておらず、ポールが埋葬されている墓地は彼についての記録をすべて紛失してしまった。だからポール・デイヴィッド・ウッズの記憶は今や、ハート形のブロンズ製の墓標と、薄暗い倉庫の片隅の、マーサ・ウッズの殺人事件の裁判記録がしまいこまれている、めったにあけられることもない四つの段ボール箱の中にしか残っていない。

彼もいつかは完全に忘れ去られる運命だとしても、それはまだ早すぎるように思える。彼は生きていたら四十代なかばで、マーサ・ウッズが彼を窒息死させた罪で有罪となった歳といくつも変わらない。彼はいったいどんな大人になっていたことだろう。正直に言って、私自身も彼のことはめったに思いださない。寿命を全《まっと》うできなかった命について考えることはあまりない。それは私が冷たく無感情な人間だからではなく、圧倒されてしまうからだ。

それでも、ジュディ・ウッズはどうなったのだろうとは考える。ほぼ確実に殺されるところだったのを救われたと彼女は知っているのだろうか。彼女はハリー・ウッズが二〇一三年に死亡するまで、ときどき連絡をとっていたと聞いている。またハリーは折々に彼女に金銭的援助をしていたらしい。ハリーの葬儀のあと、彼が遺言で自分に何か遺していないかと彼女から葬儀社に問いあわせがあったという。

ジュディの人生がどんなものであれ、彼女は幸運だった。

マーサ・ウッズと同じ屋根の下で暮らした、もしくは彼女に預けられた不運な子供たちの中で、少なくともジュディは生きのびられたのだから。

4　身元不明の爆死体

なんのためだったら死ねるか。

我々の世界は、たとえば警官と泥棒のように、いい人間と悪い人間に単純に分かれるわけではない。我々はただのさまよえる人間であり、誤解もすればおびえもするし、憎しみにどっぷりとつかることも、私利私欲に突き動かされることも、自分第一で行動することもある。この世は複雑で混沌としている。その一部である我々もまた、ときに間違った理由で正しいことをすることもある。

あるいは正しい理由で間違ったことをすることも。

だから、こう問うべきなのかもしれない。なんのためだったら殺せるかと。

＊

一九七〇年三月九日（月）、メリーランド州ベルエア

警察学校を出て一年になるかならないかの、もっとも下っ端のメリーランド州警察官リック・ラストナーは貧乏くじを引いた。その日の深夜勤務の中でただひとり、通常のパトロール任務にあたっていたのだ。ほかの州警察官はみな、より重要な任務に就いていた。

とくに異常のない、メリーランド州らしい寒い三月の夜で、早くに日が落ちたあとはベルエアからは色がなくなっていた。午前零時に近いその時間、街灯と玄関灯、そしてときおり通りすぎる車のライトだけが静かな通りを照らしていた。細い三日月と比較的人通りの少ない月曜の夜ということもあり、この農業の町はモノクロの静けさの中に沈んでいた。

だが、闇は緊張もはらんでいた。翌日から注目の裁判が始まることになっていた。かつては平和的団体だった学生非暴力調整委員会（ＳＮＣＣ）を支配下におさめ、「俺たちでアメリカを焼きはらう」と宣言した悪名高き黒人活動家のＨ・ラップ・ブラウンが、近くのメリーランド州ケンブリッジの町を危うく焼け野原にしかけた暴力的な人種暴動を扇動した罪に問われていた。

町には噂が流れていた。注目を集めるブラウンの裁判が開かれるベルエアで、さらなる暴動が起こるのではないか。裁判の日が近づき、押しかけた抗議団体の人々で町が騒然とする中、州知事は州兵を展開し、市民ボランティアによる補助警察隊が急遽集められ、地元警察は厳戒態勢を敷いていた。みな騒乱を恐れ、ピリピリとした空気に包まれていた。

その夜、ある保安官助手が脇道の暗がりに停めた車の中から、汚れた白い一九六四年型ダッジ・ダートが歴史ある赤煉瓦《れんが》の裁判所の建物のまわりをゆっくりと二周してから走り去るのを目撃した。前の席にはふたりが乗っており、どちらも男のように見えたが、暗かったのではっきりとはわからず、ナンバーも見えなかった。たぶんなんでもないだろう、と保安官助手は考え、それ以上深追いはしなかった。

　州警察官のラストナーは、ベルエアからボルティモア方面に向かって一号線を走っていた。南に三十分ほどの距離にあるボルティモアの夜景が、雲のない夜空の彼方に見えていた。やけに静かだと彼は思った。また無線機が壊れたのかもしれない。古い無線機はときどき真空管が焼き切れてしまう。ひょっとすると自分だけ通信が遮断されているのだろうか。

　ラストナーはたやすくあわてたり焦ったりするタイプではなかった。町の人口密集地で育ち、高校を出てすぐに海兵隊に入った。二十歳になる前にベトナムに送られ、兵士たちに〝インディアン・カントリー〟と称された激戦地で戦った。負傷して除隊となる前に、見たくもないものをたくさん見ていた。同じ年ごろの若者が大学に行っているころ、彼は同僚の死体をかついで運び、ジャングルで仲間が失血死するのをなすすべもなく見守っていた。今の彼は誰よりも老成した二十五歳だった。訓練のおかげで冷静でいられたし、戦争の記憶のおかげで警戒を怠らなかった。

　ラストナーは、無線をチェックするにはマイクを入れてテストパターンを通信指令係に送信すればいいと知っていた。前方を走る車は一台だけで、ラストナーはその横を追い抜いた。その際、ちらりと車を見た。白いダッジ・ダートで、ふたりの男が前に乗っていた。スピードを出しすぎてもいないし、蛇行してもいなかった。深夜であることをのぞけば、何もおかしな様子はなく、怪しむ理由もなかった。ラストナーはほとんど気にもとめなかった。早くどこかで無線のテストをしたいとしか考えていなかった。

ラストナーはアクセルを踏んだ。後ろの車から一ブロック以上距離があくと、テストのため無線機のマイクを取りあげた。

マイクの音量を調節しているとき、背後で巨大なオレンジ色の火球が破裂した。

ダッジ・ダートは影も形もなく消え失せていた。

爆発に驚いたラストナーはブレーキを踏んでUターンした。運転手のいないバラバラになった車の、ねじれたフロント部分が横を転がっていった。ぐしゃぐしゃの残骸に目をこらす。爆心地となった道路の中央には深さ三十センチほどの穴があき、煙があがっている。全方位に百メートルにわたってねじれた鉄くずが散乱している。ダートの内装のクッションの詰め物や綿のかけらが雪のように降りそそいでいる。

車から飛びだすと、何かやわらかいものを踏んだ。ステーキ大の人間の肉片だった。あたりにはきな臭いにおいがただよっているものの、火の手はあがっておらず、音もしない。死んだように静かだ。

車はもはやあとかたもなく、乗っていたふたりの人間も同様だった。

やがて、アスファルトの上に損傷の激しいふたつの死体――というより、バラバラになった死体の中の大きめの部分――が転がり、夜気の中で湯気をあげているのを見つけた。爆発の衝撃で三十メートル近く吹き飛ばされていた。ひとつは四肢がもげて胴体だけになっていた。もうひとつはずたずたになってはいたが、少なくとも人の形をとどめていた。

ようやく無線連絡を入れ、一号線上で爆発が起こってふたりの死者が出たと告げると、指令係ははじめ半信半疑で、次に、ラストナーがテンコード（数字の組みあわせですばやく情報をやりとりするための無線用コード）を使わずに死傷者がいるという情報を無線に乗せてしまったことをとがめた。

しかし、ふたりが死んでいるのは疑いようもない。まもなく遠くからサイレンの音が聞こえてきた。ラストナーは暗く静かな悪臭立ちこめる惨状の真ん中に立ち、応援の到着を待った。

またベトナムに戻ったようだった。

私は翌朝、出勤途中にカーラジオでそのニュースを聞いた。

当時は、メリーランド州検死局での一年間のフェローシップをあと三カ月ほどで終えるというところだった。七月からは陸軍医療部隊の少佐として新たな仕事を始めることが決まっていた（当時はほとんどの医師がそうしていた）。最初はワシントンDCの軍病理学研究所の法医学部門の長に任命された。翌年からは創傷弾道学部門に移り、そこで銃と銃弾が人体におよぼす破壊的影響について、大規模に、かつ間近で見る機会をついに得ることになった。

しかしそのとき、解剖台の上のふたつの遺体――より正確にはふたつの遺体のかけら――は銃弾やミサイルで殺されたのではなかった。ふたりは十二時間足らず前に、おそらくは爆弾による爆発で死亡した。その朝、ずたずたになった死体をはじめて見た時点では、それ以上のことはほとんど知らなかった。

副局長のワーナー・スピッツから、このふたつの身元不明遺体の解剖が同僚のドクター・アーヴィン・ソファーと私に割り振られた。ところが、我々の通常の務めである、彼らが誰でどのようにして死んだのかを突きとめることが、にわかにかつてないほどの緊急性を帯びることになった。

不運なふたりの遺体のかけらがすべて拾い集められる前からすでに、そのひとりがH・ラップ・ブラウン本人であり、車に投げこまれたか車体にしかけられた爆弾で暗殺されたのではないかという噂が流れていた。爆発から一時間もたたない夜明け前にはもう、FBIが答えを求めてせっついてきていた。

すでにアメリカ全土が反戦運動と人種暴動に揺れていた。ベルエアでの爆発に先立つ十四カ月間に、ブラックパンサー党やウェザー・アンダーグラウンドといった過激派集団の手で四千三百個以上の爆弾が爆発し、さらに千個以上が起爆装置を解除されたり、不発に終わったり、暴発したりしていた。爆弾をしかけたという脅迫により、毎日のようにアメリカじゅうのあちこちの政府施設や石油会社のオフィス、大工場、徴兵事務所、高層ビルなどが閉鎖されていた。

ブラウンが暗殺されたとすれば、その怒れる支持者たちが激しい反撃に出るかもしれないとFBIは恐れた。すでに大荒れのアメリカが、いよいよ人種戦争に突入しかねない。ワッツ暴動やキング牧師暗殺後の全国的な騒乱すら追悼《ついとう》集会に思えるような事態になるかもしれない。

ベルエアの爆発から二十四時間もたたない、我々がまだ被害者の特定に努めているころに、H・ラップ・ブラウンの裁判がベルエアに移される以前に当初予定されていたドーチェスター郡裁判所の女子トイレでダイナマイト爆弾が爆発し、建物に直径十メートルの穴があいた。逃げていく白人の女が目撃されたが、捕まることはなかった。

刻々と時が過ぎ、一分一分を刻む時計の針の音が耳を聾《ろう》するばかりに大きく響いて聞こえた。我々の務めは気の滅入るようなものだったが、それを早く正確に終えることが求められていた。間違いがあったらどんなことになるかは、誰かに言われるまでもなくわかっていた。

ドクター・ソファーの仕事は比較的簡単だった。

彼の前の解剖台に横たわっているのは、まずまず原形を保った三十歳前後の黒人男性で、顔も判別できた。きれいに整えられた口髭《くちひげ》と顎鬚《あごひげ》が口のまわりを囲んでいた。ずたずたに裂けたスラックスとシャツを身につけ、死後硬直が全身に広がっていた。

男性は爆心地のクレーターから二十五メートル離れた縁石脇に倒れているところを発見された。まだガソリンと焼けた肉と焦げた髪のにおいがその体から強くただよっていた。

男性は財布と免許証を持っていたが、捜査員は爆発現場で数人分の焦げた身分証を発見していた。免許証の写真は似ていたものの、そこに書かれた名前が本当に我々の前に横たわる男性のものなのか、確信は持てなかった。

ずたずたの服がぬがされると、ドクター・ソファーは男性の左乳首の上に故意につけられた傷に気づいた。Kの文字のまわりを囲む、一辺が五センチの菱形――黒人大学生の友愛会である〈カッパ・アルファ・サイ〉のロゴのようだった。男性には印が刻まれていたのだ。

男性の外傷は体の右側に集中していた。もげた右脚の骨は粉々に砕け、膝の関節がはずれ、皮膚も筋肉もずたずたになっていた。左脚の下部と右脚の残った部分は焼けて黒い煤《すす》に覆われていた。

右前腕と手の骨も、右脚同様、粉々に砕け、黒焦げの皮膚でかろうじてつなぎとめられている状態だった。

しかし、彼の下半身の外傷は腿《もも》のなかばで、足の裏から六十七センチのところにくっきり線が引かれたように、止まっていた。背中や臀部《でんぶ》に損傷は――火傷《やけど》や切り傷など何も――いっさいなく、胴体の前面にもほとんどなかった。X線検査の結果、体内に爆弾の破片などはなく、毒物検査ではアルコールも薬物も検出されなかった。

ドクター・ソファーが体を開くと、心臓と肺に壊滅的な損傷が見つかった。それらは爆風により大量出血していた。第二次世界大戦のロンドン空襲の際によく見られた傷で、ドイツ軍が落とした爆弾の爆発の衝撃で、深刻な外傷を負っていないように見える人々が多数死亡したのである。重要な臓器が爆風と衝撃で文字どおり粉砕されてしまったのだ。

男性の顔の右側の骨も同様だった。脳は巨人に殴られたようなありさまだった。

死体が見つかった場所（残骸の運転席側で、ハンドルが落ちていた場所の近く）と体の右側に外傷が集中していることから、男性が運転手であり、爆風は車の助手席の下から来たものと我々は判断した。比較的損傷の少ない胴体と腿の上部は、車のシートにより爆発から守られたものと思われた。

だが、より厄介なのは体の中で見つかったものではなく、ポケットから見つかったものだった。

それはなかば遺書、なかば警告のような、ある種の声明文だった。綴《つづ》り間違いの目立つ文がタイプで打たれ、次のように記されていた。

アメリカに告ぐ。俺は賢く人を殺す。これがうまくいったら、俺はおまえの胸の上に立ってターザンみたいに叫び、負け犬がその代償を払う。ダイナマイトがおまえらの裁きに対する俺の答えだ。銃と弾丸がおまえらの殺人と迫害に対する俺の答えだ。勝利がおまえの死への俺の説教だ。俺は仲間のために煙のあがる銃を両手におまえらを地獄の底まで追いかける。一番強い者が勝つ。敗者に神の祝福を。平和よりも力を。

現場に駆けつけた友人たちが男性を知っていると言い、のちに親族がモルグで身元を確認した。最終的に指紋でも確認がとれた。彼はラルフ・E・フェザーストンというワシントンDC在住の三十歳の男性だった。

ラルフ・フェザーストンとは何者だったのか。州警察の捜査でまもなく判明したところでは、フェザーストンはワシントンDC中心部に〈ドラム・アンド・スピア・ブックストア〉という書店を開いていた。この書店は黒人関連の本を専門に扱っていて、過激化する人種解放運動の拠点となっていた。扇動者H・ラップ・ブラウンはSNCCの主導権を握ると、フェザーストンを腹心のひとりとした。彼らはともにSNCCを非暴力的な人種統合団体から、人種差別的な白人社会に対する暴力闘争を推し進める本格的なブラックパワー運動の組織に変貌させた。

フェザーストンはもともとは過激派とは縁のなさそうな人物だった。DCの教員養成大学を出た彼は、地元の複数の小学校で言語矯正を担当していた。一九六四年に歴史的なミシシッピ・サマー・プロジェクトに参加し、黒人の有権者登録の支援をおこなうとともに、四十ほどの〝フリーダム・スクール〟を開き、読み書きや憲法上の権利、黒人の歴史などをおよそ三千人の生徒に教えた。友人たちは彼を物静かで思索的で勉強家だったと振りかえった。

一九六五年、彼は公民権運動の〈自由への行進〉の際にアラバマ州セルマで逮捕され、八日間、郡刑務所のコンクリートの床で眠らされ、毎食豆とトウモロコシのパンを食べさせられ、しだいに怒りを募らせていった。

ブラウンのもとで急進化するSNCC内で、〝フェザー〟(フェザーストンのあだ名)は好戦的かつ先鋭的にもなっていった。エルネスト・〝チェ〟・ゲバラとカール・マルクスを崇拝し、すべての黒人は二十世紀の奴隷であって、白人奴隷主に反逆し、アフリカ系アメリカ人だけの自治州をつくり、すべてにおいて絶対的な力を握らねばならないと考えるようになった。押しも押されもせぬ黒人分離主義者となったのだ。

本人は知らなかったが、FBIは一九六七年からフェザーストンを監視していた。SNCCが大胆になるとともに、FBIはさらにフェザーへの関心を強めた。彼に関するFBI長官J・エドガー・フーヴァーのファイルは、一九七〇年三月の時点で二百ページにも達していた。FBIは彼が一九六八年に共産主義国のチェコスロヴァキアを訪れたことも、その後ハヴァナに飛んでカストロのキューバ革命の記念日を祝ったことも知っていた。

死のわずか数週間前に、フェザーストンはやはり運動に加わっている教師と結婚していた。新婚の花嫁は一転して未亡人となった。爆発から一カ月後、彼女は夫の遺灰をナイジェリアのラゴスにまいた。

生前のフェザーストンはワシントンDCの黒人社会の英雄だった。死後の彼は殉教者となった。爆発からわずか数時間後の朝、まだなんの詳細も明らかになっていないうちに、SNCCは怒れるプレスリリースを出し、フェザーストンらの死を〝残虐な殺人〟と呼んだ。十四番通り周辺の黒人住民たちはざわつきはじめた。フェザーは白人に暗殺されたのだとささやかれた。復讐を企《くわだ》てる者もいたが、フェザーストンの家族は自制を呼びかけた。嵐の前の静けさだった。

だが、嵐は確実に迫りつつあった。

我々は犠牲者のひとりラルフ・フェザーストンの身元を突きとめたが、彼の運転する車の中または近くでなぜ、どのように爆弾が爆発したのかはまだわからなかった。

暗澹《あんたん》たる状況の中で明るいニュースがあるとすれば、ひとりめの犠牲者がH・ラップ・ブラウンではなかったことだ。しかし、さらに損傷の激しいふたりめの犠牲者をめぐる法医学パズルは、より複雑かつ危ういものだった。

そのうえ、よくない予感もあった。前夜からH・ラップ・ブラウンの姿が見えず、どこを探しても見つからなかったのだ。

私の前の解剖台に横たわる遺体には、残っている部分は多くなかった。

爆風で両脚ともに膝から下がもげてしまっていた。右前腕と左手もなくなっていた。右上腕は複雑骨折し、上腕骨がおかしな角度で突きだしていた。腿は付け根までざっくりと裂け、血管、皮膚、筋肉がずたずたになっていた。性器もなくなっていた。

臀部と骨盤のかなりの部分が吹き飛ばされ、腰から下がなかば切り離されそうになっていた。股間から胸骨にかけてギザギザの傷が走り、つぶれた腸と擦り切れたような胸筋があらわになっていたが、なぜか腹部を横切るように八、九センチ幅の帯状の無傷の部分があった。首と腕、胸骨にはさらに深い裂傷が無数にあったが、背中の皮膚は無傷だった。

顎、首、喉は血まみれでぼろぼろだった。顔はつぶれていた。残っている頭蓋骨は皮膚の下で粉々になり、破れた紙袋の中で大理石が割れているようだった。眼球は眼窩《がんか》にめりこんで硬い殻のように干からびていた。

体の中を見ると、爆発の衝撃で心臓と肺がさらにひどく出血していた。脳はすりつぶされたようになっていた。

損傷の大部分が体の前側に集中していた。

フェザーストン同様、この不運な犠牲者も、体内からアルコールや薬物は検出されなかったが、X線検査では目を引くものが見つかった。口の奥に埋まった金属物は一・五ボルトの水銀電池だった。X線写真にはほかにも、胸部と腹部に散らばった金属物が写っていた。バネがひとつ、リベットがいくつか、長さ一センチ強の針金二本、その他の何かわからない細かな金属片が多数。

そして法医学探偵の最後の仕事として、私はぐちゃぐちゃの腸の中から、ペニスとてのひらの皮膚を見つけだした。

この犠牲者は、運転手のフェザーストンとは逆方向の、ダートの助手席側の残骸から十九メートルのところで見つかっていた。この位置と、外傷の性質や分布から考えて、彼は助手席にすわっていたものと推定された。

一方で、FBIの専門家は、爆弾が約十本のダイナマイトを電池とウェストクロックス社製のねじ巻き式目ざまし時計につないだものであったと結論づけた。時計は現場で見つかった破片から特定された。爆発の衝撃は甚大で、三キロ離れた家も揺れたという。

何が起こったのかがだんだん見えてきた。

ふたりの男性の外傷の状態から見て、爆弾はグローブボックスの中やダッシュボードの下、またはシートの下にあったとは考えられない。それは助手席の床近くにあったに違いない。車の下にしかけられていたとも考えられない。爆風のパターン、車体の損傷、ふたりの外傷の角度から、爆弾は車内にあったことが示唆される。

鑑識官によれば、車に投げいれられたとも考えられない。爆発時、すべての窓が閉まっており、ラストナー州警察官は事件当夜、付近の路上でほかの車を見ていないからだ。

合理的な説明はひとつしかなかった。爆弾は助手席側の床の、まだ身元が判明していない被害者の両脚のあいだにあった。ひどい外傷の状態から、爆発時に彼がその上に身を乗りだし、おそらくは両手をのせていたことがうかがえる。

なぜそのように言えるのか。彼の外傷は左右対称で、爆風を正面からまともに受けたことがわかる。腹部を横切る帯状の無傷の部分は、彼が前に身を乗りだしていたために、腹部の皮膚が折りかさなって守られたことによるものだ。顎と首が爆風の多くを受けとめた。そして片手と性器が上に向かって吹き飛ばされ、体内にめりこんだ。

爆弾が破裂したとき、フェザーストンは右手をハンドルに置いていたため、右側が爆風をまともに食らった。

これらを総合すると、あることが判明した。フェザーストンと助手席にすわっていたいまだ身元不明の男性は、その死を招く荷物を運んでいた。ふたりがそれに気づかなかったということはありえない。

これで運転手の身元がわかり、爆弾がダッジ・ダートの車内にあったことがわかった。ふたりの男性が爆弾をそうと知って運んでいる最中に、意図せずして爆発が起こったことが強く示唆された。ふたりはベルエアの裁判所を爆破しようとしたものの、大勢の警察官が警備を固めていたために退散せざるをえなかったのだろうか。それは今でもわからないが、有力な説ではある。

メリーランド州警察は、隠蔽しているという非難を避けるために、フェザーストンの身元と爆弾のあった場所についてすぐに公表した。するとただちに反応があった。

ミシガン州選出の民主党の黒人下院議員ジョン・コニャーズは、公民権運動の大物二十人が署名した手紙の中で次のように述べた。〝残骸が完全に冷える前からもう、メリーランド州当局は答えを確信していた。いわく、ラルフ・フェザーストンが爆発物を持ってうろついていたというのだ。しかし生前の彼が良識ある人物であったことを知る我々にはとても信じられず、彼の死についてよりよい説明が望まれる〞

だが翌日になっても、ふたりめの犠牲者の身元は依然不明のままだった。

ＦＢＩは、ベルエアの爆発に関連して新たな暴力沙汰が起こるという噂を聞きつけていた。左派の擁護者として知られるブラウンの弁護士ウィリアム・カンスラーは、ＦＢＩやその他の政府機関がこの悲劇を公正に捜査できるのかと疑問の声をあげた。「私はつねに当局の言うことを疑っている」とカンスラーはワシントン・ポスト紙に語り、過激派たちは当局が無辜《むこ》の市民を暗殺したと口々に非難した。耳ざといメディアは早くも〝Ｈ・ラップ・ブラウンはどこに？〞と問いかけはじめていた。

いよいよ時間切れが迫りつつあった。

我々は夜を徹して、モルグに横たわる名なしの男性の身元の特定に努めた。

顔は原形をとどめておらず、おそらく母親が見ても確認は不可能だっただろう。また爆発による外傷のほかには、目立つ傷や身体的な特徴、タトゥーなどもなかった。両手ともなくなっているので指紋はない。歯は残っているが、誰だかわからない状態では、歯科の治療記録と照合することもできない。行方がわからなくなっているＨ・ラップ・ブラウンの歯の治療記録を要請したものの、今のところ見つかっていない。

さらに話をややこしくさせたのが、爆発現場の捜索でふたりの異なる人間（C・B・ロビンソンとW・H・ペイン）の身分証と、ウィリアム・ペインの海軍の除隊証明書、ウィル・Xという人物の図書館のカード、そしてそれぞれ違う名前の書かれた三枚の写真――だがいずれも、身元不明遺体に矛盾《むじゅん》しない黒人の成人男性のもの――が見つかったことだった（どれもH・ラップ・ブラウンではなかった）。

ブラウンが新しい身分を手に入れて訴追を逃れようとしていたのだろうか。それとも、死んだ男性はFBIが特定できていないフェザーストンの友人のうちの誰かなのか。まったくわからなかった。

警察がさらなる手がかりを求めて爆発現場をくまなく探すとともに、書類や記録を調べる一方、ドクター・ソファーはぞっとするような仕事に取りかかった。死んだ男性の組織を使って顔を再建する作業だ。知りあいが見ればわかる程度にまで復元できればと期待されていた。

最初の手がかりは書類からもたらされた。

軍の記録によれば、ウィリアム・H・ペインはケンタッキー州コヴィントンで入隊し、現在は二十代なかばだったが、それは死んだ男性に一致する。海軍医療記録部から急ぎ送られたペインの一九六一年当時の医療記録によれば、血液型はOプラスで、それも遺体に一致する。

だが、歯の治療記録は一致しなかった。海軍の歯のX線写真では、若い兵士の五本の歯に詰め物がされていたが、遺体に詰め物をした歯は一本しかなかった。

我々はペインを候補者のリストからはずした。

問題は、C・B・ロビンソンなる人物を探しても見つからず、遺体がH・ラップ・ブラウンであるという証拠もそうでないという証拠もないため、身元の特定作業が行き詰まってしまったことだ。

頼みの綱はドクター・ソファーによる顔の再建だった。彼はワイヤーとドリルを使って砕けた骨を元の位置に戻し、それを剝がれた肉と皮で包んだ。新しい顔の写真を撮り（損傷のひどい部分は影にしてぼかして）報道機関にその写真を配る準備をしていた。それを見た身元を知る誰かが名乗りでてくれるのを期待して。

しかし、その不気味な再建作業が思わぬ効用をもたらした。不ぞろいな髪の生え際の特徴と、短く刈られた黒髪に何カ所か禿《は》げた部分があるのがわかったのだ。

遺体の髪の生え際をブラウンの最近の写真とくらべたところ、明らかな違いがあった。また遺体の特徴的な左耳の形をブラウンの写真の左耳とくらべると、これも一致しなかった。

つまり、H・ラップ・ブラウンはベルエアの爆発で死亡してはいない。これには多くの関係者が安堵《あんど》したが、ふたりめの犠牲者が誰なのかはわからないままであり、それを突きとめるのが我々の務めだった。

爆発の発生から二度目の朝、突破口が開けた。指紋らしきものがついた皮膚片ふたつが現場から見つかったのだ。遺体の腹部から見つかったてのひらの皮膚とあわせて、FBIの指紋分析官が出した結論は我々をとまどわせるものだった。

ふたつの皮膚片はたしかに人の右手親指と左手小指のものだった。

そして、それらはウィリアム・H・ペインのものだというのだ。

我々は困惑した。同一人物の指紋と歯の治療記録が異なるというのはどういうことなのか。どちらか、または両方が誤りなのだろうか。ベルエアで、おそらくは公共の場所にしかけるつもりで持っていた爆弾により木端微塵《こっぱみじん》になったのがウィリアム・H・ペインという男性だと判断するには、もっと証拠が必要だった。

鍵を握っていたのは、残骸の中から見つかった書類だった。

ふたつの身分証は明確な手がかりにはならなかった。C・B・ロビンソン名義のものには写真があったが、W・H・ペイン名義のものには写真がなかった。生年月日は近かったが同じ日ではなかった。

ウィル・Xの図書館のカードにも明白な手がかりはなかった。

だが、一枚の写真の裏に、ミニーという名前とアラバマ州の電話番号が走り書きされていた。警察が電話をかけるとミニーが出た。ミニーはC・B・ロビンソンやW・H・ペインという名の人物に心あたりはなかったが、数カ月前に写真を親しい友人のウィル・Xにあげたことを認めた。ウィルはいつも片耳に金のピアスをしていたという。ウィルが今どこにいるのかミニーは知らなかったが、連絡がつくかもしれないというデトロイトの電話番号を警察に告げた。

デトロイトの電話番号はウィルの勤め先のもので、雇い主はウィルが数時間前までそこにいたと言った。数時間後、ウィル本人から検死局に電話が入り、パズルの新たなピースがもたらされた。ウィルはW・H・ペインを知っていて、数週間前に彼が訪ねてきたというのだ。そして図書館のカードとミニーの写真は、ちょうどペインが訪れていたころになくした財布に入れていたものだという。

友人のペインの特徴を尋ねられたウィルは、外見上変わったところといえば〝おかしな額の生え際〟と〝頭の数カ所の禿げ〟だと証言した。遺体の不ぞろいの生え際と円形脱毛症に加え、C・B・ロビンソンの身分証の写真に同様の生え際が写っていた。だが、ウィル・XはC・B・ロビンソンという名の人物を知らず、ペインがその名前を口にするのを聞いたこともないという。

ようやく遺体を見て確認できるかもしれない人物が見つかった。C・B・ロビンソンとウィリアム・H・ペインはおそらく同一人物と思われるが、ウィル・Xがロビンソンの写真か遺体の顔を見てたしかめるまでは証明されない。

電子メールはもちろんファックスもまだ普及していなかった時代、我々は工夫を凝らす必要があった。新聞記者に頼んで写真をデトロイトのテレビ局に電送してもらい、そこでウィル・Xとあらかじめ取り決めた時間に写真をテレビで流してもらう。ウィル・Xはそれを見たらただちに我々に電話をよこすという寸法だ。

残念ながら、その計画は技術的なトラブルでうまくいかなかったが、写真は翌朝デトロイトの新聞に載り、ウィル・XはC・B・ロビンソンの身分証の写真がたしかに友人のウィリアム・ペインだと明言した。

ベルエアで爆発が起こってから三日目の夕方、連絡を受けたペインの家族がケンタッキー州からボルティモアに駆けつけた。家族もC・B・ロビンソンの写真を見て確認し、その後、再建された遺体の顔を見て最終的な身元確認をおこなった。それは間違いなく彼らの息子であり兄弟である二十六歳のウィリアム・H・ペインだった。

ペインとフェザーストンは、一九六六年にSNCC内部のクーデターを主導した一派の主要メンバーだった。活動家としてフェザーストンほど有名ではなかったが、ペインはブラウンの信頼厚い腹心のひとりであり、手荒な仕事を中心とする裏の役割を担っていた。

ペインの経歴はフェザーストンとよく似ていた。中流の下《げ》の家庭で八人きょうだいの四番目として育ち、ケンタッキー大学とシンシナティのザビエル大学に通った。ザビエル大学を三年生の途中で退学し、海軍で二年間すごしたあと、SNCCにふたたび加わって南部で活動していた。

友人たちは彼が〝白人全般への反感〟を抱いていたと語った。ペインはワシントンDCでの最近のデモで演説者の話をさえぎり、「もう話はたくさんだ、家に帰って銃をとってこよう!」と叫んだという。

彼はその過激な姿勢から、暴力革命を主導したチェ・ゲバラにちなんで〝チェ〟のあだ名で呼ばれていたが、みなからそう見られていたわけではない。

「あの子が特別過激だったわけじゃないわ」ペインがふたりめの爆死者であると明らかになっ

たのち、彼の母親はワシントン・ポスト紙の若い記者カール・バーンスタイン——ウォーターゲート事件の報道はまだ二年ほど先だ——に語っている。「今の黒人の若い世代は男も女もみんな過激よ。上の世代が呑みこんできたものを、彼らはもう呑みこまないというだけ」

爆発の数日前、ペインはH・ラップ・ブラウンの裁判に向けてアトランタからワシントンDCにやってきた。友人が警察に語ったところによれば、ペインはその週末にベルエアでフェザーストンとブラウンに会う予定だったという。

ペインは三月九日の月曜日のほとんどをフェザーストンとともに〈ドラム・アンド・スピア・ブックストア〉ですごした。午後二時ごろ、フェザーストンはSNCCの仲間である隣人から車を借りた。行き先は言わなかったし、その隣人も尋ねなかった。午後八時過ぎ、フェザーストンは書店を閉め、ペインとともに出かけた。

ふたりが生きた姿を最後に目撃されたのはそれから数分後、フェザーストンが父親の住むタウンハウスに立ち寄ったときだった。

四時間後、ふたりはどちらもベルエアのはずれの路上でバラバラになっていた。

ラルフ・E・フェザーストンとウィリアム・H・ペイン（別名C・B・ロビンソン）は、メリーランド州ベルエア南部の一号線を走行中の一九七〇年三月九日午後十一時四十二分、運んでいた爆弾が期せずして爆発したことにより死亡した。死因はどちらもダイナマイトの爆発による広範囲の外傷、死の種別は他殺ではなく事故死、というのが我々の下した公式の結論だった。

海軍の歯科記録と遺体口内の歯の状態との齟齬《そご》については解決されなかった。軍による記録の取り違え（当時は決して珍しくなかった）ではないかと思われたが、その謎は結局解けなかった。

またFBIの専門家も、爆弾が爆発した原因の特定にはいたらなかった。真夜中に州警察の車両が不意に迫ってきたので、焦ったペインが誤って爆発させてしまったのか。裁判所で爆発させるつもりだったのが、警察による警備が厳重でしかけることができず、起爆装置が完全に解除されないままになっていたのか。ラストナー州警察官の警察無線の強力な電子パルスが起爆装置に影響を与えたのか。それは今もってわからないし、これからもわかることはないだろう。

数日後、ウィリアム・H・ペインの家族がぼろぼろの遺体を引きとっていった。ペインはケンタッキー州コヴィントン郊外の小さな墓地に埋葬され、毎年の戦没将兵記念日には、あらゆる戦没将兵と同様、彼の墓にも彼が転覆をもくろんでいた国の国旗が掲げられている。

ところで、この悲劇のそもそものきっかけをつくり、数日にわたってアメリカを大混乱の一歩手前にまで追いやった扇動者H・ラップ・ブラウンはどこへ行ったのか。またもまんまと逃げおおせたのか。

約二カ月後の一九七〇年五月五日、FBIはブラウンを最重要指名手配犯のリストに加えた。郵便局に貼られたポスターは、ブラウンが武装しており危険であると警告していた。アメリカじゅうの警察がこの反逆のアジテーターを探す中、〝ラップはどこに〟の声が黒人急進派のあいだで日に日に大きくなっていった。

だが、ブラウンはアメリカにいなかった。SNCCの多くの亡命者がいるタンザニアにひそかに逃れていたのだ。

十八カ月後、ニューヨークの警察官がウェストサイドのバーに強盗に入ったアフリカ系の男を屋根の上で撃った。怪我をした男はロイ・ウィリアムズと名乗った。

しかし、ロイ・ウィリアムズの指紋はヒューバート・ジェロルド・ブラウン、通称H・ラップ・ブラウンのものと一致した。武装強盗と警察官の殺人未遂で起訴されたブラウンは無罪を主張したが、十週間の裁判のすえに有罪となり、ニューヨーク州のアッティカ刑務所に送られた。彼はそこでイスラム教徒に改宗し、ジャミル・アブドゥラ・アルアミンに改名した。

一九七六年にアッティカを出所すると、アルアミンはアトランタに移り、小さな食料品店を開いた。SNCCは解散し、かつての闘士たちは死ぬか、別の問題に移るか、たんに活動をやめていた。H・ラップ・ブラウン改めアルアミンも自分は変わったと主張した。英雄視するマルコムXにならってメッカへ巡礼した。アラーは個人が変わらないかぎり社会を変えることはないと新聞記者に語り、祈りと品位を通じた革命についての本を書いた。それはかつての著書 *Die Nigger Die!*『ダイ・ニガー・ダイ！』とはまるで趣《おもむき》の異なるものだった。

まもなく、彼は自分の住む黒人地区であるアトランタのウェストエンドに知人とともにモスクを開いた。そこでは〝魂の再生〟と題する一連の活動により、近隣パトロール隊を組織し、若者向けプログラムを開始し、ドラッグ常用者を救済し、近隣の売春をほぼ一掃した。どうやら凶暴な過激主義者から、たんに情熱的な精神指導者への変身を遂げたかに見えた。

だが、誰もがただちに拍手喝采したわけではない。FBIはアルアミンに目を光らせ、四万ページにおよぶファイルを作成していた。地元警察は殺人、銃密売、少なくとも一件の暴行について、彼にひそかに容疑をかけていた。

二〇〇〇年三月十六日、未払いだったスピード違反の罰金の支払い命令書をアルアミンに届けにきたフルトン郡の保安官助手ふたりがウェストエンドで撃たれ、ひとりが死亡、もうひとりも負傷した。アルアミンは逃亡したものの逮捕され、二〇〇二年に第一級殺人ほか十二件の罪で有罪となり、仮釈放なしの終身刑が宣告された。

ジョージア州は厄介な有名人の殺人犯を連邦にゆだねた。現在、七十代のアルアミンはコロラド州の平原に建つADXフローレンス・スーパーマックス連邦刑務所に、テロリストやカルテルの親玉、マフィアのヒットマン、アルカイダのリチャード・リードやザカリアス・ムサウイ、ユナボマーことセオドア・カジンスキー、オクラホマシティの連邦政府ビル爆破犯テリー・ニコルズらとともに収監されている。

H・ラップ・ブラウンは生きかたを変えたように見えて性根は、四十年以上にわたって繰りかえされる一連の国内テロの生みの親となったソシオパスのままだった。

ラルフ・フェザーストンとウィリアム・ペインは、ブラウンの罪の犠牲となって死んだように私には思えてならない。

5　リー・ハーヴェイ・オズワルドを掘り起こす

我々が陰謀論を好むのは、悲劇が悪賢く力を持った誰かの意図によるものだと、ほぼつねに説明してくれるからかもしれない。ある意味で、逆に安心できるのだ。黒塗りのヘリコプターであれ、イルミナティであれ、ロズウェル事件であれ、月面着陸であれ、世界貿易センタービルの倒壊であれ、そしてケネディ大統領の暗殺であれ、我々は自分が間違っていたとか、ただ運が悪かっただけだと信じたくない。天が味方してくれないこともあると信じたくない。たったひとりの、情緒不安定で妄想にとりつかれた若者によって、人類の歴史が変わったなどと信じたくないのだ。

＊

一九六三年十一月二十四日（日）、テキサス州ダラス

ジャック・ルビーがリー・ハーヴェイ・オズワルドを撃つのを全世界が目撃してから九十分後、暗殺の容疑者はダラスのパークランド病院の手術台の上で冷たくなっていた。そこは二日前にケネディ大統領が死亡を宣告された部屋から数歩と離れていなかった（また、三年と少しあとにルビーが死亡することになるのもこの同じ手術室だった）。

ルビーの放った三八口径の銃弾はオズワルドの胸部、左乳首のすぐ下から入って、右の背中の皮下で止まり、その部分の皮膚がやや盛りあがっていた。銃弾は腹腔《ふくくう》内のほぼすべての主要な臓器と血管――胃、脾臓《ひぞう》、肝臓、大動脈、横隔膜、腎静脈《じんじょうみゃく》、腎臓、下大静脈（下肢からの血液を心臓に戻す大静脈）――を貫通していた。オズワルドは一ダース以上の穴から急激に血を失った。外科医は七リットルを超える輸血をおこない、手で直接心臓を握って心拍を戻させようとしたものの、現地時間午後一時七分に心臓は完全に動きを止めた。

解剖室にやってきたとき、オズワルドはすでに切り刻まれていた。暗殺の容疑者は、大統領が撃たれてからの二日間、かなり手荒な目にあっていた。逮捕時に抵抗したため、左目は腫《は》れあがり、唇が切れていた。また、至近距離から胸に撃ちこまれた銃弾が内臓をずたずたにしていた。そして彼の命を救おうとした救急救命医が、腹部を長さ三十センチにわたって切り開き、射入口近くにも長い傷をつけていた。

ダラス郡検死局のアール・ローズが解剖を開始したのは、オズワルドが死亡を宣告されてから二時間もたっていないころだった。体はすでに冷たくなっていた。止まった心臓から送りだされなくなった血が、体内の穴やくぼみにたまっていた。過去二日間に受けた傷をのぞけば、遺体の外見にとくに変わったところはなかった。ローズの前の解剖台に横たわる男は、平均的な体格で、髪がやや薄くなりかけ、青みがかった灰色の目に、まずまず手入れされた歯、いくつかの古傷があった。アルコールや薬物の濫用の痕跡はなく、胸毛と陰毛を剃っていた。死んでいることを別にすれば、健康状態はよさそうだった。

ローズはオズワルドの頭蓋骨を電動ノコギリで切り開いたが、脳にまったく異常はなかった。ずたずたになった内臓と、救命医によって手荒く扱われた心臓をのぞき、他の主要な臓器に異常は見られなかった。腸も奇跡的に銃弾をよけていた。ローズは切りとった部分を買い物袋くらいの大きさのベージュのビニール袋に入れて密閉し、オズワルドの腹腔内におさめて、翌日の埋葬の準備のために送りだした。

解剖には全部で一時間もかからなかった。

フォートワースのミラー葬儀社のポール・グルーディィもぐずぐずしてはいられなかった。オズワルドがいつか掘り起こされるのではないかという予感に従い、彼は遺体に倍の量の防腐剤を注入したうえで、葬儀社にあった手近な服を着せた。白地に緑色のダイヤ柄のトランクス、黒いソックス、白いシャツ、黒いネクタイ、安物の焦茶色のスーツ（ズボンのウエストはベルトではなくゴムバンドで締められた）。慣習にならい、靴は履かせなかった。遺族に死装束《しにしょうぞく》代として請求されたのは四十八ドルだった。

オズワルドの髪は洗って櫛を入れられ、顔の傷はメーキャップで隠され、目と唇は永遠に封じられた。

それから、グルーディィはオズワルドの指にふたつの指輪をはめた。ひとつは金の結婚指輪、もうひとつは赤い宝石のついた小ぶりの指輪だった。

こうして体裁を整えられた遺体は、蓋に彫刻のほどこされた三百ドルの棺におさめられた。

何枚か写真が撮られ、墓地に予約が入れられ、二十五ドルの花が注文され、ミラー葬儀社の事務員が七百十ドルの請求書（支払いは十日以内）を作成した。

暗殺者の葬儀——世間の関心をそらすべく、テレビで生中継される大統領の葬儀と、オズワルドに殺害されたダラス市警の警察官J・D・ティピットのしめやかな葬儀と、あえて同じ日の同時間帯にされた——に参列したのは、ショックに打ちひしがれた数少ないオズワルドの親族と、数人の記者、それに地元の牧師（彼は生前のオズワルドを知っていたわけではないが、どんな人間も祈りを捧げられることなく埋葬されるべきではないと考えていた）だけだった。ほかに誰もいなかったので、六人の記者がその場で棺をかつぐ役となり、粗末なマツ材の棺をローズヒルの小さな丘の上まで運んだ。

ルイス・ソーンダーズ牧師による追悼《ついとう》の辞はごく短かった。狙撃されることを恐れ、ほかのふたりの牧師が直前になって断わったせいもあっただろう。ソーンダーズ牧師は詩篇第二十三篇とヨハネによる福音書第十四章を暗誦し、最後に短く付け加えた。

「ミセス・オズワルドから、息子のリー・ハーヴェイはいい子で、彼を愛していたと聞きました。私たちは裁くためにここにいるのではなく、リー・ハーヴェイ・オズワルドを埋葬するために集ったのです。主よ、今日ここに、彼の魂をあなたのみもとにゆだねます」

未亡人となったマリーナが、三日三晩泣き腫らした赤い目で進みでて、誰にも聞こえない小声で棺に何ごとかささやきかけた。その後、棺はじめついた穴におろされた。人々が去り、墓は永遠に埋められた。

しかし、永遠は詩人のものだ。陰謀論者はそこまで気が長くない。

マイケル・エドウズはフリート街のタブロイド紙の記者でもなければ、妄想にとりつかれた魔女狩り人でもなかった。むしろ、ウィンブルドンでテニスをし、英国のクリケットのマイナーリーグ選手として活躍するような、教養ある立派な紳士だった。名門アッピンガム校を卒業したものの、病床にある父のロンドンの法律事務所を手伝うため、オックスフォードに進学する夢を諦めて弁護士となった。彼は一九五六年に事務所を売却したのち、高級レストラン・チェーンを開き、そのかたわらスポーツカーのデザインにも携わった。

多才の人エドウズはまた、冤罪《えんざい》事件にも深い関心を寄せ、一九五五年に *The Man on Your Conscience*『濡れ衣を着せられた男』という本を書いた。妻と幼い娘を殺したとして一九五〇年に絞首刑となったウェールズのティモシー・エヴァンスという男の事件について探る内容だった。彼はこの事件における検察側の証拠隠しを暴き、エヴァンスが犯人ではありえないと主張した。彼は正しかった。その後、同じ建物の下の階に住んでいた連続殺人犯が自白したのだ。このエドウズによる告発は、十年後にイギリスで死刑が廃止されるきっかけをつくったとされている。

一九六三年にジョン・F・ケネディがアメリカで暗殺されたとき、エドウズは六十歳だった。彼は話題の中心に近づこうとダラスに移り住み、そこである噂に強い関心を持った。オズワルドが海兵隊を除隊した後の一九五九年に、ソビエト連邦に亡命したことに関するものだ。

一九七五年、エドウズは *Khrushchev Killed Kennedy*『フルシチョフがケネディを殺した』という本を自費出版し、その中で、オズワルドではなく〝そっくりさん〟のソ連の工作員がケネディを殺したと主張した。KGBで破壊工作や暗殺を担当する十三課が、〝アレク〟という身代わりを訓練してオズワルドになりかわらせた、というのがエドウズの説だった。オズワルドではなくこの工作員が、ミンスクのダンスパーティで若きマリーナ・プルサコワと出会って六週間後に結婚し、一九六二年に妻と幼い娘とともにアメリカに戻った。アレクは本当にそっくりだったので、オズワルドの母親さえも騙すことができたというのだ。

何食わぬ顔で生活しながら機会をうかがい、ここぞというタイミングで大統領を殺し、その後の混乱の渦中で死ぬ、というのが彼に与えられた使命だった。

入れ替わりの証拠として、エドウズはオズワルドの海兵隊の医療記録と解剖報告書とのあいだにいくつかの齟齬《そご》があることを挙げている。

疑いを抱いていたのはエドウズだけではなかった。実は、FBI長官J・エドガー・フーヴァーその人をはじめとする複数の政府関係者が、ソ連側が亡命したオズワルドを偽者と入れかわらせようとしているのではないかと一九六〇年の時点で危惧していた。

一九七六年、エドウズは *Nov. 22: How They Killed Kennedy*『十一月二十二日——彼らはいかにしてケネディを殺したか』と題する新たな本をイギリスで出版した（アメリカでのちに出版されたときのタイトルは *The Oswald File*『オズワルド・ファイル』だった）。タイミングは最高だった。新たに下院暗殺問題調査特別委員会が設置されたことで、ケネディ暗殺にまつわる世間の関心が再燃していた。

エドウズはさらなる賭けに出た。フォートワースのローズヒル墓地に埋められている男はオズワルドではなく、そっくりさんのソ連工作員アレクであると証明するために、オズワルドの遺体を掘り起こすべきだと言いだしたのだ。

エドウズはまず、オズワルドの墓があるテキサス州タラント郡の当時の検死局長ドクター・フェリックス・グウォーズに話を持ちかけた。ドクター・グウォーズに断わられると、エドウズは遺体の掘り起こし命令を求めて提訴したが、すぐに棄却された。

そこでエドウズは上訴する一方で、ダラスの検死医補ドクター・リンダ・ノートンに対し、ダラス郡検死局がオズワルドの遺体の所管を自分たちに戻すよう改めて主張すべきだと提案した。

ノートンはこれに関心を示し、上司であるダラス郡検死局長のチャールズ・ペティに相談したうえで、アメリカ軍人記録管理センターからオズワルドの医療および歯科記録を取りよせた。それらの記録は、オズワルドがソ連に亡命する以前のものであり、したがって正真正銘のリー・ハーヴェイ・オズワルドのデータが記載されているため、身元確認のための究極の鍵を握るものと考えられた。

「遺体を掘り起こすことは公共の利益にかなうものだと思います」とドクター・ノートンはダラス・モーニング・ニュース紙に語っている。「疑問があり、それが科学によって解決できる妥当な疑問であるなら、私たちの仕事の範疇です」

一九七九年十月、ドクター・ペティは、オズワルドの遺体を掘り起こして検討のためダラスに送るよう、フォートワース当局に正式に要請した。フォートワース側は難色を示し、タラント郡検死局長は、遺体の掘り起こしには地区検事局長と未亡人マリーナ・オズワルドの許可が必要だと主張した。

検死医同士の押し問答が一九八〇年まで続く中、反対の声も多くあがった。新聞は怒りの社説を掲載し、法医学界からも不満が漏れた。さらに、解散したばかりの下院暗殺問題調査特別委員会の代表委員G・ロバート・ブレイキーがエドウズの説をばっさりと切り捨てた。

「彼の本を読んだが、ただの与太話だ」とブレイキーはコメントした。「この疑問とやらはまったく話にならない。委員会ではいわゆる〝ふたりのオズワルド〟説を慎重に検証したが……ありえないことだ」

また、オズワルドの当初の解剖を担当したダラスの検死医アール・ローズは、ローズヒルに埋められているのは本物のオズワルドだと確信している、自分がこの手で指紋の照合をおこなったのだから、と記者に語った。

一九八〇年八月、タラント郡がダラス郡検死局に管轄を譲ったことで、騒動に決着がつくかに思われた。が、ドクター・ペティがみなを驚かせた。オズワルドを掘り起こす必要性を認めない、と再度の解剖を否定したのだ。

エドウズはそれでも諦めなかった。費用はすべて持つと約束し、マリーナ・オズワルドを説得してドクター・ペティによる私的解剖を認めさせたのだ。マリーナは墓が空っぽなのではないかという疑いを持っていた。一九六四年に政府関係者が訪ねてきて、説明もなく墓地に関する書類の束にサインを求められたことがずっと気にかかっていた。英語がよくできないマリーナは、なんらかの形で夫の墓がいじられたと信じ、亡骸《なきがら》がひそかに持ち去られたのではないかと疑うようになっていた。

だが、新たな障害が持ちあがった。遺体の掘り起こしが予定されていると聞きつけたオズワルドの兄ロバートが一時差し止め命令を申し立てたのだ。

法廷闘争にダラス郡行政委員会はあわて、悪評が立つのを恐れて、解剖に郡施設を使うことを禁じた。

オズワルドがふたたび陽の光を浴びる道が法的に開かれる前から、この件についてよく知るドクター・ノートンが法病理医のチーフに選任されていた。彼女はそのときが来たらすぐに動けるよう、郡でも指折りの優れた法歯科医ふたりと私からなるチームを編成した。

ドクター・ノートンとはともに働いたことがあった。私は一九七二年に陸軍での任務を終えたあと、ドクター・ペティが局長を務めるダラス郡検死局に入った。人がよく物静かなドクター・ペティは、アメリカ有数の優れた検死局を粛々とつくりあげていた。検死医助手として働きはじめた私は、数年で検死局長補となった。オズワルド論争が繰りひろげられていたほとんどの期間、私はダラス郡検死局に勤めていたが、一九八一年三月にテキサス州サンアントニオのベア郡検死局に移って局長となった。というわけで、ドクター・ノートンは私を知っており、私の能力を信頼していた。

オズワルドの亡骸をめぐる法廷闘争は、私がダラスを離れてからも数カ月間続き、一九八一年八月にしびれを切らしたマリーナが義兄を訴えた。ひと月後、テキサスの裁判所が、ロバートはマリーナの意思に反して弟の遺体の掘り起こしを阻止する立場にないと判示し、ロバートは訴えを取りさげた。

一九八一年十月三日の夜十二時をもって、ロバートの一時差し止め命令が失効した。十月四日の日がのぼる前に、我々は暗殺者の墓の前に立っていた。その季節はずれに蒸し暑い朝、我々はリー・ハーヴェイ・オズワルド――あるいは別の誰か――を掘り起こした。一九六三年にアメリカが正しい人物を埋めたのかどうかを確認するために。

皮肉なことに、土の下に埋められるときにはほぼ誰にも注目されなかったオズワルドは、墓地の門の外に記者が詰めかけ、五、六機のメディアのヘリコプターが死体に群がる蠅のように上空を飛ぶ中で掘りだされようとしていた。

念のために言っておくと、当時は疑いなどなかった。オズワルドの遺体の指紋がとられており、当局は一九五九年から一九六二年にかけてソ連に亡命していた二十四歳の元海兵隊員と、テキサス教科書倉庫ビルで働いていた男、狙撃拠点近くの箱や凶器と思われるライフルから見つかった掌紋の持ち主である狙撃犯、テキサス劇場で逮捕された逃亡犯、そしてジャック・ルビーに撃たれて死亡した容疑者がすべて同じリー・ハーヴェイ・オズワルドという人物であるとの確信を持っていた。

そして、十八年近くたったそのときも、私は驚きなど期待していなかった。法医学者としては、ケネディ暗殺に対してずっともやもやとしたものを抱いていた。単純な射殺事件が、多くの論点や思惑が入り乱れることで複雑化した。多数の歴史上の事件やメディアの注目を集めた事件と同様、人々はあっというまに事実よりも自分の信じたいことを信じるようになる。当初、私は遺体掘り起こしチームに加わるのも気が進まなかった。どんなことが明らかになろうと、それがまた陰謀論の餌になるのはわかりきっていたからだ。我々が疑問にどんな答えを出そうとも、そこからまた新たな疑問が生みだされるのは明らかだった。

こうした二度目の解剖というのは、たいてい時間の無駄に終わる。新たな証拠が示されたからというより、利益や好奇心や都市伝説が誘因となっていることがあまりにも多いからだ。ケネディ大統領の解剖をもう一度やれば、稚拙な最初の解剖で解き明かされなかった疑問に答えが出たかもしれない。だが、メディアの憶測に影響された未亡人の不安を晴らすためにオズワルドを掘り起こすことには、医学的にも法的にもほとんど意味が見いだせなかった。

それに、まったく困難な仕事ではなかった。どんな法医学者でも――なんなら医師の資格を持たない田舎の検死官でも――できることだった。ただ遺体の身元を確認するという、何千回もやってきた単純作業だった。海兵隊から取りよせた歯のX線写真をはじめとする医療記録だけで、リー・ハーヴェイ・オズワルドの墓に埋められているのが本物のリー・ハーヴェイ・オズワルドであると証明するための資料としては充分だった（一九八一年当時はまだDNA鑑定ができなかった。それができればもっと簡単だっただろうが、この件では歯型の照合やその他の医療記録との比較といったDNA鑑定登場以前の手法に頼るしかなかった)。

しかし、私は歴史に惹きつけられた。単純な仕事のつまらなさよりも、死体の男が人類史に果たした役割の大きさが勝った。結局のところ、歴史を変えた男を――それが誰であれ――一度この目で見たいという欲求に抗《あらが》えなかった。


掘り起こしには予想より時間がかかった。

予定では、重さ千二百キロのコンクリートと鉄でできた棺収納箱をそのまま土の中から持ちあげ、別の場所でそれをあけることになっていた。だが、半永久的にもつはずの収納箱にひびが入り、内部に水がしみこんでいた。中の棺は腐ってもろくなり、しみとカビに覆われていた。金属製の取っ手は腐食していた。遺体の上半身を覆う部分の蓋が陥没し、リー・ハーヴェイ・オズワルドの墓が空っぽではなかったことが(控えめに言っても)垣間見えた。

練りあげた計画も永久品質保証も、しょせんそんなものだ。墓掘り業者は急遽、ひび割れた棺収納箱と平行に溝を掘り、もろく崩れそうな棺を収納箱から取りだして、溝に敷いた即席の木の台にすべらせて移した。結局、一時間もかからないはずだった作業に三時間近くかかった。

そのあいだにも、さらに多くの記者と野次馬が続々と詰めかけ、現場はごった返して混乱状態になりつつあった。私は不安になった。一刻も早く棺を運びだし、安全な場所で仕事に取りかからなければならない。

というわけで、百台ものマスコミのカメラが待ちかまえる芝生の上に遺体をばらまかない程度に急いで、オズワルドのぼろぼろの棺が土の下から引きあげられ、待機していた霊柩車にのせられた。遺体掘り起こしチームと立会人たち——マリーナ・オズワルド、マイケル・エドウズ、依頼されたカメラマン、埋葬当時の葬儀屋、そしてマリーナ、エドウズ、オズワルドの兄のロバート、ローズヒル墓地のそれぞれの代理人である四人の弁護士——も別の車で解剖の場所へと向かった。

マスコミ関係者のあいだでは、二度目の解剖がおこなわれるのはダラス南西部法科学研究所だとささやかれていた。もっともな推測だった。亡き夫の遺体をダラス・フォートワース都市圏の外には出さないことをマリーナが公言しており、ダラス南西部法科学研究所——ダラス市とダラス郡の検死局が置かれ、私の前の職場でもあった——は地域内最高の設備を誇るモルグだったからだ。

しかし、公にはされていなかったが、ダラス郡行政委員会はオズワルドの二度目の解剖にダラス南西部法科学研究所を使うことを拒否していた。我々は都市圏内で別の解剖施設を探さなければならず、選択肢はあまりなかった。

何よりもセキュリティのしっかりした施設が必要だった。マリーナは亡き夫のグロテスクな解剖写真が許可なく外に漏れることを恐れていた（実際、一九六三年の解剖時にはそれが起こっていた）。中に入れる人間や中での行動をきちんと制限できる必要があった。

幸い、ダラスのベイラー大学医療センターの解剖室が条件を満たしていた。必要なレイアウトと設備があり、何よりも出入口がひとつしかなかった。この狭い解剖室に最大で二十人以上

――その大半はたんなる見学者だったが――が押しこまれることになっていた。

というわけで、我々の車列がローズヒル墓地の門を出ると、霊柩車は東に向かってスピードをあげた。それは囮《おとり》であり、集まったマスコミはまんまと騙された。我々が着く前に先回りして待ちぶせようと、三十キロ離れたダラス南西部法科学研究所をめざして我先に急いだ。だが、こちらはひそかに用意した二台目の霊柩車で、ほぼ誰にも気づかれることなくベイラー大学医療センターへ向かっていた。

病院に着くと、段ボールで覆われた棺がワゴンにのせられ、薄暗い地下通路を通って、狭い廊下の先にある即席のモルグへと運びこまれた。病院の用務員がそれを狭い解剖室の奥へ運ぶと、そこでは我々がすでに解剖の準備を整えて待っていた。予定どおりなら、掘りだした遺体がリー・ハーヴェイ・オズワルドなのか別の誰かなのかをたしかめるのに、長くはかからないはずだった。

必要なのは頭部だけだった。

実は、私は腐乱死体のにおいが苦手だ。プロとして失格なのか、人としてのごく自然な反応なのかはともかく、そのにおいが気にならなくなるほど慣れたことはない。ただ、鼻中隔彎《びちゅうかくわん》曲症《きょくしょう》のせいで嗅覚が鈍っていたことが仕事には幸いした。ある種の疾患は幸運であることもある。

オズワルドの棺の腐りかけた蓋は、墓掘り業者が棺収納箱から出したときにおそらく損傷していたのだろう、我々があけると同時にはずれてとれた。湿った土とかびた木、腐った肉のにおいが目に見えない雲となって箱から立ちのぼった。その場にいた法病理医も無反応ではいられず、一般人はみな鼻を覆ってあとずさった。

棺の内部もぼろぼろだった。厚さ二・五センチの木の側面は、しみが浮き、水を吸ってやわらかくなっていた。カビだらけの内張りの布の一部が蓋から剝がれ、遺体に張りついていた。慎重にその布の切れ端を取り除くと、腐った筵《むしろ》に横たわる彼があらわれた。

我々はついに、リー・ハーヴェイ・オズワルドの墓に埋められた男と――あるいは少なくとも、安物の焦茶色のスーツをまとった、人の形をした黒いクリームチーズのかたまりのようなものと――対面した。

靴は履いておらず、足は一部白骨化していた。脚の筋肉はすでにあとかたもなく、羊皮紙のような薄く皺《しわ》の寄った皮膚が乾いた骨にまとわりついていた。

やはり白骨化した両手は、伝統的な遺体のポーズで腹のあたりで組まれていた。悪臭を放つ不気味な骸《むくろ》の中で、左の小指にはめられたふたつの指輪が目を引いた。金の結婚指輪と、赤い宝石のついた小ぶりの指輪で、マリーナはそれを、一九六三年に亡き夫の指にはめてほしいと葬儀社に頼んだものに間違いないと確認した。

オズワルドの遺体の処置をおこなった葬儀屋のポール・グルーディも、当初の埋葬時を知る者として掘り起こしに立ち会っていた。グルーディは棺を覗きこみ、遺体をじっと見た。もはや顔の判別はつかなかったものの、六十代となったグルーディは数秒ののち、これは十八年前に自分が慎重に防腐処置をほどこし、服を着せた男に間違いないと述べ、一分足らずで解剖室を出ていった（それから数日後、ポール・グルーディは突然、遺体の頭蓋骨に開頭した跡がなかったことを思いだし、ケネディ暗殺をめぐる陰謀論に新たな興味深い一ページを付け加えた。オズワルドの脳が取りだされたことを知っていたグルーディは、突如《とつじょ》として自分が処置したのはオズワルドではなく、別人だったと言いだしたのだ。誰かがオズワルドの墓に埋められた遺体を掘りだし、別人の頭部を本物のオズワルドの頭部とすりかえて、いつか確認された場合に歯型が一致するようにしたに違いないとグルーディは記者に語った。だが、我々の検証ではグルーディは間違っていた。我々の報告書では、遺体の頸椎《けいつい》に傷はなく、したがって頭部が切断されたことはありえず、一方で頭蓋冠《とうがいかん》が切断された跡は明らかで、それが〝ミイラ化した軟組織〟により見えにくくなっていたと述べている。それでも、グルーディは二〇一〇年に死去するまで、自分が処置した遺体はリー・ハーヴェイ・オズワルドではなかったとの主張を変えなかった）。

いよいよ汚れ仕事が始まった。

まず、遺体の指からふたつの指輪をはずし、そばに立っていたマリーナに渡した。彼女がそこにいるのは異例だった――たいていの未亡人は夫の遺体の掘り起こしや解剖に立ち会わない――が、ぞっとするような光景を前にしても、彼女はとくに動揺した様子を見せなかった。我我の作業中、彼女は見学者のあいだを動きまわっては小声で会話し、いっさい取り乱すことはなかった。戦後の荒廃したソ連で生まれ育って凄惨《せいさん》な死体を見慣れていたのかもしれないし、あるいは暗殺後の嵐のような日々の中で強くなったのかもしれない。ともかく、マリーナは見あげた気丈夫さを発揮していた。

我々四人の検死医で棺を囲み、私がそっとスーツの上着の襟を開いて、その下の肉体——またはその残骸——をあらわにした。皮膚はほぼ屍蠟《しろう》化していた。肋骨《ろっこつ》はもろくなり、軽く触れただけで崩れた。致命傷となった銃創を確認することはほぼ不可能だった。

腹部の肉はほぼすべて腐り落ち、葬儀向けに胴体の見ばえを整えるための詰め物と、臓器をおさめたベージュの袋が覗いていた。袋に入っていたかつての主要な臓器は、もはや凝固した褐色のわずかなペーストになっていた。

遺体と衣服に切断されたような跡はなかったが、さまざまな色のカビが点々と浮いていた。蛆《うじ》などの虫はおらず、遺体そのものは乾いて腐った組織によってつなぎとめられていた。

一九六三年の解剖では、リー・ハーヴェイ・オズワルドの身長は百七十五センチと測定されていたが、海兵隊の記録では二度にわたって百七十七センチと記されていた（これがオズワルドはふたりいた、というエドウズの陰謀論のさらなる根拠となっていた）。そこで、我々は遺体のズボンをまくりあげて右脛骨《けいこつ》の長さを測った。人の身長と密接な相関があるとされるこの下肢の骨の長さは三十八センチであり、遺体の男の身長は百七十四センチ足らずであったと示唆された。これは遺体がオズワルドだという証拠にはならないが、別人だという証拠にもならなかった。

結局、我々は遺体を棺から出さず、引っくりかえしもしなかった。それに耐えられないほど腐敗と傷みが激しく、身元確認に絶対に必要な範囲以外に傷をつけないでほしいというのがマリーナの望みだったからだ。だが、それでは我々が見つけにきたことがわからない。我々に必要なのは頭部だけだった。

遺体の歯のX線撮影と写真撮影をして、石膏で歯型をつくり、それをオズワルドの海兵隊時代に撮られた二枚のX線写真とくらべるという計画だった。一枚目は一九五六年十月二十五日にサンディエゴの海兵隊新兵訓練所で撮られたもので、二枚目は一九五八年三月二十七日に軍の定期検診で撮られたものだった。

二枚は一致するので、我々のX線写真もそれと一致すれば、遺体はたしかにリー・ハーヴェイ・オズワルドだということになるのではないか。

かならずしもそうとは言いきれない。まず、海兵隊の歯科記録が本物か、そしてオズワルドの歯科記録の明らかな齟齬に説明がつけられるかを判断しなければならない。たとえば、軍の歯科医はオズワルドの右の臼歯が一本欠損していると記録していたが、実際には生えずに、通常のX線写真には写らない位置の顎の内部に埋もれている状態だった。また、詰め物をした歯の位置を誤って記録しているケースもあった。残念ながら、そのような記載ミスは軍では珍しくなかった。ある兵士が同じ医師の診察を継続的に受けるのではなく、何人もの異なる医師の診察を受けるためだ。

熟練の法歯科医のアーヴィン・ソファーとジェームズ・コトーンを含む我々のチームは、オズワルドの海兵隊の記録を検証し、比較的小さな齟齬には容易に説明がつけられること、そしてX線写真は本物だということで落ち着いた。

そこからが厄介だった。

歯や顎を見ることはできたが、頭部を切り離さないかぎりX線撮影はできないとドクター・リンダ・ノートンはすでに判断していた。頭部の皮膚は一部がミイラ化し、一部は屍蠟化していた。額の隆起は明らかに男性のものだった。頭蓋冠――頭の鉢と呼ばれる部分のドーム状の骨――にはほぼ軟組織はないものの、長さ十センチほどの茶色がかった黒髪が右の生え際あたりにまだ頑固に張りついていた。

私はメスを使ってしなびた首の筋と腱を何本か切り、首の上部の第二頸椎のところから頭蓋骨をはずした。背骨から頭骨を引き抜くのに力はほとんどいらなかった。

次に、葬儀用に遺体の口を閉じさせていたワイヤーを切ると、私の手の中で顎が落ちて開いた。ソファーとコトーンがお湯とたわしで古い組織をこそげ落とすあいだ、私はじっくりと頭蓋骨をあらためた。

ドクター・ローズが頭蓋骨にノコギリを入れた部分がはっきりと見えたが、ミイラ化した組織が糊のような役目を果たし、頭蓋冠をぴったりとくっつけていた。マリーナがそばに立っていることもあり、頭蓋骨を切ったり、無理に引っぱってあけて中を見ることはしないと決めた。それで何がわかるわけでもない。どうせ中身は空なのだ。

だが、ほかでもないこの空っぽの頭蓋骨にこそ、ほかの謎を解く鍵が眠っていた。

一九四六年二月、六歳のリー・ハーヴェイ・オズワルドは長引く耳の痛みのため、母親に連れられてフォートワースのハリス病院を受診した。医師は急性乳様突起炎《にゅうようとっきえん》と診断した。乳様突起と呼ばれる、耳の後ろの下に突きだした頭骨の一部にまで広がった重い耳の感染症だった。戦時中に登場した新たな抗生物質のペニシリンは、まだ民間の病院では広く使われておらず、それ以外の唯一の治療法は、子供の耳の後ろの皮膚を切開し、骨を削るか錐《きり》で穴をあけて膿を出すことだった。

当時の耳の感染症の治療は、現代の我々からすると身がすくむ。やはり一九四〇年代に子供だった私自身も、重い中耳炎になり、じわじわと膿がたまってひどく痛んだ。だが、私の両親は病院には連れていかなかった。かわりに、おじが私の上にまたがって押さえつけ、医師の父が針で鼓膜に穴をあけた。その瞬間は恐ろしく痛かったが、膿がたまってズキズキする耳の痛みよりはましだった。

オズワルドの手術はよりスムーズにいき、彼は四日後に、左耳の後ろにできた七センチの傷とともに退院した。オズワルドは高校で鼓膜に異常があると申告しているが、一九五六年に十七歳で海兵隊に入隊した際の身体検査では、耳の裏の傷は記録されたものの、それ以外の身体的欠陥は認められなかった。その傷はオズワルドが海兵隊を除隊した一九五九年の検査でも記録されている。

だが、その傷は一九六三年のオズワルドの解剖では記録されなかった。ドクター・アール・

ローズはより小さないくつかの傷を記録しているが、耳の裏の傷については何も記していない。何年ものち、日常的な解剖における、このありふれた、無理もないとさえ思われる見落としを、イギリス人のジャーナリストであるマイケル・エドウズが世紀の殺人における決定的証拠に変身させた。人類史上もっとも仔細に検証された殺人事件において、その小さな傷跡が大きなクエスチョンマークに転じた。ベテランの検死医がリー・ハーヴェイ・オズワルドの解剖で七センチの傷を見落とすことがあるとすれば、傷のない偽者がケネディ大統領を殺し、マキャベリ的陰謀の中でジャック・ルビーに消されたという可能性もあるのではないか。

陰謀論というのは、本や映画の中ではつねにもっともらしく思えるものだ。現実ではかならずしもそうではないが。

我々が頭蓋骨を調べると、左の乳様突起にあけられた小さな穴が目に飛びこんできた。傷の縁は丸くなめらかになっていたが、人の手によってつけられたものであるのは明らかだった。つまり、遺体の男とリー・ハーヴェイ・オズワルドはどちらも、だいぶ昔に乳様突起の削開術《さっかい》を受けていた。

これでもうひとつ身元の裏づけとなる強力な証拠が手に入ったが、一方で第二次大戦当時の多くの子供に同じような傷がある。ただし、これもまた、我々が手にしている頭部がリー・ハーヴェイ・オズワルドのものであるという可能性を排除するものでもなかった。

最後の証拠は彼の口の中にあった。

アメリカ最初の法歯科医はポール・リヴィアだ。

そう、あの代表的な愛国者は、腕のいい銀細工師であったのみならず、アマチュアの歯科医として動物の歯から巧みに入れ歯をつくり、それを歯を失った仲間のボストン市民の口内にとりつけていた。一七七五年にアメリカ独立戦争が勃発すると、リヴィアの友人のジョセフ・ウォーレンがバンカーヒルの戦いにおいてマスケット弾で顔を撃たれ、身元の判別が不能になった。死亡した百十四人の反乱軍の仲間の多くとともにウォーレンが合同墓地に埋められて数カ月後、彼の兄弟が探しにきた。だが、腐敗の進む死体のどれがウォーレンなのかわからない。リヴィアは、一年前にウォーレンのためにカバの牙からつくった入れ歯で、友人の遺体を識別することができた。こうして、ウォーレンは改めて英雄として葬られ、アメリカに法歯学が誕生した。

二百年後の一九八一年には、法歯学は欠くべからざる科学となっていた。歯は骨や肉よりも腐敗しにくいうえに、人それぞれに固有の特徴を示すことから、身元の特定が困難な状況において信頼性の高い識別方法となりうる。簡単にいえば、法歯学とは歯で死者の身元を判別し、嚙み跡の場合には誰が(あるいは何が)嚙んだかを判別する。

法歯学は、アドルフ・ヒトラーの生存の噂が誇張されたものであることの確認や、連続殺人犯テッド・バンディが被害者を嚙んだことの証明、そして大きな事故や災害(たとえば九・一一の世界貿易センターのテロ、ウェーコのブランチ・ダビディアン教団本部の火災、そして百十三人の犠牲者を出し、私の父のニューヨーク市検死局長時代最悪の悲劇となった一九七五年のイースタン航空六十六便のニューヨークJFK空港での事故など）における犠牲者の身元確認の手段として決定的な役割を果たしてきた。

我々はそれを使って、暗殺犯リー・ハーヴェイ・オズワルドの墓に埋められた男が本当にリー・ハーヴェイ・オズワルドなのかをたしかめようとしていた。

だが、法歯学が大統領暗殺犯の死体の身元確認に使われるのはそれがはじめてではなかった。一八六五年四月十四日にリンカーン大統領を射殺したあと、ジョン・ウィルクス・ブースはヴァージニア州の農場に逃げこみ、そこで騎兵隊に殺された。ところが、オズワルドの場合と同様、十九世紀の陰謀論者が、その夜死んだのはブースではなくそっくりな別人だと主張した。しかし、ブースのかかっていた歯科医が死体の口をあけて調べ、特徴的な歯並びと最近詰めたばかりの二本の金歯で、それがブースに間違いないと確認した。

一八六九年、ブースの遺体とされるものがワシントンDCの軍駐屯地の無縁墓地から掘りだされ、家族のもとに帰された。当時、ブースの兄が遺体を確認し、特徴的な詰め物をした歯を見て、間違いなくジョン・ウィルクス・ブースだと記者に語った。

ブースはボルティモアの家族の墓で安らかな眠りについたが、陰謀論者たちは眠らなかった。今にいたるまで、ブースは裁きを逃れたものの、オクラホマの安宿で無一文で死に、ミイラ化した死体が見世物になったと多くの人が信じている。我々にもわかっていた。リー・ハーヴェイ・オズワルドの墓に埋まっていたのが誰だと判明しても、陰謀論は決して死なない。ただ姿を変えるだけだと。

幸い、我々のチームには超一流の歯の専門家がふたりいた。ボルティモアでの私の元同僚で、当時はウェストヴァージニア州検死局長となっていたドクター・アーヴィン・ソファーは、歯科医であると同時に医師でもあり、評判の高い法歯学の教科書を書いていた。ドクター・ジェームズ・コトーンは海軍の歯科医を退職後、サンアントニオのテキサス大学ヘルス・サイエンス・センターで法歯科医となった（のちには、ハワイの戦時捕虜／戦争行方不明者捜索統合司令部で九年間にわたり、身元不明のアメリカ兵の遺骨の特定に尽力した）。

一般的な人間の口の中は個別の特徴の宝庫だ。通常三十二本の歯は五種類に分かれ、それぞれの表面にはくぼみや溝、突起といった明確な特徴がある。歯の生えかたも、左右に傾いていたり、少しねじれていたりすることもある。生まれつきの特徴に加えて、生活のなかで傷がつくこともある。また歯科にかかれば、歯を抜いたり、削ったり、詰め物をしたり、歯並びをなおしたりした跡が残る。法歯科医は、歯型全体はもちろん、一部の歯からでもその特徴を見分けることができる。

我々は遺体の上下の歯型をとり、写真を撮影し、X線撮影をしてフィルムを現像し、それを海兵隊の画像と照合するために必要なものをすべてベイラー大学の解剖室に準備していた。ソファーとコトーンが仕事に取りかかるとただちに、遺体の口内に複数の珍しい歯の特徴があることがわかった。

第一に、オズワルドの歯はほぼどれもきれいに並んでいなかった。両側性《りょうそくせい》交叉咬合《こうさこうごう》と呼ばれる、百人中三人足らずしかいない比較的珍しい上下の歯並びの異常が見られた。

第二に、上の前歯二本が垣根の板のように一直線に並ぶのではなく、たがいに少し外側にねじれていた。

第三に、右上の犬歯、つまり糸切り歯に結節と呼ばれる尖った突起状の部分があった。これも普通の歯には通常見られないものだった。

ふたりの〝歯の探偵〟は、遺体の三十一本の歯（一本は抜かれていた）を注意深くカルテに記録した。遺体のX線写真をオズワルドの軍の画像とくらべたところ、少なくとも三本の同一の歯と、四本のきわめてよく似た歯があった。

その男はソ連人の偽者でもなければ、生き別れた双子の兄弟でもなかった。

〝歯科カルテ、歯のX線写真および歯の治療痕が一致すること、また説明のつかない齟齬がないことから〟ふたりの法歯科医は、目の前の腐敗の進んだ遺体がたしかにリー・ハーヴェイ・オズワルドに間違いないと判断した。

検証にかかった時間は五時間足らずだったが、そこにいたるまでには六年以上の月日が流れていた。ドクター・リンダ・ノートンは、集まったかまびすしい記者たちに向けて、短くきっぱりとしたコメントを発表した。

「我々は個々としても、またチームとしても疑いの余地なく――いっさいの疑いの余地なく――リー・ハーヴェイ・オズワルドとしてローズヒル墓地に埋葬された人物が本物のリー・ハーヴェイ・オズワルドであると結論づけました」

まさにその瞬間、オズワルドの亡骸は、新しいスチール製の棺におさめなおされているところだった。八百ドルの棺は、それだけで一九六三年にかかった葬儀代の総額よりも高かった。再埋葬の費用千五百ドルと、掘り起こしにかかった相当額の費用は（当然ながら）ジャーナリストのエドウズが負担した。

マリーナは重い肩の荷がおりたようだった。翌日、彼女は新聞記者に対して、亡き夫の遺体が確認されたことは〝清めの薬〟になったと語った。

「私は笑顔でここを歩いています。病気から解放されたような気分です」

それは再出発の契機でもあった。

「これでようやく答えが手に入りました」テキサスのケネス・ポーターという男性と再婚していたマリーナは、別の記者に語った。「これからはミセス・ポーターとしてだけ生きていきたいです」

エドウズは当初、自分の誤りを公に認めていたものの、ほどなくして新たな説明をひねりだし、陰謀論をさらに飛躍させた。いわく、ＫＧＢの手引きで、オズワルドの歯科医がオズワルドとアレクの歯科記録を取りかえていたというのだ。だが、もはやエドウズの話に耳を貸す者はおらず、いかれたＪＦＫ陰謀論者の中でもきわめつけのいかれた人間としてしか扱われなかった。エドウズは一九九二年に死んだが、彼がその人生でなしたほかのいかなる功績も、リー・ハーヴェイ・オズワルドがたしかに墓に埋められていたことを我々が確認した時点でおそらく死んでいたのだろう。

解剖室に話を戻す。オズワルドの新たな棺の蓋が閉められ、ローズヒルの湿った土の下に戻される前に、マリーナがドクター・ノートンに奇妙な贈り物を渡した。我々が数時間前に遺体の小指からはずした、赤い宝石のついた指輪だった。チームの仕事に対する彼女なりの感謝のしるしだったようだ。

だが、リンダはそのごほうびを明らかに喜んでいなかった。マリーナが部屋を出ていくとすぐに、それをさりげなく私の手に握らせた。その指輪がほしくなかったのだ。

私とてそれは同じだった。善意の贈り物だったかもしれないが、ぞっとする仕事と、さらにぞっとする歴史のおぞましい記念でしかなかった。私はその指輪も、オズワルドも、ケネディ暗殺の恐ろしい記憶も、うんざりするような混乱の一部始終もすべて、永久に葬られてほしかった。

だから、リー・ハーヴェイ・オズワルドの棺が今度こそ永遠に閉ざされる寸前に、指輪を一緒に中に入れ、そのままサンアントニオに帰った。

6　日常にひそむ怪物

人間は五千年前から変わっていない。今も昔も、金やセックスや権力に駆りたてられる。理解できないほどの純然たる悪人がいて、理解できないほどの純然たる善人がいる。それ以外の者は、川に浮かぶ木の葉のように、善と悪の岸に何度もぶつかりながら海へと流されていく。怪物の存在を信じようとしない人がいることにはいまだに衝撃を受ける。この世には、ナイフの切れ味をたしかめるためだけに人の喉を掻き切る人間がいるということを知らないのだろうか。

＊

一九八二年八月二十四日（火）、テキサス州カーヴィル

メイン・ストリートから一ブロックの場所に小児科クリニックが新しくできたとき、カーヴィルの多くの母親が喜んだ。さらに嬉しいことに、グアダループ川から目と鼻の先のウォーター・ストリートにオープンしたそのクリニックのドクター・キャシー・ホランドは女医だった。そして看護師のジェニーン・ジョーンズは、サンアントニオの病院の小児集中治療室（小児I

CU）から引き抜かれた逸材だった。それまでは、カーヴィルで唯一の小児科医院は予約がとりづらく、子供の健康に深刻な問題があれば、一時間かけてサンアントニオの病院に連れていかなければならなかった。

新しいクリニックは、町の西はずれのトレーラーハウスに夫と三人の子供と暮らすペティ・マクレランにとっては間違いなく天の恵みだった。

一番下の一歳二カ月のチェルシーは早産で生まれ、ただちにカーヴィルからサンアントニオに救急搬送されて、そこで未発達の肺のために三週間、小児ICUですごした。数カ月後にも、急に呼吸が止まって顔面蒼白になったため、チェルシーはふたたびサンアントニオの病院に救急搬送された。五日間かけて検査がおこなわれたものの、明らかな呼吸の異常は認められなかったため、チェルシーは家に帰された。その後も何度か、軽い呼吸の発作を起こしたり、洟をすすったりすることがあった。いずれも入院が必要なほどの症状ではなかったが、誕生直後におびえてすごしたので、チェルシーの呼吸が少し不規則だったり、しゃっくりが出たり、寝ているときに静かすぎたりするだけで、ペティはすぐに心配になった。

ペティは事務員で、夫は地元の電気会社の作業員だったので、仕事を休んでサンアントニオの病院に行くのも大変だったし（ただの定期検診にもほぼ一日がかりだった）、費用もかなりの負担だった。新たな小児科クリニックは、夫婦にとってまさに僥倖《ぎょうこう》だった。

クリニックがオープンして二日目の朝、ペティ・マクレランは、風邪をひいたチェルシーの診察を電話で予約した。母子が一時ごろに到着すると、ドクター・ホランドはすぐに診察室へ案内してチェルシーの病歴について問診をはじめた。

ふたりが話しているあいだ、ブロンドに青い目のチェルシーは母親の膝の上で落ち着かず、ドクター・ホランドの机の上のものを手あたりしだいにつかもうとした。そこで気のきく看護師のジェニーンが、チェルシーを処置室に連れていってボールで遊ばせておこうと申しでた。ジェニーンはチェルシーを抱きあげて出ていった。

数分後、廊下の向こうから、「寝ないで、チェルシー、起きて!」というジェニーンの声が聞こえてきた。

少しして、看護師が廊下から呼んだ。「ドクター・ホランド、ちょっと来てもらえませんか」チェルシーは診察台の上でぐったりしていた。ジェニーンがその小さな顔にすばやく酸素マスクをつけた。看護師の話では、遊んでいたチェルシーが急にだらりとして意識を失ったという。チェルシーは息をしておらず、唇が青紫色になっていた。ドクター・ホランドが額に点滴の針を刺したとき、チェルシーがひきつけを起こして小さな体が痙攣《けいれん》しだした。ドクターは抗痙攣薬を投与し、建物内にいた大工に救急車を呼ぶよう頼んだ。

ドクター・ホランドは診察室に戻って、チェルシーが発作を起こしたとペティに告げた。母親が駆けつけると、小さな娘が台の上にぐったりと横たわっていた。救急車が到着し、ジェニーンが付き添って、車で二分のカーヴィルの救急病院へ向かった。着いたときには、チェルシーはまた自力で息をしていた。

小児ICUで十日かけて検査がおこなわれたものの、チェルシーが呼吸不全の発作とひきつけを起こした原因はわからなかったが、病院ではめきめきと元気を取りもどした。マクレラン夫妻は、新たな医師と看護師が娘の命を救ってくれたと感謝し、町に新しくできた小児科クリニックにぜひ子供を連れていくといいと知りあいに言ってまわった。

数週間後、チェルシーの三歳上の兄キャメロンがインフルエンザにかかったときも、ペティはためらいなくドクター・ホランドのクリニックを予約した。そのとき、チェルシーも検診のために連れてくるよう医師に言われた。チェルシーは先月の発作のあとは元気そのものだったが、診てもらっても害にはならないとペティは考えた。

ペティとふたりの子供は、九月十七日の十時半ごろにクリニックに到着した。具合の悪いキャメロンはおとなしくすわっていたが、ギンガムチェックのレースつきワンピースを着たチェルシーは元気いっぱいに歓声をあげながら廊下を走りまわり、ご機嫌そのものだった。ドクター・ホランドは待合室ですばやくチェルシーの様子をチェックし、二種類の予防接種を受けることをすすめた。はしか、おたふく風邪、風疹の混合ワクチンとジフテリア、破傷風の混合ワクチンで、どちらも幼児が普通に受けるものだった。ペティが注射の様子に動揺しないよう、見ていないほうがいいと医師はすすめたが、過保護気味になっていたペティは、娘の恐怖や痛みを少しでも忘れさせてやれるよう、膝に抱いていることにした。

準備室では、看護師のジェニーンが笑みを浮かべて注射器を満たしていた。

ペティが膝に抱いたチェルシーの左太腿《ふともも》に、ジェニーンが一本目の注射針を刺した。数秒後、チェルシーの呼吸が詰まり、何か言おうとしたが言葉が出てこなかった。

「やめて！」ペティは叫んだ。「なんとかして！　また発作を起こしてるわ！」

チェルシーは針がちくっとしたのに反応しただけだとジェニーンがなだめた。娘の様子がもとに戻ったのでペティも落ち着いた。

ジェニーンがチェルシーの右太腿に二本目の注射をした。今度は、チェルシーの呼吸が完全に止まり、苦しそうにあえいだあと、急にぐったりした。

すぐに救急車がやってきた。ジェニーンがチェルシーを抱き、カーヴィルの病院に着く前に、チェルシーの喉に呼吸用チューブを挿入した。だが、ドクター・ホランドが神経学的検査のできる大きな病院にチェルシーを運びたいと言ったため、ジェニーンとチェルシーはまた救急車に乗ってサンアントニオに向かった。その後ろからドクター・ホランドとマクレラン夫妻がそれぞれの車でついていった。

カーヴィルから十三キロの地点でチェルシーが心停止した。救急車は高速道路の路肩に緊急停車した。ジェニーン・ジョーンズがチェルシーに何本かの注射を打ち、ドクター・ホランドが救急車に乗りこんで心肺蘇生術を開始し、チェルシーの小さな心臓をどうにかまた動かそうと奮闘した。

しかし、チェルシーの意識は戻らなかった。運転手がコンフォートという小さな町の病院に救急車を乗りつけたときには、チェルシー・マクレランは死んでいた。

ジェニーンがチェルシーの体を毛布にくるんでペティに渡したが、母親は娘の死を認められなかった。チェルシーはただ眠ってるだけよ、すぐに目をさますわ、前もそうだったんだから、と訴えた。

だが、チェルシーは二度と目をさまさなかった。

全員でカーヴィルの病院に戻り、子供の遺体を地下のモルグに運んでからジェニーンは仕事に戻った。ドクター・ホランドは解剖の手配をした。

チェルシーは月曜日の午後に埋葬された。ピンクのワンピースを着て髪にピンクのリボンをつけ、寒くないように毛布と、寂しくないようにお気にいりの人形が棺に入れられた。耳には小さな星形のイヤリングをつけ、首にはハート形のペンダントをかけていた。

ペティはひどい様子だった。チェルシーが死んだことを信じようとせず、悲しみに茫然自失の状態だった。娘の亡骸《なきがら》をおさめたファイバーグラス製の小さな白い棺をひと目見るや「私の赤ちゃんを殺す気？」と金切り声をあげ、そのまま崩れ落ちた。

チェルシーはカーヴィルの墓地の赤ん坊用の区画で、〈私たちの小さな天使〉と記されたブロンズの墓標の下に埋められた。数週間後、死因を乳幼児突然死症候群とする解剖結果が出た。それは幼い子供の原因不明の死にひっくるめてつけられる用語でしかない。ようするに、解剖した者には死因がわからなかったということだ。

葬儀の数日後、マクレラン夫妻はカーヴィルの新聞に広告を出し、チェルシーの葬儀を手伝ったり、花やカードを送ったり、食べ物を持ってきてくれたりした人々に礼を述べた。ドクター・キャシー・ホランドとジェニーン・ジョーンズには、チェルシーを少しでも長く生かそうと力を尽くしてくれたとして〝特別な感謝〟が捧げられていた。広告で名前をあげられていたのはそのふたりだけだった。

葬儀の一週間後、まだ悲しみにくれるペティは、チェルシーの墓に花をそなえようとひとりで墓地へ行った。すると驚いたことに、看護師のジェニーン・ジョーンズが真新しい墓の前にひざまずき、体を前後に揺すって泣きながら、チェルシーの名を繰りかえし呼んでいるのを目撃した。

「ここで何をしてるの」ペティは離れたところからその様子を見て小声でつぶやいたが、看護師は気づかないようだった。

ジェニーンは返事をすることなく墓から立ちあがり、どこか夢見るような足どりで去っていった。

ジェニーンの車が墓地から走り去ったあと、ペティが見ると、チェルシーの墓標に小さな花束がそなえられていた。と同時に、墓標に飾られていた小さなリボンがなくなっていた。

ペティはなんとなく妙に思った。


私はチェルシー・マクレランの死の十八カ月前に、テキサス州ベア郡の検死局長の職に就いたばかりだった。サンアントニオに置かれた我々の本部は、北西の小さな町カーヴィルから車で一時間ほどのところにあったが、事件当時、私はチェルシーの死についてまったく知らなかった。

それに先立つ九年のあいだに、私はダラスの伝説の検死医ドクター・チャールズ・ペティの下で検死局の副局長となっていた。だが、ドクター・ペティは定年になっても退職しなかった。あっさりと辞めるような性格ではなかったのだ。

私はまだ三十代だったが、三人のトップクラスの法医学者——ボルティモアのドクター・ラッセル・フィッシャー、ドクター・ペティ、そして私の父——から教えを受け、そろそろ自ら組織を率いたいと思うようになっていた。だが、ダラスではそれがかないそうになかった。一九八一年三月、私はテキサス州初の検死医による検死機関として二十五年前に誕生したサンアントニオの検死局の局長となった。

一九五〇年以前、多くの大都市や州が古い検死官制から検死医制に移行しつつある中、テキサス州はまだ二の足を踏んでいた。一九五五年になって、人口二十五万以上の州内の郡が検死官制を廃止して検死医による検死機関を開くことを認める法案が州議会で可決された。それでも一般の反応は鈍く、しばらくはなんの動きもなかった。

風向きが変わったのは、ある悲劇のあとだった。

一九五五年の十二月初旬の深夜、自動車事故が起きた。現場は、ベア郡治安判事の家からわずか四ブロックのところだった。治安判事とは、管轄内で検死官の役割を果たすべく選ばれた役人のひとりのことだ。警察は事故を起こした車の運転手を病院に運んだが、その男性は到着時に死亡が確認された。

警察は事故現場近くの治安判事に連絡したが、その治安判事は警察が現場から遺体を動かすべきではなかったとして死因審問をおこなうことを拒否した。そこで、警察が次に病院を管轄する治安判事に連絡すると、その治安判事は最初に連絡を受けなかったからといって死因審問を拒否した。三人目の治安判事がようやく死因審問をおこなったが、それまで死亡した男性の遺体は不相応なほど長く病院に放置されていた。

この治安判事たちの身勝手な縄張り争いが地元新聞に取りあげられると、住民はようやく目をさました。ベア郡行政委員会は次の会合で、テキサス州初の検死局の設置を決めた。年一万四千ドルの給与で、行政委員会は当時アトランタの病院の研究室長だったオランダ生まれの法病理医ドクター・ロバート・ハウスマンを雇いいれた。奇遇にも、ハウスマンはその仕事を始める前に、ニューヨーク市検死局のドクター・ミルトン・ヘルパーンの下で、私の父とともにひと月ほどすごし、法医学の再訓練を受けていた。当時の私はまだ十四歳で、ハウスマンがサンアントニオに開いた検死局を自分がいずれ率いることになるとは当然ながら想像もしていなかった。

死はもたもたしていなかった。一九五六年七月二日にテキサス州初の検死医が宣誓就任してわずか二時間後に、最初の仕事――自殺事案――が舞いこんだ。四十八歳の白人男性がスペイン製の三二口径セミオートマティック拳銃で自らの心臓を撃ち抜いた現場である、サンアントニオ中心部に建つホテルの九階の一室に呼ばれたとき、彼の下には助手がひとりと秘書がひとりいるだけだったが、それがテキサスの科学捜査の新たな時代の幕開けだった。

事案第一号（と公式に呼ばれた）は、法医学的見地からは単純だった。部屋には内側から鍵がかけられ、午前十一時に部屋をノックしたベルボーイが一発の銃声を聞いていた。しかし、人間模様的な見地からはより複雑だった。死んだ男性はジョゼフ・クロムウェルといい、オクラホマで石油を掘りあてた山師のひとり息子にして、亡き父の莫大な財産の相続人だったのだ。イングランドの護国卿オリバー・クロムウェルの九代目の子孫だったジョゼフは、近くのサンマルコスの広大な農園に住んでいた。若き日の彼は名門の軍士官学校を卒業後、一家の友人でハーバート・フーヴァー政権の陸軍長官だった人物から直々に少尉に任ぜられた。一家の広大な農園で開かれるパーティは伝説となっていたが、ジョゼフの享楽的な人生の最後の十年は無為な暴飲暴食の日々だったらしい。最後には、財産はほとんどなくなっていた。

ジョゼフ・クロムウェルは一週間前にホテルにチェックインしていた。持ち物はわずかな着がえだけで、貴重品は何も身につけていなかった。警察が発見したときは、肌着にトランクス、ブルーグレーの靴下だけの格好でベッドに倒れており、顔には無精髭《ぶしょうひげ》が生えていた。ナイトテーブルの上には、ホテルの支配人、警察、息子あてに、こと細かな指示を記した遺書が残されていた。

ハウスマンの就任初日の死者第一号が普通の死ではなかったのは、たんなる偶然だろうか。もっとも、当の死者にとって普通の死などというものはない。そしてたいていの〝普通〟の人の人生には、どこかにいくつかは尋常ならざる物語が秘められているものだ。

検死医の仕事は死の原因と種別（このケースでは、一発の銃弾が心臓を貫いたことが死の原因であり、死の種別は自殺）を特定することだが、ときには知りえない、より深いところにある理由を知りたいと思うのが人情だ。ジョゼフ・クロムウェルが自ら命を絶った本当の理由は家族によっても語られず、それがたとえわかっていたとしても、今や忘れ去られている。だが、ドクター・ハウスマンが遺書を何日かデスクに置いていたことを私は知っている。にもかかわらず、テキサス州にとって歴史的な就任初日から、ひっきりなしに舞いこむ疑わしい死や看取られない死に忙殺され、ジョゼフ・クロムウェルの死を手放すしかなかった。

みなそうだ。

私がサンアントニオに来た当初、検死局からは誰も死亡現場に行っていなかった。私がそれを変え、人が実際に死亡した場所に検死局の調査員を送るようになった（それまでは電話で報告を受けるだけだった）。最初は、私が警察の仕事を信用していないように思われ、警察から反発があるのではないかと案じたが、取りこし苦労だった。法医学的な調査員が探すのは、警察官とは異なる手がかりだからだ。幸運にも、私の下の調査員の多くには警察での経験があり、調査員のチーフは、記者たちに〝ミスター殺人課〟と呼ばれたサンアントニオの元刑事だった。これを書いている時点で、やはり元殺人課刑事の彼の甥が、ベア郡検死局で同じ調査員のチーフを務めている。

現場へ行くことは大切だ。不審死の発生後、一刻も早く、なるべく多くの情報を集めるほど、死因を解明できる可能性が高まる。私は部下の調査員や法病理医にできるだけ多くの死を検証させたいと考えていた。たとえ死因が明らかに思える場合であってもだ。なぜなら、明らかに思えることがかならずしもそのとおりとはかぎらないからだ。

当時も今も、警察は死因に疑わしい点があれば決まりどおりに報告してくるが、病院はかならずしもすばやく、進んで検死局に連絡してこない。医師の治療を受けていた患者が死亡した場合、医師がその死因を疑問の余地なく証明できるなら、法律上、病院は通報を求められないが、幅広い不審死が法律上のグレーゾーンに入る。病院は当然ながら、悪い評判や訴訟を避けたいし、あれこれと訊かれることすら嫌うので、院内のベッドで死亡した人がまったくの自然死だったというふりをしがちだ。余計な勘繰りをされたくない担当医は、法の求める確証がない場合でも、死亡診断書にサインしてしまうことが多い。

だが、死をそのように扱うべきではない。

サンアントニオの検死局長となった最初の年、頑としてすべての不審死を通報しようとしない病院――とくに、サンアントニオのテキサス大学ヘルス・サイエンス・センターの研修先だったベア郡立病院――の姿勢に、私はいらだちを募らせていた。一九八二年の秋には、もはやあからさまに腹を立てていた。複数の不審死が検死局に報告されていないことを知り、病院の態度を改めさせるべく、あらゆる方面から働きかけていた。抗議の意思をこめてヘルス・サイエンス・センターの教職を辞任さえしたが、それでも誰も聞く耳を持たなかった。私は何もしようとしないテキサス大学の上層部と決裂した。傲慢で欲深く不透明な風土の砦の門をいくら叩いても無駄骨だった。

神の導きか偶然か、まさにそのようなときに、幼いチェルシー・マクレランの悲劇が、風の噂で私の耳に入った。

一九八三年一月、私の部下の検死医であるコリー・メイが、サンアントニオの病理医たちを前に講演したあと、地元の医大時代の旧友と話をした。神経病理学者であるその医師によれば、カーヴィルの検察が、ある幼女の不審死について調べているという。検察は、ともにベア郡立病院で最近まで働いていた医師と看護師を疑っているらしいというのだ。

さらに、病院では複数の乳幼児の不審死が起きているとその旧友は声をひそめて言った。病院は数年前から内々に調査をおこなっているという。

コリー・メイからその話を聞いた私は衝撃と怒りをおぼえた。もう何カ月も、病院での不審死が報告されていないのではないかとさんざん声をあげてきた。まさにその疑念が正しかったという証拠が示されたのだ。だが、現実は私の想像よりはるかに悪かったことはまだ知らなかった。

翌朝、私は検察局へ出向いた。誰かが郡立病院で赤ん坊を殺しているかもしれない、という恐ろしい噂をぶつけるために。

ベア郡立病院ではたしかに憂慮していた。少なくともひとりの看護師が、すでに疑念を訴えていた。少なくともひとりの医師が、ある赤ん坊の不可解な死について懸念を表明していた。小児ICUの死亡率は通常考えられるよりも高かった。そして、それがなんらかの異常によるものであれ、誰かの故意によるものであれ、表沙汰になれば病院の評判は地に堕ちる。

二度の内部調査でははっきりした結論は出なかったものの、ある糸が見えてきた。看護師のジェニーン・ジョーンズの名前が毎回登場するのだ。闇の人物像が浮かびあがってきた。

ジェニーン・ジョーンズは一九五〇年七月十三日にサンアントニオで生まれ、すぐに里子に出された。ずんぐりした体型で、見た目もぱっとせず、芝居がかった言動が目立ち、よく嘘をついたり怒鳴ったりして付きあいにくい性格だったため、友達も少なかった。子供のころに身体的虐待や性的虐待を受けたとよく話していたが、その話はいつもどこか曖昧で、まわりも何度も嘘を聞かされ、もう誰も真に受けなくなっていた。ジェニーンはまた、人の気を引くために病気や体調不良をよそおうようになった。

十六歳のとき、手製のパイプ爆弾の爆発により弟が死んだ。その一年後に、養父も癌で死亡した。知人によれば、自分は疎《うと》まれ、愛されずに育ったとよく言っていたわりには、ジェニーンは家族の死に打ちひしがれていたという。こうして、養母が唯一の家族となった。

噂では、高校を卒業後、ジェニーンは妊娠したふりをしてボーイフレンドに結婚を迫った。だが、彼は数カ月後に海軍に入ってしまい、ジェニーンは複数の既婚男性と次々に付きあうかたわら美容学校に通った。

彼が海軍から戻ったあと、ふたりは結婚し、子供をひとりもうけたが、わずか四年で離婚した。幼い子をかかえた彼女は、美容師よりも稼げる（そして毛染め剤で癌になるという異常なまでの恐怖をやわらげられる）仕事を探しはじめた。

彼女はかつて病院の美容室で働いたことがあり、そのときに医師に特別なあこがれを抱くようになった。それでひらめいた。息子を母親に預け、准看護師の資格をとるための学校に通った。一九七七年に卒業した後まもなく、もうひとり子供を出産したが、その子も母親に預けて新たなキャリアに踏みだした。

意外にも、ジェニーンはとてもよい看護師になった。だが、赤と白のストライプの制服を着た看護助手より一段上の立場でしかないのが気にいらず、自分が現場を仕切るべきだと強く信じていた。そして自分の仕事ではないにもかかわらず、やたらに診断を下したがった。

二十七歳になった彼女が最初に勤めたサンアントニオのメソジスト病院では、仕事が雑で偉そうなうえ、職分を超えた判断を下そうとするということで、わずか八カ月でクビになった。次に勤めたサンアントニオの小さな私立病院も長くは続かなかった。

一九七八年、ジェニーンはベア郡立病院の小児ICUでの職を得た。そこは当時アメリカで十五番目に大きな都市の、おもに貧しい住人向けの比較的新しい病院だった。だが、滑りだしは順調とはいえなかった。ジェニーンの偉そうなところ——身分でも経験でも一番の下っ端なのにもかかわらず——が摩擦を招いた。彼女は人の癇《かん》にさわる性格に加え、日常的に医師の指示に文句をつけたり、勝手に指示の内容を変えたりした。また性体験について吹聴《ふいちょう》するのも好きで、よく具体的で生々しいことまで話していた。さらに悪いことに、男性医師には臆面《おくめん》もなくあからさまに色目を使った。

働きだしてまもないころ、彼女は担当していた子供の患者をはじめて亡くしてショックを受け、人前で異様なほど大げさに嘆き悲しんで同僚の看護師を困惑させた。死んだ赤ん坊の病室にスツールを持っていってすわり、長いこと赤ん坊を見つめていた。また別のときには、病院の遺体安置室で死んだ赤ん坊に付き添うと言い張り、歌を歌ってきかせていた。その一方で、次にどの子が亡くなるかの賭けに参加していた。

ジェニーンの仕事は、本来は患者の基本的な世話だけだったが、針を刺す才能を伸ばしていった。また、さまざまな薬とその効果にも並はずれた関心を示した。もっとも、看護師がそれらのことを知ろうとするのは自然であり、褒められるべきことととらえられた。

一九八一年のクリスマス直後、ローランド・サントスという生後四週間の赤ん坊が肺炎で小児ICUに運びこまれ、ただちに人工呼吸器がつけられた。三日後、ローランドは不可解な発作を起こした。その二日後には心拍が停止し、体にあいた複数の注射針の穴から出血した。さらにその数日後にふたたび出血した際には、検査の結果、心臓病の患者向けの血液の抗凝固薬ヘパリンが注射されたことがわかった。

三度目の出血が始まったときには、ヘパリンの効果を打ち消す薬を投与すると出血が止まった。怪しんだ担当医は、ただちにローランドを小児ICUから一般病棟に移した。まだ病状は重かったが、小児ICUにいるほうが危険だと判断したのだ。

四日後、ローランド・サントスは回復して退院した。

誰かが子供に必要のない過量のヘパリンを投与したとのたしかな証拠を得た病院職員は、テキサス大学ヘルス・サイエンス・センターのトップ向けのメモに〈看護師による意図的なミス〉と記し、小児ICUでのたび重なる不可解な死や死亡寸前の事案に目を光らせると約束した。

小児ICUのスタッフの中にはジェニーン・ジョーンズに懸念を抱く者もいたが、彼女はローランド・サントスの件でも、たび重なるその他の不審な事案でも、ただちに疑われることはなかった。小児ＩＣＵでの四年間、ジェニーンはまわりと揉めながらもクビにはされなかった。が、同僚の中には、相次ぐ不可解な悲劇について何度か警告を発した者もいた。

不審死の数はかなりのものだった。ジェニーンが小児科病棟に勤めていた期間に四十二人の赤ん坊が死亡し、そのうち三十四人――病院で死んだ赤ん坊の五人に四人――が、彼女が勤務に就いているあいだに死んでいた。ほかの看護師たちはジェニーンの三時から十一時までの勤務時間帯を〝死のシフト〟と呼ぶようになった。ジェニーン自身も、自分が〝死の看護師〟と呼ばれていることを大っぴらに心配していた。それももっともな話だった。ジェニーンが働いていた期間の小児科の乳幼児死亡率はトータルで三倍近くに跳ねあがっていたのだ。

だが、病院での懸念が高まっていたにもかかわらず、誰も私に――人がなぜ、どのようにして死んだのかを確認するのが仕事である郡の検死医に――不審な死について報告しなかった。

一九八二年、なんら証拠はないものの、世間の関心もひきたくない病院は、みごとな広報戦略でうまく損害を食いとめた。小児ＩＣＵのスタッフをより経験ある正看護師に〝アップグレード〟する方針を発表し、ふたりの准看護師を目立たぬように辞めさせたのだ。ひとりはジェニーン・ジョーンズ、もうひとりはジェニーンが赤ん坊を殺しているという疑いの声をあげた看護師だった。

病院の上司からいい内容の紹介状をもらったジェニーンは、ベア郡立病院でのレジデントを終えて、カーヴィルで新たな小児科クリニックを開こうとしていたドクター・キャシー・ホランドにすぐに雇われた。

こうして、それから数カ月後、サンアントニオの病院の元看護師（およびそこで研修を受けた医師）がカーヴィルでの幼児の死をめぐる捜査に巻きこまれ、サンアントニオの検察はその他の死についても嗅ぎまわっていて、私は病院側にさらなる透明な運営を求めてプレッシャーをかけていた。恐ろしい嵐が巻きおころうとしていた。

ところが、チェルシー・マクレランの死亡後も、カーヴィルのドクター・ホランドのクリニックでは、不可解かつ恐ろしいひきつけや呼吸不全や意識消失を起こす子供が出つづけていた。信じられないことに、チェルシーが死んだ日の午後、ジェニーンが注射したあとに同じような発作を起こした子供もいた。そのとき、ドクター・ホランドはチェルシーの解剖の手配で忙しく、クリニックにはジェニーンひとりだった。

ぐったりした子供がカーヴィルの病院に救急搬送されると、そこの麻酔科医が、サクシニルコリンという全身の筋肉を弛緩させる即効性の薬剤の痕跡に気づいた。その疑惑について麻酔科医から報告を受けた病院の運営者は、カーヴィルの検事ロン・サットンに相談した。突如《とつじょ》として、ドクター・キャシー・ホランドと看護師のジェニーン・ジョーンズ、そしてサクシニルコリンという薬に疑いが集中することになった。

一九五〇年代から使われているサクシニルコリン――医療関係者のあいだでは〝サックス〟と呼ばれる――は、呼吸用のチューブを挿入する際にこわばった喉の筋肉を弛緩させるのによく使われる合成筋弛緩剤だ。数秒で効果が出るが、数分で効き目が消える。苦しむ患者の気管に挿管するにはそれで充分なのだ。

サクシニルコリンは体内ですばやく分解され、それを投与されていなくても人体内に通常見られる自然の物質に変わってしまう。だから通常の解剖ではたいてい見のがされることになる。一九八〇年代初頭には、わずかな血中成分の異常は見落とされがちであり、たとえその使用が疑われる場合でも、殺人事件の立証の根拠にできるほどのはっきりした証拠は残らなかった。有名な刑事弁護士のF・リー・ベイリーは、ほとんど痕跡を残さずに消えてしまうサックスを〝完璧な殺人兵器〟と呼んだことがあるほどだ。

サクシニルコリンの過剰投与は死にかたとしては最悪だ。不運な被害者は、完全に意識を保ったままで、心臓や横隔膜を含む全身の筋肉が動かなくなり、その結果呼吸が止まって窒息する。

この完璧な毒薬は救急救命室や手術室に常備され、もっぱら麻酔科医や救命医が使う（三種類の薬剤のカクテルのひとつとして、死刑囚への注射に使われる場合はこのかぎりではないが）。一般人にはサックスは手に入れられない。それに、町の小さな小児科クリニックの棚に常備されているべき理由もほぼない。子供が急に意識を失い、緊急挿管が必要になる状況を医師が予期しているなら別だが、それはありそうもない。

捜査の早い段階でドクター・ホランドの疑いは晴れ、検察官は彼女の協力を得て点と点を結んでいった。その忌《い》まわしい線の先は、まっすぐに看護師のジェニーン・ジョーンズへと伸びていた。
ドクター・ホランドのクリニックにはサクシニルコリンのアンプルがふたつあり、薬の発注はおもにジェニーン・ジョーンズが担当していた。チェルシーの死後、アンプルのひとつが一時的に行方不明になった。ジェニーンはまもなく見つけたと報告してきたが、その封は切られ、ゴム栓にふたつ注射針の穴があいていた。しかし、どちらのアンプルも中身は減っていないように見えた。

このサクシニルコリンの件のあとまもなく、ドクター・ホランドはジェニーンを解雇した。患者の誰にも処方していないのに、アンプルに針の穴があけられていたことに医師は動揺した。その後の分析の結果、開封されたアンプルの中身は生理食塩水で薄められていたことがわかった。

同時に、サンアントニオのベア郡立病院では、ジェニーン・ジョーンズが小児ICUで働いていた期間の、通常よりも多い死亡者数について三度目の調査をおこなおうとしていた。そしてサンアントニオの大陪審はそれとは別に、ジェニーンが雇用されていた一九七八年から一九八二年初頭にかけて小児ICUで発生した子供の死について、記録を調べていた。

最終的に、大陪審はジェニーン・ジョーンズの看護を受けていた患者の十件余りの不審死に的を絞った。私の検死局に報告があったのはそのうち一件だけで、残りの解剖は医学部の学生がおこない、いずれも担当医による死亡診断書が発行されていた。そのいずれにおいても疑わしい証拠も、もちろんサクシニルコリンも発見されなかった、とされていた。

しかし、一九八三年には我々は新たなツールを手に入れていた。名高いスウェーデンの毒物学者で、スウェーデン王立科学アカデミーによるノーベル賞受賞者の選定にも加わっていたドクター・ボー・ホルムステットが、死体からサクシニルコリンを検出する新たな手法を開発したのだ。問題は、その手法が世界中どこの法廷でもまだ試されていなかったことだ。

看護師のジェニーン・ジョーンズがサクシニルコリンを使って罪もない子供たちを殺しているとの疑いを胸に、我々はドクター・ホルムステットに連絡をとった。彼は喜んで協力すると言ってくれたが、ひとつだけ条件をつけてきた。テキサス州が問題の看護師に死刑を求刑するつもりなら、法廷で証言はしないというのだ。

殺人犯かもしれない人間をみすみす逃すか、求刑を軽くするかの選択を迫られたサットン検事は、後者を選んだ。ホルムステットの条件を呑み、ジェニーン・ジョーンズを起訴する場合には死刑を求刑しないと約束した。

だが、起訴より何より先に大きな疑問が残っていた。幼い女の子は果たして墓から語ることができるのか。

一九八三年五月七日の晴れた土曜日の朝、我々はチェルシー・マクレランの遺体を掘り起こした。

墓掘り業者がわずか一メートルの浅い土の下に埋められた小さな棺を掘りだす前に、我々は即席のモルグとして、墓を囲むようにキャンバス地のテントを立てていた。墓地の門の外に集まったメディアと野次馬の視界をさえぎるためだ。チェルシーの両親は掘り起こしを許可したものの、考えただけで吐き気がすると言って、詳細については知りたがらなかった。それでも、そうすることが、チェルシーのために公正な裁きを得る唯一の手段かもしれないということは理解してくれた。

我々はそもそもそこにいるべきではなかった。カーヴィルの葬儀社の奥の部屋でおこなわれた当初の解剖は、専門の法病理医ではなく、民間の病理検査機関とサンアントニオのテキサス大学医学部の医師によって実施されていた。この医師が、コリー・メイに最初にこの件について話した神経病理学者であり、ジェニーン・ジョーンズの直接の知りあいだった。この医師らは意気消沈していた。彼らの解剖では何も見つけられず、組織のサンプルも保管状態が悪かったため、子供の墓を掘り起こさざるをえなくなったからだ。というわけで、我々がその日、チェルシーの墓を掘り起こすことになった。

チェルシー・マクレランの死因はおそらく乳幼児突然死症候群ではない。私にはその確信があった。乳幼児突然死症候群は、一般に一歳未満の子供の原因不明の突然死と説明され、それは通常は寝ている最中に起こる。一歳三カ月のチェルシーは、診察室で活発に動いている最中に死亡した。ある看護師に注射をされたあとに。

チェルシーは、八カ月前にみなが別れを告げたときのままの姿で棺の中に横たわっていた。かわいらしいピンクのワンピース姿で、毛布と人形がかたわらに置かれ、ブロンドの髪にピンクのリボンを結んだ彼女は、保存状態もよく、白い磁器の人形さながらだった。我々の陰惨な仕事のためにその眠りを妨げるのは忍びない気がした。

ただの抜け殻だ、と私は自分に言い聞かせた。

葬儀社のスタッフがチェルシーの身元を確認したあと、私は彼女の服をぬがせ、脚をじっくりと見て注射針の跡を探したが、見つからなかった（そのことはとくに意外ではなかった）。そこで、サクシニルコリンを注射された可能性のある両脚の腿の筋肉のサンプルを採取した。続いて両方の腎臓《じんぞう》を取りだし、肝臓と膀胱《ぼうこう》と胆嚢《たんのう》の一部を切りとると、傷口を縫いあわせた。葬儀社のスタッフがもとどおりに服を着せてそっと棺に寝かせ、ふたたび毛布をかけて人形をかたわらに置いた。そのあいだ、私はチェルシーの魂に小声で祈りを捧げていた。

ただの抜け殻だ。

すべての作業に一時間もかからなかった。

私はサンプルを冷凍し、証拠の厳正な管理のため、毒物学者がそれを携えて、八千キロ以上離れたストックホルムのドクター・ホルムステットのもとへ運んだ。遺体の掘り起こしから十一日後、ホルムステットから報告が届いた。新たな検査手法により、チェルシーの組織からサクシニルコリンの痕跡が見つかったという。

これがジェニーン・ジョーンズの罪を問う決定的証拠となった。五月二十五日、彼女はカーヴィルの大陪審により、一件の殺人と七件の子供に対する傷害（チェルシーを含む、クリニックでのさまざまな命にかかわる事案）で起訴された。子供たちにサクシニルコリンまたは類似の薬物を注射した容疑がかけられたが、動機は不明なままだった。

ジェニーンは新婚の夫とともに親類を訪ねていたオデッサで逮捕された。彼女は罪状を否認し、裁判所は二十二万五千ドルの保釈金を課して公選弁護人を割りあてた。二週間後、彼女は保釈され、裁判の開始まで自由の身となった。

有罪となった場合、ジェニーンには八件の罪状について、それぞれ五年から終身刑の刑罰が言い渡されることになる。

ここからが大変だった。

チェルシー・マクレランの死後一年半近くたった一九八四年一月十九日、七人の女性と五人の男性が、テキサス州ジョージタウンの裁判所の陪審員席に腰をおろした。彼らは看護師のジェニーン・ジョーンズが血も涙もない赤ん坊殺しなのか、それともヤブ医者のかわりに責任を押しつけられた被害者なのかを判断することになっていた。果たしてチェルシー・マクレランは殺されたのか、あるいは悲劇的な自然死だったのか。

この注目の裁判目あてに、アメリカじゅうから記者たちが歴史あるオースティン郊外の町に押し寄せた。アメリカの人々は一年近く前から、この痛ましくセンセーショナルな事件をめぐる報道を見聞きしており、裁判が近づくにつれて疑惑はふくらむばかりだった。人々が知りたかったのは、赤ん坊殺しのぞっとするような詳細だけではない。罪もない乳幼児を、それもひとりならずひょっとすると数十人も、なぜ、どうやって殺せたのか理解できなかったのだ。

カーヴィルの地区検事長ロン・サットンによる立証は、状況証拠頼りの部分が大きかったが、彼は異例なほど短い冒頭陳述において陪審員にこう語りかけた。「この事件には非常に多くの状況証拠があります」そして、慣例のとおりに予定される証人を挙げることなく、ただ〝複雑怪奇な〟パズルのすべてのピースをそろえて示してみせる、とだけ約束した。

最初の週の証人たちは、検察側の悲しいストーリーを裏づけていった。ドクター・ホランドのクリニックを訪れて異変をきたしたチェルシーを二度とも見たカーヴィルの病院の救急救命室の看護師。チェルシーのぎこちない動きはサクシニルコリンの影響から回復するときに似ていると述べた麻酔科医。ジェニーン・ジョーンズがチェルシーに注射をするまで何ごともなかったように思うと証言した救急車の運転手。当初の解剖をおこなった神経病理医は、チェルシーの状態が乳幼児突然死症候群にあてはまらないと認めたものの、サクシニルコリンのことを聞くまで、彼女がなぜ死んだのかまるでわからなかったと証言した。

証言台に立ったとき、マーサ・ウッズのことが私の脳裏によみがえった。あの事件から十二年がたち、我々は別の女の手にかかったとされる別の子供の死と、乳幼児突然死症候群について議論している。その女は、やはり普通ではありえないほど多くの赤ん坊の死に立ち会っている。歴史は繰りかえすということだ。

「その子は（乳幼児突然死症候群と考えるには）大きすぎます」私は陪審に向かって述べ、こう付け加えた。「乳幼児突然死症候群とは、幼い子供の死因がわからないということを体裁よく言う方法にすぎないのです」

私が婉曲的な表現で遺体の掘り起こしの様子を語るのを、陪審員たちは表情を変えずに聞いていた。彼らも私と同様、それをおぞましいけれど必要なことだととらえているようだった。

やがて、二十八歳のチェルシーの母親ペティ・マクレランが証言台に立った。緊張した面持ちで、はじめから泣きながら、彼女はチェルシーの誕生から死までのわずか十五カ月間の人生について語った。声が小さすぎて、判事がもっと大きな声で話すよう何度か求めたほどだった。チェルシーが最初にドクター・ホランドのクリニックで呼吸困難になったときの様子が語られると、法廷は死んだように静まりかえった。チェルシーが恐怖で目に涙を浮かべ、弱々しい泣き声をあげたとき、ジェニーン・ジョーンズは注射針を刺されて「ちょっと怒ってるだけよ」と言ったと母親は証言した。

「そう言ったあと、ジェニーンは何をしましたか」サットンがペティに尋ねた。

「もう一本注射を打ちました」

「それから？」

「娘がだらりとしました。縫いぐるみの人形みたいに」ペティがすすり泣いた。「まるで縫いぐるみの人形みたいになったんです」

サットンにうながされ、ペティはクリニックへの最後の訪問とそれに続く救急搬送、それが思いもかけない形で小さな町の病院の駐車場で終わったときのことを語った。夫が救急車の運転手と話し、ペティに人生最悪の知らせを告げようとしていたときのことを。

「チェルシーが死ぬなんて、そんなことあるはずがないと夫に言いました。ありえない。あの子は病気じゃなかったんです。どこも具合は悪くなかったんですから！」

反対尋問で、弁護側はチェルシーが月足らずで生まれたこと、ほかにも健康に問題があったことをさりげなく強調したが、ペティは強かった。チェルシーはたしかに生まれたときは弱かったが、亡くなった朝は完全に健康だった、あの日はそもそも病院に行く予定すらなかった、と述べた。

ペティの証言は、情に訴える検察側の戦術のハイライトだったが、すべてはドクター・ホルムステットの科学にかかっていた。問題は、検出困難な薬物を対象とした彼の新たな検査法がまだどこにも論文として発表されておらず、当然ながら人の生死をめぐる刑事裁判に使われたこともないことだった。陪審に聞こえないところで、検察側・弁護側の双方がホルムステットの出した結論の証拠能力をめぐって激しい議論を戦わせた。

長い一日の終わりに、判事はその証拠能力を認めた。こうして、優しい祖父然としたホルムステットが強いスウェーデン訛《なま》りの英語で、チェルシーの組織にサクシニルコリンの痕跡を発見したと述べ、ジェニーン・ジョーンズにとって最大の不利な証拠を示した。

検察側の陳述や証言のあいだずっと、被告人の看護師は平然と——むしろ退屈そうに——被告人席にすわっていた。手紙を書いたり、いたずら書きをしたり、ガムを嚙んだりして、概して興味がなさそうだった。ジェニーンは無罪を確信していた（彼女の弁護人は決してそう思っていなかったが）。あるときなど、彼女はスティーヴン・キングのホラー小説『ペット・セマタリー』を法廷に持ちこんで読みたいと希望したが、陪審への映りが悪いからと弁護人が思いとどまらせた。陪審員たちは日を追うごとに、ジェニーンをちらちらと見ることが増えていた。

検察側の最後の証人が、ジェニーン・ジョーンズの元上司にして友人だったドクター・キャシー・ホランドだ。この小児科医は容疑者から一転、検察側のもっとも有力な証人のひとり――そして疑惑の看護師にとっての最悪の悪夢――となっていた。

ホランドは数日にわたり、ジェニーンを雇った経緯や、ともに働いていたときの様子などを証言した。チェルシーやほかの子供たちの突然の異変について述べ、サクシニルコリンのアンプルに針の跡を見つけたときのこと、そのアンプルの中身は減っていないように見えたが、薄められているのが後日わかったことなどを語った。法廷を驚かせたのは、ジェニーンが本気とは思えない自殺未遂を起こしたときの遺書に、〝あなたと、私が人生を変えてしまった七人の人々〟に謝罪すると書かれていたとの証言が飛びだしたときだった。それは明らかな告白に思えた。

ジェニーンの態度が一変した。怒った表情になり、決して小さくない声で、ホランドは嘘をついている、裏切り者だと糾弾した。反対尋問において、ホランドはチェルシーの死についての意見を変えたことを認めた。

マーサ・ウッズ事件と同様、今度も〝過去の悪行〟をジェニーン・ジョーンズの〝署名〟だと証明するのが適切かどうか判断することを判事は迫られた。結果的に、判事は数人の証人に、子供が被告人の看護師と接した際の恐ろしいエピソードについて証言することを認めた。サットンが約束したとおり、パズルのすべてのピースがはまりつつあった。

最終的に、検察側は四十四人の証人を呼び、六十四件の証拠を提出した。すべてがジェニーン・ジョーンズの有罪を明らかに指し示していた。

弁護側は、おもに医療の専門家を証人に呼び、検察側の証拠に反駁《はんばく》するという手法で活発に反論した。また、ジェニーンには証言しないよう助言した。すぐに傲慢な嘘つきという印象を持たれてしまうのがわかっていたからだ。ジェニーンがその助言を無視して――小児ICUの医師の指示を何度も無視したように――証言しようとし、緊迫した空気が流れたが、彼女は結局尻ごみした。

開始から一カ月、テキサス州対ジェニーン・ジョーンズの裁判は終わりに近づき、残りは最終弁論だけとなっていた。

サンアントニオの地区検事補ニック・ローティ（生後四週間のローランド・サントスが命を落としかけた事件でジェニーン・ジョーンズを起訴中のため、サットンを手伝っていた）が、二時間におよぶ情感たっぷりの演説で検察側の弁論を締めくくった。

「私たちは原点に立ちかえる必要があります」ローティはそう口火を切った。「この裁判はいったいなんのためなのか。亡くなった幼い女の子のためです。この子のためです」

彼はチェルシー・マクレランの写真を掲げてみせた。

そして、これまでに聞いた証言のことや、医師のもとを訪れた子供が死亡したり、恐ろしい緊急事態につながった数々のケースについて陪審に思いださせた。イーゼルに掲げた大判のカレンダーに陪審の注意を向けさせ、パターンについて考えてみてほしいと求めた。ドクター・ホランドのクリニックで子供に異変が起きた日には、小さな縫いぐるみの人形のマークが書きこまれていた。

「カレンダーじゅうに人形のマークがあるのがおわかりでしょう」

そして、ローティはカレンダー上のある一週を指さした。その週は異変が発生せず、人形のマークはひとつも書きこまれていなかった。なぜか。

「ジェニーン・ジョーンズはこの週、入院していました。この週は彼女がいなかったから、人形のマークがないのです」

法廷が静まりかえった。

弁護側の最終弁論では、チェルシーは自然死であり、ジェニーン・ジョーンズは無実のスケープゴートである、そしてドクター・ホランドには無視できないほど疑わしい点がある、との主張が展開された。

「検察側はありとあらゆる手を使って、この事件の真実からみなさんの目をそらそうとしてきました」ジェニーンの弁護人は言った。「真相を隠し、みなさんを混乱させ、パニックに陥らせ、脅して、有罪の評決を出させようとしてきたのです」

サットン検事からの短い反論ののち、判事は陪審に評決をゆだねた。一九八四年二月十五日の午後二時過ぎのことだった。

「きみもゆっくり本でも読んでいるといい」長くむずかしい評議になると予想した判事は、法廷速記者に言った。

だが、判事の予想ははずれた。陪審は三時間未満で評決に達した。私は陪審員たちが戻ってきた、という地元テレビ局の速報を見て驚いた。

結果は有罪だった。

裁判所の外でプラカードを掲げていた少数のデモ隊は歓声をあげた。法廷内にいたジェニーンの被害者の親族らは抱きあって涙を流した。マクレラン夫妻にとって、評決はほろ苦いものだった。有罪となっても娘が帰ってくるわけではないが、娘を殺した人物はこの先一生、塀の中ですごすことになる。

「これでようやくあの子を安らかに眠らせてやれます」チェルシーの祖母は記者に語った。「もう誰も掘りかえすことはできません」

無罪を確信していたジェニーン・ジョーンズは動揺し、泣きながら廷吏に連れられて刑務所に移送されていった。

数日後、チェルシー・マクレランに注射をして死にいたらしめた罪で、ジェニーンに禁固九十九年の刑が言い渡された。数カ月後、ローランド・サントスへの傷害罪でも有罪となり、さらに禁固六十年の刑が追加された（刑期は他方の刑と同時に消化する）。裁きは下された（当時、サンアントニオの地区検事長はワシントン・ポスト紙の記者に対し、「ジェニーン・ジョーンズをこれ以上の罪で起訴するつもりはない。意味がないからね。彼女は残りの一生を刑務所ですごすことになるだろうし」と語った）。

だが、みなが歓喜に沸く中で、隠された罠が約三十年後に姿をあらわすことになると予想できた者は誰もいなかった。

それが姿をあらわしたとき、我々はまたあの幼い女の子を墓から掘り起こしているような気分にさせられることになった。

ジェニーンはなぜあんなことをしたのか。

それは誰にもわからない。マーサ・ウッズのように、ある種の代理ミュンヒハウゼン症候群だった可能性は高い。検察はジェニーンがヒーロー・コンプレックスであり、(自ら瀕死の状態にした)子供の命を救うことで得られる注目を病的に欲していたのだと主張した。子供を殺すつもりはなく、命が危険な状態にして救うことが目的だった可能性もある、と検察は指摘した。また、生死をめぐるドラマで鍵を握る役割を演じることから得られる力を楽しんでいたと言う者もいる。あるいはただ、彼女自身が神のようにあがめ、あこがれていた医師という存在から称賛されることに喜びを感じていたのかもしれない。または、子供のころに受けていたという虐待を自ら実演していたのかもしれない。

理由はわからないし、彼女も語っていない。

マーサ・ウッズの場合と同様、ジェニーン・ジョーンズの動機も、合理的な理解のおよばないほど複雑なものではないかと思う。それがどんなものであれ、それを探ることはほかの誰かにまかせたい。私が第一に義務を負っているのは、ジェニーンに対してではなく、チェルシー・マクレランと、ジェニーンの腕の中で命を終えたかもしれないほかの子供たちに対してだ。

この悲劇にはふたりの悪者がいた。ひとりはもちろん、本当は何人殺したのかもわからないサイコパスのシリアルキラー、ジェニーン・ジョーンズ。そしてもうひとりは、真実に向きあうよりも体裁を守ろうとした病院の悪しき文化だ。

ジェニーン・ジョーンズは最大で四十六人の乳幼児を殺した可能性がある。だが、その正確な人数はもう決してわからない。というのも、最初の有罪判決のあと、ベア郡立病院（現テキサス大学医療センター）は三十トン近くの書類をシュレッダーにかけて廃棄してしまったからだ。それらはジェニーンを雇用していた期間の病院の記録であり、彼女の犯罪の証拠となる可能性のある文書だった。病院側は、書類の廃棄は通常の手順だと言ったが、検察は病院がさらなる訴訟や悪評から身を守るためにそうしたと見ていた。

罪のない両親が子供を失い、罪のない人が仕事を失った。その一方で、政治家や法律家や医師は、いつものごとく無傷で逃れた。

我々はジェニーン・ジョーンズによる罪のない子供の殺戮《さつりく》から何も学んでいない。

まったく何も。

二〇一四年、テキサス州仮釈放委員会はジェニーン・ジョーンズの釈放について九度目の却下を言い渡した。最初のころは、釈放に反対するデモ隊が毎回集まっていたが、年月とともにその数も減り、声も小さくなっていった。最近までは。この本の執筆時で六十四歳となったジェニーンは、ステージ四の腎臓癌で死期が近いと主張し、憐《あわ》れみを乞うている。チェルシー・マクレラン殺害のかどで収監されてから三十年がたち、写真に写るのはもはや冷たい目をした三十代の女ではなく、陰気でたるんだ肌の六十代の女性で、シリアルキラーというより給食のおばさんといった感じだ。

それでも、ジェニーン・ジョーンズは今も危険であることに変わりはない。

彼女に九十九年の刑が言い渡された一九八〇年代のテキサス州には、刑務所の過密状態の緩和を目的とした、囚人の強制的な釈放を定めた法律があった。どれほど悪辣《あくらつ》で凶暴な犯罪者であっても、模範囚として刑務所で一日すごせば、刑期を三日務めたことになるというものだ。一九七七年から一九八七年のあいだにテキサス州で収監され現在も服役中の千人以上の犯罪者が、強制的な釈放の対象となっている。そのうち数百人が殺人犯だ。この法律はのちに改正されたが、ジェニーン・ジョーンズは今もその適用対象のままである。

ジェニーンは三十年以上にわたって模範囚としてすごしてきた。したがって、彼女にふさわしく刑務所で死ぬかわりに、二〇一八年三月一日には晴れて自由の身になる予定だ。

サンアントニオ――ジェニーンが少なくとも一カ所の地元病院で数十人の子供を殺した可能性のある土地――の地区検事局は、彼女の周囲で死亡した多くの乳幼児の中から、新たに起訴できる事件を見つけようと急いでいる。

被害にあった可能性のある子供の遺体を掘り起こすことも検討されたが、今となっては、はっきりした法医学的証拠を見つけられる見こみは薄い。ジェニーンがきわめて検出のむずかしいサクシニルコリンを注射したか、口をふさいで窒息死させたのなら、遺体から確たる証拠が出る可能性は低いだろう。

最近になって、一九八三年当時の大陪審の記録が出てきた。そこには、新たな事件で起訴できるだけの病院の記録の写しが含まれている可能性もあるが、それがジェニーン・ジョーンズを刑務所にとどめておくための最後の試みとなるかもしれない。経過を見守るしかない。

何も起こらなければ——そしてジェニーン・ジョーンズがそれまで生きていれば——彼女は二〇一八年にテキサスの刑務所から釈放される。そしてアメリカの犯罪と刑罰の歴史上はじめて、我々は捕まえたシリアルキラーを、そうと知りながらふたたび世に放つことになる。

彼女の被害者はもう案じることはないかもしれないが、生きている者はそうはいかない。

7　秘密とパズル

我々はみな人生のパズルに悩まされる。答えの出せない謎があることを受けいれながら、それでも答えを探す。そして延々とパズルのピースをはめては、延々とそれをばらしつづける。ずっとそうしてきたし、これからもずっとそうするだろう。死もまた多くのパズルをもたらすが、私が思うに、死の謎は隠されたものの中にではなく、見えるものの中にある。探している答えの手がかりはつねにそこにあって、見つけられるのを待っている。疑問に思って見ることは不自然ではない。目を背《そむ》けて去ることこそが不自然なのだ。

＊

一九八四年七月五日（木）、ワイオミング州ホイートランド

独立記念日の翌日、マーティン・フリアスは心身の痛みをかかえてひとりですごした。二、三日前に始まった内縁の妻との喧嘩がまだ続いていた。彼女はマーティンのそばにいたくないと言って、その日の午後は子供を連れて町の公園へ行っていた。マーティンは後悔と怒りが半々の気分でむっつりとふさぎこんでいた。

マーティンは一九七九年に仕事を探してメキシコからアメリカに密入国し、仕事がたくさんあって身を隠すのも容易なワイオミング州にたどりついた。一九八一年、離婚したばかりで一歳の娘をひとりで育てていたアーネスティン・ジーン・ペレアと出会った。ふたりとも二十代前半で、どちらも安全な落ち着き先を切実に求めていた。

ふたりはプレーリーの農業の町、ワイオミング州ホイートランドのトレーラーハウスを借りた。町の南西の荒れ地の、線路の反対側の砂利道にある白と緑のトレーラーハウスだった。マーティンは近くの採石場で仕事を見つけた。彼は真面目で穏やかな働き者だった。身長は百七十五センチと大柄ではなかったが、細く引き締まった体つきをしていた。メキシコでの少年時代には、野球のピッチャーとして将来を期待されていたほどだった。

マーティンは雇い主にも気にいられており、仕事をしているかぎり――収入が入ってくるかぎり――は、暮らしはうまくいっていた。

だが二カ月ほど前、マーティンの右腕が砕岩機でちぎれそうになる事故にあってから、それがおかしくなってしまった。腕の最初の手術がうまくいかず、再度の手術からの回復を待つあいだ、労働災害補償金だけが頼りの日々だった。

吊った右腕は使い物にならず、金もないマーティンは、日がな一日トレーラーで安いビールを飲んでテレビを見る以外になかった。アーネスティンはそのあいだ、学校にあがる前のやんちゃ盛りの三人の子供の面倒をひとりで見ていた。マーティンは彼女の飲酒に文句をつけ、料理に文句をつけ、友達に文句をつけ、ありとあらゆることに文句をつけた。頭にきたアーネスティンは、同じだけの敵意をこめていちいち言いかえした。彼女はかっとなりやすく、マーティンと出会う前には、元夫をスクリュードライバーで刺したこともあった。今回、アーネスティンは子供を連れて出ていくつもりだと母親に話していた。実際、すでに荷物の一部をシャイアンの母親のガレージに運びこんでもいた。

というわけで、独立記念日の翌日、まだ腹を立てていたアーネスティンは、子供たちを連れて町の公園へ行き、そこで友人たちと合流してピクニックをした。誰かがたくさんのビールを持ってきていた。アルコールが入ってアーネスティンの怒りもやわらぎ、まもなく機嫌もよくなった。しまいには、解放感も手伝って、若い男たちとふざけて取っ組みあいをして芝生を転げまわり、数時間マーティンのことを忘れた。でも、家に帰ったらまた言い争いになるわ、と友達に冗談めかして言っていた。

マーティンがあとをつけ、トラックからその様子を見ていたのをアーネスティンは知らなかった。彼女が男たちといちゃついてはしゃいでいるのを見たマーティンは怒ってその場を離れ、酒を飲んだ。

小さな町の通りからにぎわいが去ったその夜の九時半ごろ、マーティンは暗いトレーラーに帰ってきた。アーネスティンと子供たちが遅れて帰宅すると、マーティンは子供たちを寝かせるのを手伝った。アーネスティンは無言のまま、ここ何日かひとりで寝ている寝室に引っこみ、ドアを閉めた。

静寂の中でマーティンの長く悲しい一日が終わった。彼は明かりを消し、アーネスティンに寝室を追いだされて以来寝床にしているソファベッドに横になった。ごたごたしたまま解決もなく終わった一日を思うとしばらく寝つけなかったが、やがて眠りに落ちた。

だが、いくらも眠らないうちに、誰かが外からトレーラーの横腹を蹴ったようなドンという鈍い音がして目がさめた。何かが風に飛ばされて薄いブリキ板にぶつかったのかもしれないし、迷い犬が鼻をこすりつけているのかもしれない。マーティンは起きあがって子供部屋を覗き、外の暗闇に目をこらしたが、変わった様子はなかった。横になって目をあけたまま、しばらく耳をすましていたが、もう音は聞こえなかったのでふたたび寝入った。

二時間後の午前一時ごろ、マーティンは子供の泣き声でふたたび目をさました。まだ少し酔って朦朧《もうろう》とした頭で、よろけながら泣き声のするほうへと向かった。声はアーネスティンの寝室から聞こえているようだった。

ドアをあけて明かりをつけたが、目の前の光景が理解できるまでにしばらくかかった。アーネスティンが床にあおむけに倒れ、腹にぱっくりと口をあけた傷から血を流していた。娘が母親の頭を持ちあげようとしながら、泣きじゃくっていた。血と肉片がドアの脇の壁に飛び散っていた。そしてマーティンの300ウェザビー・マグナム弾の猟銃がアーネスティンの両脚のあいだに落ちていた。

アーネスティンはぴくりともしなかった。息もしていなかった。

アーネスティン・ペレアは死んだ。二十八歳の誕生日を迎える三週間前だった。

仰天したマーティンは、娘を抱きあげてキッチンへ走り、九一一番に電話した。英語がうまくなかった彼はトレーラーハウスまでの道順を説明することができず、町のカフェで警察と落ちあって家まで案内することにした。

一報を受けてトレーラーへやってきた町の警察官と保安官助手、それに小さなプレーリーの町の葬儀屋（郡の検死官も兼任していた）の三人は、抵抗の跡も、狭い寝室に誰かが押しいった様子も見つけられなかった。遺体の姿勢、左脚の脇に落ちたライフルの位置（保安官助手が実弾が入っていることをたしかめてすぐにどかした）、腹部の大きな傷、壁に飛び散った血と内臓と骨のかけら、そして閉じたドアから、ぱっと見で彼女が腹を撃って自殺したものと結論を下した。

だが、さらに観察した彼らは疑問を抱きはじめた。誰かがジーンズを無理やりぬがせようとしたように、ジッパーのところの布地が裂けていた。そして遺体を引っくりかえすと、背中に小指ほどの大きさの小さな銃創があった。

彼らの見立てはただちに変わった。通常、射入口のほうが射出口よりも小さいことを知っていたからだ。つまり、背中の傷のほうが腹の傷よりも小さいということは、アーネスティンは背後から撃たれ、派手な爆風とともに銃弾が腹部から飛びでて、七、八十センチ離れた壁に血や内臓が飛び散ったのだと考えた。

それはプラット郡で五年ぶりに発生した殺人事件だったが、たとえバーニー・ファイフ（コメディドラマ『メイベリー110番』に登場するお人よしの保安官助手）でも犯人はお見通しだっただろう。アーネスティンは強力な猟銃で（いやどんな銃であれ）自分を背中から撃つことはできない。それは明らかだった。

十二時間以内に、ワイオミング大学の臨床病理医がアーネスティンの遺体を調べた。青いストライプの綿のタンクトップとジーンズを身につけた裸足の彼女は、身長百五十七センチ、体重六十三キロで、長い黒髪の持ち主だった。左手には、元夫か元ボーイフレンドとおぼしきアルセニオという名前と、星に囲まれたXの文字のタトゥーが彫られていた。また、胸には原因不明の痣《あざ》があり、血中アルコール濃度は〇・二六パーセントと、ワイオミング州で当時定められていた運転限度の倍以上という高い数値だった。

アーネスティンの内臓はずたずただったものの、病理医はすぐに警察から聞いたことを確認できた。背中の中央に長さ二・五センチの楕円形の射入口があり、脊髄《せきずい》が切断され、腹部に最大幅十センチ以上の大きなギザギザの射出口が開いて、そこから内臓の一部がはみだしていた。解剖報告書によれば、銃弾は背中から腹に貫通していた。

こうして、解剖をおこなった病理医と州の鑑識官はさっさと結論を出した。銃弾はアーネスティンの背中から入り、背骨にぶつかってふたつに割れた。破片が水平に腹部を貫通し、大動脈、腎臓《じんぞう》、横隔膜、腸、脾臓《ひぞう》を突き抜けて腹から飛びだした。弾芯と被甲の大きな破片二個が寝室の壁にめりこんでいた。弾道は床と平行であり、発砲の際、猟銃は床から五十センチ以内の高さにあったと考えられた。

弾道と壁までの距離から、鑑識官はアーネスティンが撃たれたとき、ひざまずいているかしゃがんでいる姿勢で、撃った人物も床に近い位置にいたと推定した。

こうして、プラット郡の検死官——遺体を運べる大きさの車を持っているのは町で自分だけだと言って選挙活動をしたおしゃべりで風変わりな葬儀屋——はアーネスティンの死を他殺と判断した。

マーティンの指紋が猟銃の銃床と弾薬箱から、アーネスティンの指紋が猟銃のスコープと銃身から見つかったが、引き金やボルトにも、それ以外の銃のどこにも、ふたりのどちらの指紋もなかった。サラダ油と黒鉛粒子がアーネスティンの左手と猟銃の銃身から発見された。

だが、銃口に血や人体組織は付着しておらず、アーネスティンのシャツのどこからも発射残渣《はっしゃざん さ》が検出されなかったため、銃は少なくとも九十センチ以上の距離から撃たれたことが示唆されていた。

マーティンは狭いトレーラーの廊下のすぐ先で寝ていたにもかかわらず、銃声を聞いていないと主張した。ありえないと警察は言った。嘘に違いない。小ぶりな象撃ち銃と言ってもいいような300ウェザビー・マグナムの音にはたとえ死者でも飛び起きたはずだと。

マーティンとアーネスティンは酒を飲んでの喧嘩が絶えなかったと友人たちは証言した。アーネスティンの母親は、娘がマーティンに別れようと言っていたと語った。しかし、マーティンが犯人だと指し示す状況証拠がある一方で、それを否定する状況証拠もあった。

アーネスティンは過去に十回以上も自殺を試みたことがあった（解剖でも手首に複数の傷跡が見つかっていた）。だが、わずか数時間前には男友達らとはしゃぎ、楽しそうにしていた。マーティンも、内縁の妻が死ぬ数時間前に、公園でその中のひとりとふざけて取っ組みあいをしているのを見ている。その日に会った友人たちの目には、アーネスティンは自殺しそうには見えなかった。

一方、マーティンは数日前の喧嘩以来、ソファでひとりで寝ていたが、腕に怪我をして吊っている状態では、弾をこめて撃鉄を起こし、反動の大きい強力な猟銃を撃つのはむずかしいように思われた。

それまでに五、六回、ふたりの激しい喧嘩でトレーラーに警察が呼ばれたことがあり、アーネスティンはマーティンの猟銃を取りあげてくれと頼んでもいたが、事件のあとの厳しい尋問でも、マーティンは一貫して殺していないと主張した。取り調べには終始協力的で、嘘をついている者に特有のしぐさも見られなかった。

というわけで、完全には辻褄《つじつま》が合わないところもあったが、アーネスティンは自殺ではなく他殺であると証明するに足る証拠はそろっていると、警察と検察は判断した。

彼らの見立てはこうだった。嫉妬に狂ったマーティンと酔ったアーネスティンは寝室で口論になった。マーティンが乱暴につかんだ拍子に、アーネスティンのジーンズのジッパー部分が裂け、ボタンがはじけ飛んだ。彼女はそのまま床に突き飛ばされ、マーティンに背中を向けて起きあがったとき、マーティンはベッドの下の猟銃をつかんで、膝をついたまま彼女を背後から撃った。血や内臓が壁に飛び散り、アーネスティンは体をひねってあおむけに床に倒れた。マーティンは自殺に見せかけるために銃を彼女の脚のあいだに置き、警察に電話した。

一発の銃声が闇に響いてから五日後、マーティン・フリアスは内縁の妻アーネスティン・ペレアに対する第一級殺人の罪で逮捕された。子供たちはワイオミング州に取りあげられ、彼は五十万ドルというおよそ払えるはずもない保釈金を設定されて拘置された。

ワイオミングの裁判所の日程は混みあっておらず、マーティン・フリアスの裁判は五カ月後に始まった。彼は自分について話されていることをろくに理解できなかった。

裁判所に任命された弁護人のロバート・モクスリーは、司法試験に受かったあと、殺人事件などまれなホイートランドの小さな公選弁護士事務所で働きだしてまだ二、三年の若者だった。自らの調査員もマーティンがアーネスティンを背中から撃ったという検察側の説を支持していたため、見通しは暗かった。モクスリーは合理的疑いに絞って弁護することにした。目撃者もおらず、マーティンがアーネスティンの殺害を計画し、引き金を引いたという確たる物証もない以上、わずかながら疑いが残ると主張して、陪審が無罪の評決を出してくれるのを祈るのだ。だが、それはモクスリーの誤算だった。

検察側は状況証拠ばかりとはいえ、説得力のある主張を展開した。次々に登場する証人により、かっとなって内縁の妻を殺しかねない、怒りっぽく嫉妬深い男というマーティン・フリアスの像が描きだされていった。あの夜、ほかにトレーラーにいたのは三人の未就学児だけだった。さらに、マーティンが不法移民だったことも疑わしさに拍車をかけていた。

検察側の証人はまた、トレーラーの中であの大きな猟銃を試射してみた結果、車のクラクションか掘削ドリル並みの音がしたと証言し、銃声を聞いていないというマーティンの主張にさらなる疑問を投げかけた。

モクスリーにはなんとかかわすことしかできなかった。彼には州の解剖結果に異を唱える根拠もなく、予算がなかったので反論する医学の専門家を呼ぶこともできなかった。せいぜい、ほかのところを責めようとむなしい試みをすることくらいしかできなかった。

アーネスティンの四歳の娘に話を聞いたセラピストによれば、その子は最初、自分が母親を撃ったと主張したという。

「ママの背中を撃ったの。ママの背中を撃ったの。ママの背中を撃ったの」と娘はセラピストに語った。

「ふたりで話したことをおばあちゃんに言った?」セラピストは後日その娘に尋ねた。

「うん」

「おばあちゃんはなんて?」

すると、娘は「しーっ!」とだけ言って、廊下の自動販売機にソーダを買いにいってしまった。「言ーえない、言ーえない、言ーえない、言ーえない……」と節をつけて繰りかえしながら。

さらに背筋の寒くなる話として、やはりその娘を診察した精神科医は、その子がきわめて攻撃的で、愛情遮断と二重人格の症状が見られると述べた。その子は診察中にメモ帳を手にとり、それを精神科医の喉にあてて何度も引く動作をした。そのたびに「首を切るの」と言ったという。

鑑識官は発射残渣を調べるためマーティンの手を拭ったと証言したが、彼の有罪または無罪の証拠となったはずの拭った綿は、なぜか一度も検査されていなかった。

別の弁護側証人は、吊った右腕がほとんど使い物にならなかったマーティンが、とくに膝をついた姿勢であの大きな猟銃を発射するのは不可能に近かっただろうと証言した。ある鑑識官は、同じ型の猟銃の撃鉄を片手で起こして撃とうとしてみたができなかったと認めた。検察側はすかさず、マーティンが撃てた可能性はあるという医師の証言で対抗した。

最後に、州の科学捜査研究所の元所長が証言台に立ち、州で集めた証拠の評価にもとづくと、被告人を明確に有罪とする証拠も無罪とする証拠も見つかっていない、あの夜に起こったことをはっきりと証明するものも否定するものも発見されていないと述べた。

結局、モクスリーに有効打はなかった。

七日にわたる証言ののち、男性七人と女性五人からなる陪審は五時間足らずで評決に達した。マーティン・フリアスは第二級殺人で有罪となった。一九八四年のクリスマス前に、判事は彼にワイオミング州の刑務所で禁固二十五年から三十五年の刑を言い渡した。

マーティン・フリアスは子供も自由も取りあげられ、内縁の妻を亡くし、老人になるまで出てこられない。そのうえ、彼は起きていることの大半を理解すらできていなかった。

アメリカは彼が期待したような場所ではなかったのだ。

モクスリーがワイオミング州の厳しい冬に控訴の準備をしているとき、思いがけない突破口が見つかった。ある鑑識官が、茶飲み話にぽろりとモクスリーの調査員に漏らしたのだ。アーネスティンの血染めのタンクトップの赤外線写真を見れば、何か見落としていたことが見つかるかもしれないと。弁護側の誰もが驚いたことに、その赤外線写真には、肉眼では誰も気づかなかったものが写っていた。接射による大量の火薬がタンクトップの前面に付着していたのだ。

この新たな証拠により、マーティン・フリアスが真実を語っていたという可能性がにわかに高まった。

モクスリーはそこでやめなかった。裁判の前に電話すべきだった専門家を探しだした。著名な血痕の専門家ジュディス・バンカーに証拠を見てくれないかと頼み、バンカーが私にも連絡してみてはどうかとモクスリーに提案した。モクスリーはそのとおりにした。

それはベア郡検死局長の私のもとによくかかってくるたぐいの電話だった。勝てそうもない事件を担当する一生懸命な若い弁護士が、存在しない法医学の藁に必死にすがろうとするようなものだった。彼の話を聞いたかぎりでは、可能性は絶望的なまでに低そうだった。

私は彼の依頼人を無罪放免にできるような法医学的証拠が見つかる見こみは薄いと釘を刺したうえで、二週間後にワイオミング州シャイアンで開かれる法執行機関のセミナーで講演をする予定になっていると話した。そのときに資料を見ることができるかもしれないが、忙しいのであまり時間はとれない……モクスリーはワイオミング流に曖昧な返事をして電話を切った。

その気の毒な若者から二度と連絡を受けることはないだろうと思っていた。

一月のワイオミングはお世辞にもすごしやすいとは言えない。私はサンアントニオからデンヴァーに飛び、そこからレンタカーで、寒風吹きすさぶ中を二時間かけ、警察官を前に銃創について講演することになっているシャイアンに向かった。道中ずっと凍えそうに寒かった。

セミナーの主催者は講演会場のホテルに部屋をとってくれた。セミナーの合間に出る食事ばかりで、もっとボリュームのあるものを食べたくなった私は、うまい特大ステーキを出してくれそうなホテルの西部風レストランに足を向けた。ブース席にひとりですわり、ウェイトレスに注文をした。サラダを食べ終わると、お待ちかねのジューと音を立てる分厚いステーキが運ばれてきた。肉にナイフを入れようとしたところで、誰かがテーブルに近づいてきたのを感じた。ウェイトレスではなかった。

「ドクター・ディ・マイオですか」

顔をあげると、細い銀縁眼鏡をかけ、まだ若いのに髪の薄くなった、歳のわりに皺《しわ》の目立つ男が紙製のフォルダーを手に立っていた。

「はい？」私の返事はむしろ問いかけに近かったと思う。

「ロバート・モクスリーです、マーティン・フリアスの弁護士の。先日電話でお話ししたんですが……」

ややあって思いだした。あの裁判に負けた弁護士だ。私を探しだすとは、その粘り強さに感心したが、そのときはステーキのほうに注意が向いていた。

それでも、彼はフォルダーをテーブルに広げた。

「現場写真です。これを見て、何か気づいたことがあれば教えてくれませんか。どんな小さなことでも」

ディナーを食べながら？

「力になれるかどうか……」私は今度もやんわりと断わろうとした。

「見るだけ見てくれませんか、ドクター。どうかお願いします」

しかたなく、私はフォルダーを受けとり、中のカラー写真をぱらぱらとめくった。これまでに数万枚、ひょっとすると数十万枚も同じような写真を見てきた。血まみれで倒れた死体。そばに落ちている銃。傷口、裂けた服、だらりとした指先のクローズアップ。どれも生々しく死をとらえている。

私は中の一枚に目をとめた。若い女性の腹部に開いた大きなずたずたの傷口を大写しにしたものだ。

「彼女は猟銃で撃たれたんです。それは射出口です」モクスリーが解説した。

私は数秒間、改めてじっとその写真を見た。だが、私は映画『M★A★S★H マッシュ』の野戦病院の軍医たち以上に多くの銃創を見ているし、銃創についての教科書まで書いている。そこに写っているものがなんなのか、見間違うはずがない。

「違うね」私は言った。「これは射出口じゃない」

彼がきょとんとした顔で私を見た。

「悪いが、これは射出口じゃない」私は繰りかえした。「射入口だ」

銃弾の穴はつねに入口のほうが小さく、出口のほうが大きいというのは、科学捜査にまつわるある種の神話のようになっている。これはメディアによって広められたものだが、テレビや映画で銃創が正確に描かれることはほぼない。たとえば、ハリウッド映画で人が撃たれると、ほぼかならず勢いよく後ろに吹っ飛ばされ、何メートルも飛んだり、ガラス窓を突きやぶったり、壁を突き抜けたりする。だが現実には、流線形の銃弾は、その大きな運動エネルギーを先端の小さな一点に集中させるようにできている。だから人間の体を後ろに押すような力はない。殴るのではなく、突き抜けるのだ。銃弾は人の肉体に猛スピードでぶつかって貫通し、撃たれた人間の体はそのまま真下に崩れ落ちる。

小さな射入口と大きな射出口の神話に話を戻そう。銃弾は小さな穴をあけて体に入り、体内で跳ねたり砕けたりして、金属や血や組織とともに勢いよく外に出るときに大きな穴をあける、というのは概してそのとおりだ。しかし、かならずしもすべてのケースでそうではない。

そしてアーネスティン・ペレアのケースでは、それはまったく違った。手がかりはすべてモクスリーの写真にはっきりと写っていた。

銃を撃ったとき、銃口から出るのは銃弾だけではない。まず八百度以上にもなる炎が噴きだし、続いて高温のガス、煤《すす》、燃えた火薬、そしてもちろん銃弾も飛びだす。

銃口を体に押しつけて撃つと、その炎で皮膚が焼け、傷の縁に煤がつく。ガスも影響をおよぼす。

モクスリーが射出口のものだと思っていた写真にはそのすべてが写っていた。腹部の傷口の火傷《やけど》と黒い煤。つまり、発砲時に銃口が肌に押しつけられていたということだ。その小さいがまぎれもない痕跡が、射出口ではなく射入口であることを物語っていた。

一方、背中の小さな傷口には火傷も煤も見られなかった。銃弾（または銃弾の破片）の出口であることは明らかだった。

さらにもうひとつあった。アーネスティンのジーンズのジッパー部分が裂け、ボタンがはじけ飛んでいたのは、揉みあった跡だと警察は見ていた。だが、そうではなかった。

銃口から高温のガスが出ると先ほど書いた。銃を体に押しつけて撃つと、そのすべてが一気に体内に噴きだし、一時的に勢いよく腹がふくれて、ジーンズが裂けると同時に、皮膚も裂けるように大きな射入口があいたのだ。銃口から出るガスが一平方センチあたり二百キロ以上の圧力で腹腔《ふくくう》を一瞬膨張させ、その勢いでジーンズが裂けて、肌にウエストバンドが食いこんだ跡が残った。

警察のお粗末な捜査と、法医学の訓練をほとんどあるいはまったく積んでいない医師による当初の稚拙な解剖が、誤った結論につながった。射入口はつねに射出口よりも小さいという彼らの間違った思いこみが、検察側の穴だらけの説の裏づけとなって、無実の男を刑務所に送ることになった。

では、マーティン・フリアスがアーネスティンの腹に銃を押しつけて引き金を引いたのではないと言えるのだろうか。これだけでは言えない。しかし、モクスリーが依頼したほかの専門家が別の証拠を検討した結果、まもなくアーネスティンが自殺したとの結論が導きだされた。これは現場を見た捜査員たちが最初に抱いた印象どおりであり、マーティンの供述にも一致する。

検察はアーネスティンが背後から撃たれ、体をひねってあおむけに倒れたと主張した。だが、血痕の専門家ジュディス・バンカーは、背骨の砕けたアーネスティンが体をひねったというのはありえないと述べた。それに、仮に体をひねったとすれば、倒れるときに半円形に血が飛んだはずだが、そのような血痕はなかった。

走査型電子顕微鏡を使い、法化学者のドクター・ロバート・ランツは、発射残渣がアーネスティンの腹から胴体を通って背中から出た――その逆ではない――と判断した。検察は、シャツの前についた発射残渣は背中から胴を突き抜けてそこに付着した可能性があると主張していた。

検察はまた、アーネスティンが自らを撃ったとすると、マーティンが銃声を聞いていないのはおかしいと考えた。だが、音響学の専門家ドクター・ハリー・ホラインは、マーティンがウエザビーの轟音《ごうおん》を聞きのがした可能性を指摘した。同じ猟銃を数十センチ離れたところから馬の死骸に向けて撃つと、最大百二十デシベルの音が出た。これはロックコンサートの会場や、電動ノコギリから一メートルのところで聞こえる騒音に匹敵する。しかし、銃口を押しつけて撃つと、誰かがトレーラーの横腹を蹴ったくらいの鈍いドンという音しかしなかった。体がサイレンサーの役目を果たし、すべての音を吸収してしまったのだ。

鈍いドンという音。

それはまさに、マーティン・フリアスがあの晩、闇の中で聞いたものだった。

これですべてがより矛盾《むじゅん》なく筋が通るようになった。少なくともモクスリーにとってはそうだった。犯罪科学的な事実はマーティンの供述に一致していた。アーネスティンは寝室の床にすわるか膝をついた姿勢で、上下さかさまにした猟銃を腹部に押しあて、親指で引き金を押して自殺した可能性が高かった。

シャイアンで私の夕食を邪魔してから四カ月後、ロバート・モクスリーはマーティン・フリアスを自由の身にできる真実をつかんだと確信した。新たな証拠が見つかり、複数の犯罪科学の専門家の検討による裏づけがあるとして、第一審の法廷に再審を請求した。

判事は請求を棄却した。

そこで、モクスリーはワイオミング州最高裁判所にユニークかつ勇気ある申し立てをおこなった。マーティン・フリアスは再審にかけられるべきである、なぜならアーネスティンが撃たれた状況は検察側の言うようなものではないという新たな証拠が見つかったから、そしてフリアスには明らかに優秀でない弁護人がついていたからだというのだ。

州最高裁は新たな証拠にもとづくモクスリーの再審請求の訴えについては棄却した。なぜなら、モクスリーには、マーティンの最初の裁判の前にそれを集める機会があったからだ。ただ探しそこねただけなら、〝新たな〟証拠とはいえない。

しかし、皮肉にも、そもそもその証拠を探しそこねたことが、マーティン・フリアスの弁護人ロバート・モクスリーの無能さを証明していた。それゆえに、マーティンには再審の機会が与えられるべきであると最高裁は判断した。

再審によって、モクスリーにはマーティンを救う最後のチャンスが与えられた。今度は決してしくじるまいと、彼は最初のときには集めそこねたあらゆる医学的証拠を集めようとした。

第一にすべきことは、アーネスティンの遺体を掘り起こすことだった。二度目の解剖には私自身が立ち会いたかったが、都合がつかなかったため、かわりに弁護側は私の友人である著名な法病理医ドクター・ウィリアム・エッカートに解剖の立ち会いを依頼した。エッカートはすでに、アーネスティンの銃創の解釈が誤っていたという私の意見に同意していた。

ドクター・エッカートはニュージャージー出身の法病理医で、ニューオーリンズとカンザスで検死官補を務めたのち、退職してコンサルタントに転じ、引っぱりだこの人物になっていた。一九六八年にロバート・ケネディが暗殺された際には、ロサンゼルス郡検死官のトーマス・ノグチがエッカートに、その五年前のケネディ大統領暗殺の捜査をめぐる管轄争いの問題について助言を求めた。エッカートはワシントンDCに事件を奪われるなとアドバイスし、ノグチはそのとおりにした。

マーティン・フリアス事件の再審が開始された一九八五年、エッカートはヨーゼフ・メンゲレの遺体の身元特定のために渡ったブラジルから戻ったばかりだった。ナチスのアウシュビッツ強制収容所の医師だったメンゲレは戦後行方をくらまし、南米でひそかに医学実験を続けていた。エッカートが加わったチームは、小さな海辺の町でヴォルフガング・ゲルハルト名の墓に埋葬されていた遺体が、実際にメンゲレだったとの結論を下した（一九九二年にDNA鑑定でも確認された）。

エッカートはのちに、八人の病理医――みなプロファイリングという新たな〝科学〟に魅力を感じていた――からなるチームの一員として、近代犯罪史上もっとも有名な未解決事件、十九世紀終わりにロンドンで多くの売春婦を殺した切り裂きジャック事件の謎に挑んだ。チームは、謎の殺人犯がおそらく肉屋だったと結論づけた。

マーティン・フリアスのことなど誰も知らないし、気にもかけていなかった。だが、このワイオミング州の片田舎の小さな町のはずれに住んでいた不法移民の労働者の事件は、切り裂きジャックやヨーゼフ・メンゲレを見つけることよりも重要だった。切り裂きジャックやメンゲレはもう死んでおり、どれだけ法医学や犯罪科学の粋《すい》を尽くしたところで、彼らに裁きをもたらすことはできない。だが、我々には誤りを正し、無実の人間を自由の身にしてやれるチャンスがあった。

銃創をめぐる重大な誤りのほかにも、アーネスティンの手首の傷――過去の自殺未遂の跡――が軽視されたこと、そして当初の病理医が自らの法医学的資格について大げさに言っていたことにも、エッカートは困惑した。再審に先立つ意見聴取において、エッカートは、優れた法病理医が正しい答えを見つけるためにどれだけ骨身を惜しまないか、熱弁をふるっていた。

こうして、彼は検察側の医師とともに、その凄惨《せいさん》な死がひとりの男を刑務所送りにした若い女性の墓の前に立った。シャイアンの墓地に埋められて二年、彼女は何か新しいことを語ってくれるのだろうか。

一九八六年の寒い秋の朝、医師と法律家の集団——被告人の弁護人、当初の解剖をおこなった臨床病理医、州が雇った専門家、ダラス郡検死局で私の上司だったドクター・チャールズ・ペティと、同僚だったドクター・アーヴィング・ストーン、ドクター・エッカート、警察関係者——がシャイアンのオリヴェット墓地に集まった。アーネスティンの父親は、死の四日後に娘をそこに埋葬した。彼女の死亡広告には、会葬者には供花のかわりに犯罪防止プログラムへの寄付を求むと記され、殺人を非難する意図が控えめに表明されていた。

葬儀から二年以上がたって、アーネスティンの棺はグレートプレーンズの土の下から掘りだされ、車で西に一時間のララミーにある大学の地下のモルグに運ばれた。箱の中からただよう腐臭のため、棺の蓋は救急車用のガレージであけられた。

中には眼鏡をかけたアーネスティンが横たわっていた。防腐処置はほどこされていたが、遺体は自然にいくらかしぼんでいた。冷えた墓の中と暖かい霊柩車の温度差による結露で、まるで雨に打たれたかのように全身に水滴がついていた。

モルグでは、あらゆる角度からアーネスティンの遺体のX線写真が撮られた。エッカートはアーネスティンの肝臓が爆風でずたずたになっているのを確認した。州の病理医が電動ノコギリを使って、弾があたった部分の背骨を切りとり、それをダラスのドクター・ペティの最新鋭施設に送った。

必要な作業が終わると、アーネスティンの遺体の大部分はふたたびシャイアンの墓地の冷たい土の下に戻され、彼女はそこで今度こそ永遠に妨げられることのない眠りについた。

二度目の解剖のあとも、州の病理医は意見を変えなかったが、モクスリーはアーネスティンが他殺ではなく自殺だったとの確信をいっそう強めた。

どちらの側も、自らの見立てが正しいと固く信じていた。

マーティン・フリアスが晴れて自由の身になれるのか、それは五分五分だった。

アーネスティン・ペレアの殺人罪で有罪を宣告されてからほぼ二年後の一九八六年十二月、マーティン・フリアスの再審が始まった。ただし、今度は弁護側は準備万端だった。

検察側は七日間にわたって以前と同じ主張を繰りかえした。アーネスティンは寝室にいた誰かと揉みあって背後から撃たれ、床にあおむけに倒れて死亡し、加害者が自殺に見せかけた。州の鑑識官によれば、アーネスティンの着ていた綿の青いストライプのタンクトップに焼け焦げも発射残渣もなかったのは、少なくとも九十センチ離れたところから撃たれたことを示しており、加害者は寝そべるか床近くにしゃがんでいたと考えられる。その加害者とは、怒りと嫉妬に狂ったマーティン・フリアスである。

今回、検察側は名高い専門家のドクター・ペティとドクター・ストーンを呼び、物的証拠は他殺を示していると証言させた。

続いて、モクスリーの呼んだ専門家たち――血痕の専門家ジュディ・バンカー、法病理医ウィリアム・エッカート、音響学の専門家ハリー・ホライン、電子顕微鏡の専門家ロバート・ランツら――が点と点をつないで、アーネスティンが自殺したという線を描きだした。

血痕は、アーネスティンが床にすわった姿勢での腹部への接射創と考えて矛盾せず、発射残渣はあったが、検察側の古い技術では発見できなかった。現場の状況も音もマーティンの供述と一致する。そしてアーネスティンが過去に何度も自殺を試みていたことが、がぜん重みを持つことになった。

私も証言台に立ち、若い母親の腹部の傷に残された手がかり――傷の縁が焦げていたことからジーンズが裂けていたことまで――が、彼女の命を奪った発砲について知るべきことのすべてを教えてくれていると述べた。

そして今回は、捜査機関の失態が大きく浮かびあがった。現場の見取り図が作成されておらず、計測もされていなかった。重要な検査の一部もおこなわれていなかった。陪審に示されたのはほぼ現場写真だけにもとづいた再現だった。

結論として、アーネスティンが自殺したのはほぼ間違いないということで、モクスリーの依頼した専門家たち――ほぼ全員が無償で協力していた――の意見は一致した。最終的には、事件の起こった小さな町の検死官も、今では自殺だったと考えていると認めた。

今回、陪審の評議には三時間もかからなかった。その途中で、陪審員たちはマーティンの猟銃を要求し、アーネスティンが床にすわった状態で自らを撃ったのを再現してみた。それが可能であることがわかると、彼らはすっかり納得した。

陪審が無罪の評決を告げると、マーティン・フリアスは泣いてモクスリーを抱きしめた。獄中ですごした二年と十日はつらい日々だったが、ようやく自由になれたのだ。

その後、マーティンには新たな連邦恩赦法のもとで永住権が与えられ、彼は子供たちの親権を求める訴えを起こした。最終的にはワイオミングから引っ越して再婚し、新たな子供にも恵まれたが、悲しいことにアーネスティンとの子供の親権は取りもどせなかった。そして今でも、検察や警察、そしてホイートランドの町の住民の多くは、彼が殺人犯だと信じている。

それでも、彼は自由になった。

マーティン・フリアス事件は、パズルだと認識されたからこそ解くことが可能になった。ときにこうした謎が謎とは認識されず、正しい裁きが下されないことがある。殺人が自殺のように見えたり、事故が殺人のように見えたり、自殺が事故のように見えたりすることがある。それは映画やドラマの中だけの話ではない。人間は完全な存在ではなく、ときに潜在意識がひそかにささやくものしか見えないことがある。現実の謎はしばしば予期せぬ結論をもたらす。

私も最初の結論がかならずしも最善の結論ではなかったケースを人並み以上に見てきた。それらを解き明かすことこそ、自ら選んだ陰鬱《いんうつ》な仕事の数少ない報いのひとつだ。

アメリカ人の死因の四十二パーセントは自然死で、三十八パーセントが事故死だ。九パーセントが自殺で、六パーセントが他殺（殺人にかぎらないが、他人により死にいたらしめられた場合）だ。そして残りの五パーセントは死因不明だ。

つまり現代のアメリカで死ぬ人間のほぼ五人にひとりは、死因に疑わしいところがある。時や場所の何かしらが不自然で、我々はその答えを探してより深く追究しなければならない。マーティン・フリアス事件は、お粗末な警察の捜査と稚拙な法医学、そして結論を急いだことが、本当の死の原因や種別を見誤らせた最初のケースではないし、もちろん最後のケースでもない。それはあらゆる検死医の悩みの種でもある。直感がいつも正しいとはかぎらない。マーティンの経験が証明しているように、もっとも重要な手がかりがつねに一目瞭然とはかぎらないが、それでもそれは存在している。我々はそれを見ようと目をこらし、予断なくそれを解釈しなければならない。そうはいっても、比較的最近のトレイヴォン・マーティンやマイケル・ブラウンの射殺事件でも見られたように、世間は事実がどうあれ自らの出した結論のほうを好みがちだ。

すでに述べたとおり、真実を明らかにすることが法医学者の唯一の使命だ。警察の味方をするのでも敵になるのでもなく、遺族の味方をするのでも敵になるのでもなく、ただ公平で偏《かたよ》りのない真実を告げることだ。私の告げることが、彼らの聞きたかったことである場合も、聞きたくなかったことである場合もあるだろう。それは私にはどうでもいい。真実を告げているのだから。

真実はつねに満足のいくものとはかぎらない。

＊

一九八四年一月十一日（水）、テキサス州サンアントニオ

何かがおかしかった。

冷たい北風が吹き、普段は穏やかなテキサス南部の気温は凍えそうに低かった。空には雲が低く垂れこめ、どんよりとした朝だった。

アン・オウンビーは前夜、よく眠れなかった。夫のボブが家に帰ってこなかったからだ。遅くなるという電話すらなかった。そこで、彼女は夜明け前に、夫が行ったフォート・サム・ヒューストンの陸軍基地に車で様子を見にいくことにした。

夫のオフィスがある二階建ての建物に入ったが、オフィスには鍵がかかっていた。しばらくしてもう一度行ってみたが、やはり夫はいなかったので、帰ろうとした。

すると急に建物内が騒がしくなった。朝六時四十分、まだ勤務時間が始まる前だったが、早く出勤してきた基地の職員が建物の奥の吹き抜けの階段を使い、ボブを発見したのだ。

彼は首を吊られ、階と階のあいだの空間に揺れていた。首にかけられた縄は上の階の階段の手すりに結びつけられていた。顔には少量の血がつき、両手はキャンバス地の軍用ベルトで後ろ手に縛られていた。

オウンビーのセーターには、タイプライターで打たれたすべて大文字のメッセージがピンでとめられていた。

この者は捕えられ、裁判にかけられた。全世界の人々に対するアメリカ陸軍の罪で有罪。

死刑に処す。

まもなく、オウンビーのオフィスのデスクの上から不吉なメモが見つかった。それは彼自身の筆跡で走り書きされたものだった。

八四年一月十日。オフィスを出ようとしたら、建物の奥のほうへと急ぐ者たちを見かけた。見慣れない顔で、何をしていたのかわからない。彼らはぎょっとした様子だった。憲兵に電話しようとここに戻ってきたが、電話がどれも通じない。念のためにオフィスの鍵は靴に隠しておく。通じる電話を見つけたらすぐに憲兵に連絡するつもりだ。

ロバート・G・オウンビー少将――アメリカ陸軍第九十予備役軍の指揮官で、陸軍予備役史上最年少の四十八歳の少将――が殺された。

そしてその犯人は、アメリカ国内の陸軍基地に侵入したテロリストの可能性がある。

アメリカに対するテロは二〇〇一年九月十一日に始まったわけではまったくない。少なくとも一世紀前から、我々は革命派やアナーキストの標的になってきたし、軍は真っ先に狙われてきた。一九八〇年代初頭には、次々と起こる攻撃が連日のように新聞をにぎわせていた。

一九八一年、陸軍のジェームズ・ドージア准将がイタリアで過激派テログループ〈赤い旅団〉に誘拐された。ドージアは四十二日後にイタリアの対テロ作戦チームに救出されたが、これは一連のテロの始まりにすぎなかった。

オウンビー少将が死体で発見される九カ月前には、自爆テロ犯が爆弾を満載した盗難車でレバノンのベイルートのアメリカ大使館に突っこみ、六十三人の死者を出していた。そのうち十八人がアメリカ人だった。

また彼の死の三カ月足らず前には、やはり自動車爆弾による自爆テロ犯がベイルートのアメリカ海兵隊兵舎に突っこみ、二百四十一人のアメリカ兵が死亡、八十一人が負傷していた。そしてわずか二カ月前には、グレナダ侵攻への抗議として上院議会で時限爆弾が爆発し、負傷者は出なかったものの、政府（中でも国防総省）に衝撃が走っていた。

ならず者が警備の手薄なメキシコ国境から侵入し、ほんの二時間でアメリカ最大級の軍事都市の中心部までやってくるかもしれないというのは、それほど突飛な考えでもなかった。

だから、この寒い一月の朝、恐ろしい死のメッセージを胸にピンでとめられた陸軍少将の死体が発見されたとき、アメリカ軍に対するテロの可能性は考えられないことではなかった。それどころか、真っ先にその恐れが頭に浮かんだ者も捜査機関の中には少なくなかった。

オウンビー少将は、テキサス州とルイジアナ州の六十三の予備役戦闘部隊に属する、有事には世界のどこにでも展開できる態勢を整えた四千人以上の予備役兵のトップに立つ指揮官だった。統合参謀本部の議長というわけではないが、サンアントニオ中心部に広がる塀や門もないフォート・サム・ヒューストン基地に勤務する彼は狙いやすい標的だった。腕におぼえのあるテロリストなら、比喩的にも文字どおりの意味でも入口があけっぱなしになっていれば、陸軍少将を殺すチャンスに飛びつかないはずがない。

陸軍はただちに警報を発し、メキシコに逃げるテロリストがいないか目を光らせるよう国境警備隊に依頼した。フォート・サム・ヒューストンのほかのふたりの将官に防弾ベストを配り、階級の高い予備役兵にはとくに警戒を呼びかけた。

だが、FBIと陸軍の犯罪捜査司令部は、それをテロ事件と断定するにはいたっていなかった。オウンビーの遺体に残された悪意あるメッセージと、彼の残した謎の侵入者にまつわるメモにもかかわらず、誰かが基地に押しいったにしては辻褄の合わないことがあった。

まず、オウンビーの顔についた少量の血をのぞき、ほかに殴られたり揉みあったりしたことを示す痣や傷がなかった。誰かが侵入した形跡もなかった。彼の上着は階段の二階の踊り場にきちんとたたんで置かれ、その上に財布がのせられていた。折りたたんだ眼鏡がその脇に置かれていた。

また、テロの場合にはよくおこなわれるように、暗殺の犯行声明を出している組織もなかった。

さらに、電話が通じないというオウンビーのメモに反して、建物の電話はすべて、当日も前夜も正常に使えた。

オウンビーのセーターにピンでとめられたメッセージが、テロリストによる殺害を示す唯一の証拠だった。

優れた捜査員は予断を持たない。彼らは数日にわたってほかの手がかりを探し、あらゆる角度から証拠を見て、別の説を検討した。たしかにテロリストによる暗殺の可能性もあるが……真犯人から目をそらさせるためにテロに見せかけた殺人かもしれないし、手のこんだ偽装自殺かもしれない。

そこで捜査員はオウンビー少将の身辺に注目した。彼の死を望んでいた者はいないか。彼の人生や最近のできごとの中に犯人の手がかりがひそんでいないか。

ロバート・オウンビーは一九三五年九月九日、オクラホマ州デュラントに生まれた。父親はデュラントの郵便局長で、一兵卒として第一次大戦を戦ったのち、第二次大戦では佐官に出世した経歴の持ち主だった。母親は公立学校の教師をしていた。

彼は平凡な中産階級の家庭でおとなしく勉強熱心な優等生として育ち、近所の住民からもクラスメートからも好かれていた。新聞配達のアルバイトをし、ボーイスカウトに参加していた。高校の成績優秀者の会のメンバーで、生徒会の役員を務め、弁論クラブと農業クラブに入っていた彼は、一九五〇年代アメリカの田舎町を代表するような、将来を嘱望された金の卵だった。

一九五七年、オクラホマ州立大学スティルウォーター校で畜産学の学位を得るとともに、予備役将校養成課程を修了したオウンビーは、二年間の軍役を開始した。ジョージア州フォート・ベニングの歩兵・空挺基礎教育隊で訓練を受けたのち、ワシントンDCの名高い儀仗兵部隊の小隊長となり、そこでは死亡した兵士をアーリントン国立墓地等の永眠の地まで送りとどける任務などを担当した。

三年間予備役としてすごしたのち、オウンビーはテキサス州兵に入り、一九七二年に陸軍予備役に移った。フォート・サム・ヒューストンの第九十予備役軍ではスピード出世して、一九八一年に陸軍予備役史上最年少の少将として全部隊の指揮官となった。

オウンビーは民間人としても同じく成功した人生を送っていた。妻のアンとのあいだで三人の子供に恵まれ、高級住宅街の大きな家に住んでいた。それだけの収入もあった。ブリストウ・カンパニーという商業施設向けの金属扉や窓枠のメーカーの社長兼CEOにして、リバティ・フロスト銀行の取締役でもあった。

彼の人生にはほかにも戦略的な動きが多かった。一九八二年に飲料メーカーの重役を辞め、サンアントニオの独立系石油会社の副社長となったが、石油の掘削がうまくいかなくなったため数カ月で退職していた。

この信心深い地元の名士にして、三人の子供の模範的な父親である男はなぜ命を落としたのか。解剖の結果、死因は首を吊ったことによる窒息死だとすぐにわかった。だが、殺人だったのか、自殺だったのか。

手続き上の問題や管轄をめぐる混乱などがあり、ベア郡検死局がオウンビーの遺体をはじめて調べられたのは発見後九時間もたってからだった。そのため、正確な死亡時刻を特定できなかった。

死亡時刻をつねに簡単にすばやく、しかも正確に推定できるというのも、ハリウッドのつくりだした神話だ。

私が若いころ、テレビや映画に登場する検死医や検死官は決まって青白い顔の痩せた男で、殺人現場に小さな診察鞄を持ってやってきた。彼を仮に〝ドク〟と呼ぼう。実際の法病理医は、現場で遺体をいじってはならないことになっているので、ドクの鞄の中にはランチでも入っているのだろうと思っていた。

警察官は決まってドクに死亡時刻を尋ね、ドクはかならずすらすらと答えられる。「そうだな、午前一時から一時半のあいだというところだろう」

もし現実にそんなことがあれば、警察官はその場でドクを逮捕したかもしれない。それほど正確に死亡時刻がわかるのは犯人しかいないからだ。死亡時刻の推定は、知識と経験にもとづく推測だ。死後、遺体に影響をおよぼし、自然のプロセスを遅らせたり早めたりする要素は多くあり、それらが起こる組みあわせも無数にある。死亡時刻は捜査上便利なツールだが、精密な科学ではないのだ。

私は研修医のころ、こう教えられた。死んだ人物が最後に生きて目撃された時間と死体で発見された時間を特定し、そのあいだのどこかで死んだと言うようにと。法廷では、私はたいてい次のように答える。「彼は死後十二時間プラスマイナス六時間ほど経過していました」

というわけで、少将の正確な死亡時刻は特定できなかったが、死因が首吊りによる窒息であることは確実に言えた。

オウンビーの首の骨は折れていなかった。首吊りではかならず首の骨が折れるというのもまたハリウッドの神話だ。たしかにそういうこともあるが、普通は絞首刑のときにしか起こらない。私が見た中で、首吊り自殺で首の骨が折れていたのは、自殺者が高齢で頸椎《けいつい》に重い骨粗鬆《こつそしょう》症《しょう》を患《わずら》っていたケースだけだ。

　こうした絞首刑以外の首吊り死では、通常は気管が圧迫されたことによるのではなく、脳に血液を運んでいる頸動脈《けいどうみゃく》が締まったことにより死にいたる。首を吊った人間は十秒から十二秒ほどで意識を失い、短く痙攣《けいれん》し、失神後三分以内に脳死状態になる。

　なぜそれがわかるのか。悲しいことに、デジタル時代になって、首吊り死のことがよりよくわかるようになったからだ。多くの人が自殺の場面をスマートフォンやウェブカメラや高画質のビデオカメラで撮影するようになったため、現代の法病理医は、高解像度でとらえられたその一部始終を、すみずみまで細かく見られるようになった。

　少将の血中から薬物やアルコールは検出されず、襲われたような負傷も見られなかった。周囲から不可解な指紋や毛髪や繊維なども見つからなかった。オフィスにあったメモの筆跡は間違いなくオウンビーのものだった（ただし、タイプ打ちのメッセージは、オウンビーのオフィスや自宅のタイプライターで打たれたものではなかった）。顔の血は争った跡とは言いきれず、首吊りで鼻や口から少量出血するのは普通のことだった。

　オウンビーは助かろうと必死にもがいていた。ぶらさがった遺体に近い階段の手すりや壁には、軍靴の靴底の跡や傷が無数についていた。オウンビー少将は数秒間激しく暴れ、急角度のすべりやすい手すりにどうにか足を踏んばって、首の縄にかかる体重を減らそうとしたようだった。しかし、足がすべってうまくいかなかった。あるいは、意識を失ったあと激しくびくびくと痙攣したのかもしれない。ともかく壁の傷はひどく、現場保存が解かれたあと、傷を隠すために塗料の二度塗りが必要なほどだった。

さらに、我々の頭を悩ませるもっと大きな問題も残っていた。オウンビーはどうやって自分の手を後ろ手に縛ったのか。謎の加害者に吊るされたのでないとすると、彼は手を縛った状態でどうやって首を吊ったのか。テロリストのメッセージとされたものはどこでタイプされたのか。

我々は考えられる複数のシナリオを再現して答えを探した。すると徐々にパズルのピースがはまっていった。

死から三日後、オウンビーが死亡した軍施設から目と鼻の先のトリニティ・バプティスト教会で葬儀が執りおこなわれ、約三千人の会葬者が集まった。

テキサスの著名な伝道師にしてオウンビー家の友人でもあったバックナー・ファニング牧師は、痛烈に胸を打つ追悼《ついとう》の辞を述べた。それは今やアメリカじゅうの新聞の一面をにぎわせている憶測に釘を刺すことを狙ったものでもあった。

「私たちが今日ここに集まった理由は、ボブ・オウンビーが死んだことにあるのではありません。彼が生きたことにあるのです」ファニング牧師は詰めかけた人々に向かって言った。「今、世間は彼の死をめぐる疑問に大騒ぎしていますが、私たちにとって彼の生と信仰、彼の家族への愛は確実で疑問の余地のない事実でした」

「正しい疑問を持つことはつねに大切です。しかし人類には、どうでもいい疑問にこだわる悪い癖があります」

冷たくどんよりと曇った空の下で、星条旗に包まれたオウンビーの棺が、フォート・サム・ヒューストン国立墓地の英雄と将校のための区画に運ばれた。少将の葬儀における正式な軍の礼式にのっとり、十三発の弔砲《ちょうほう》が正確に八秒間隔で発射され、砲声を墓地にとどろかせた。

家族や友人は終始一貫してオウンビーが殺されたと強く信じており、自殺だったのではとほのめかされるたびに怒りをあらわにした。彼らいわく、彼はふさぎこんでもいなかったし、経済的に追いつめられてもいなかった。最近彼に会った中で、いつもの明るさにかげりを感じた者もいなかった。彼の人生は完璧に思われた。医師であるオウンビー少将の兄は、独自に法的な代理人を雇い、検死局やFBI、陸軍犯罪捜査司令部（CID）が見つけた証拠を検討するつもりだと記者に語った。家族らにとって、我々の疑問は差し出がましく侮辱的で、くだらないものだった。

しかし、我々の疑問は決してくだらなくなかった。今や世界的なメディアの注目を集めるこの事件に関して、私のチームが熱心に調査を続ける一方、FBIとCIDもより深く捜査を進めていた。オウンビーが階段からぶらさがっているところを発見されて二、三日後には、彼の人生が見かけほど順風満帆《じゅんぷうまんぱん》ではなかったかもしれないという形跡が見つかった。

死亡時に彼の立派な家は抵当に入れられており、複数の銀行の借入金の返済期限が迫っていた。さらに悪いことに、元の雇い主である石油会社が、返済の滞納でリバティ・フロスト銀行の親会社を含む複数の債権者から訴えられており、副社長を務めていた彼もその対象になっていた。彼には大半の人が一生で稼ぐ額よりも多い総額二百万ドルの借金があった。

オウンビーのセーフティネットは、二社で合計七十五万ドルの生命保険だった。どちらの保険にも〝自殺条項〟があり、少将が自殺した場合には保険金が支払われないことになっていたが、殺された場合は違った。というより、自殺以外ならどんな形であれ、死亡した場合には家族に保険金が全額支払われ、目前に迫る経済破綻を避けられることになっていた。

この奇怪な事件は注目を集めていたが、まだすべての点と点がつながっていなかった。我々はテロリストも殺人犯もはじめから存在しなかったのではないかと疑っていたが、まだはっきりそうとは言いきれなかった。

FBIとともにおこなった再現実験により、オウンビーがキャンバス地のベルトで容易に自らの手を後ろ手に縛れたことがわかった。オウンビーの軍の同僚が実際にやってみせてくれた。まず、首吊りの縄を階段の二階の手すりに結びつけ、輪を首にかける。それから、後ろに回した両手をゆるく結んだベルトに通し、ベルトの端を手すりに押しつけて引っぱる。あとは二階の手すりにまたがり、そのまま一・五メートル下に落ちればいい。首の骨が折れるほどの距離でもなく、窮地から逃れられるほどの距離でもなく……ただもがいた彼の首が締まって窒息死するのに充分な距離だった。もがいたのは、ひょっとすると思いなおしたからかもしれないが、もう遅かったというわけだ。

こうして、彼が自らの手を縛って自殺するのは可能だったことが証明できたが、まだ足りなかった。

すると、処刑のメッセージとされるものを打つのに使われたタイプライターが見つかった。

それは少将の民間の仕事場のオフィスにあった。自宅でも軍のオフィスでもなく、彼のほか数人しか出入りしない場所だ。

それはIBMセレクトリックという広く出まわっている電動タイプライターで、タイプボールとカートリッジ式のインクリボンが採用されていた。キーを叩くと、タイプボールが回転してカーボンファイバーのインクリボンに押しつけられ、該当する文字や数字や記号が紙に転写される。その後一瞬にしてインクリボンが一字分送られ、次の文字を打てるよう新たなインク面が出る。

オウンビー少将は知らなかったかもしれないが、このカーボンのインクリボンには、タイプした文字がすべてそのまま記録される。捜査員たちは、インクリボンに残された文字から、彼がブリストウ・カンパニーのオフィスでタイプしたテロリストのメッセージをそのまま読むことができた。

キーボードに誰のものかわからない指紋もなく、殺人犯がここでメッセージをタイプして、わざわざ違う場所で少将を殺したとも考えにくいことから、これが最後の決め手となった。

オウンビーの死から九日後、私は正式に彼の死を自殺と判断した。そしてこの奇妙な物語の幕引きを今や遅しと待ちかまえていた記者の群れを前に、そのことを発表し、すべての証拠について説明した。オウンビーの家族はあくまで信じようとしなかったが、FBIもCIDも自殺という結論に同意した。少将が誰か――テロリストであれ、シリアルキラーであれ、嫉妬に狂った愛人であれ、殺し屋であれ――に殺されたことを裏づける証拠は何もなかったからだ。

ロバート・G・オウンビー陸軍少将は自殺した。彼が自分の命と七十五万ドルのどちらをとるかを家族に選ばせていたなら、もちろん家族はためらいなく彼の命をとっていただろう。だが、家族にその選択は与えられず、結局はどちらも得られなかった。

人はときに殺人を偽装する。そこにはさまざまな理由がある。オウンビーの場合、おそらく自殺では多額の保険金が支払われないことが一番の理由だったのだろう。しかし、ひょっとすると自殺は恥であり、究極の失敗を認めることだという考えもあったのかもしれない。宗教上の理由だったのかもしれない。あるいは、それが死んでもなお英雄視される唯一のチャンスだと感じたのかもしれない。

このような偽装はそれまでにも見たことがあったし、それ以後にも見ている。私が目にしたサンアントニオの士官による他殺に見せかけた自殺も、これが最後ではなかった。二〇〇三年に死亡した空軍大佐フィリップ・マイケル・シューの件は、オウンビー少将の自殺に不気味なほど似かよっていた。軍の精神科医だったシューは、四月のある朝、サンアントニオのはずれの木立に運転していた車を衝突させた。

駆けつけた救助隊に発見されたとき、シューのシャツは胸から臍《へそ》まで引き裂かれ、胸に長さ十五センチの傷が縦に走っていた。さらに異様なことに、両の乳首が切除されていた（そしてどこからも見つからなかった）。片方の耳たぶと一本の指先が切断されていた。両手首と両足首にダクトテープが巻かれて垂れさがっていた。

当時ベア郡検死局の私の部下だったドクター・ジャン・ガラヴァグリア（今やテレビ番組〈ドクターG――メディカル・エグザミナー〉で法医学界きっての有名人となった）が五十四歳のシューの解剖を担当する一方、捜査機関が彼の身辺を洗った。すると、彼が精神に問題をかかえ、鬱病やパニック障害で同業者の診療を受けていたことがわかった。

ガラヴァグリアは、大佐の深い傷の周辺に浅いためらい傷も発見した。致命傷を負う前に、度胸試しに何度か浅く切ることによってできる傷だ。

シュー大佐の血中からアルコールは検出されなかったが、麻酔薬のリドカイン――十日前にシューが自ら処方していた――が検出された。おそらく乳首周辺と胸の中央に塗りつけるか注射したものと思われた。仮に誰かが残酷な拷問によって彼を切り刻み、苦痛を与えようとしたなら、痛みをやわらげる薬を与えたりするだろうか。

結局のところ、シュー自身以外の誰かがその奇妙な傷をつけたという証拠はなく、彼の死因は衝突による頭部への外傷だった。私の検死局は彼の死を自殺と判断し、大陪審もそれを支持した。

シュー大佐の未亡人は、夫がさらわれて残虐な拷問を受け、犯人の魔手から逃れて車で逃げている最中に、自動車事故で死亡したといまだに信じている。切断に使った道具も、体の一部も、注射した場所も見つかっていないと彼女は主張している。リドカインは、夫が定期的な医療処置の前に胸毛を剃った際のひりひりする痛みを鎮めるためだったと言い、ダクトテープに夫の指紋がなく、ゴム手袋なども見つかっていないと指摘している。

動機は何か。大佐の未亡人は、元妻に支払われることになっていた五十万ドルの保険金と、彼の死の数週間前から送られてきていたという謎の脅迫状のことを指摘している。刑事裁判はおこなわれていないが、テキサス州の裁判所は保険金支払いをめぐる二〇〇八年の民事裁判において、シュー大佐の死が他殺であったとの判断を下している。

当時、未亡人のシナリオを裏づける物証はなく、現在まで新しい証拠も出てきていない。考えてみてほしい。恐ろしい拷問を受けて命からがら逃げだしたら、どこへ行くか。警察か病院、または人のいそうな場所に助けを求めにいくのではないだろうか。だが、シューは街と反対の方向へ向かっていた。途中にいくつかある病院にも寄らなかった。自宅のある郊外の町への高速の出口を三つも通りすぎていた。車内には携帯電話まであった。これが残忍で情け容赦のない加害者から逃げている人間の行動だろうか。

シューの未亡人の反応は普通であり、無理のないものだ。彼女のことも、愛する者が自殺したという私の法医学的結論を受けいれられなかったほかの多数の遺族のことも、心から気の毒に思う。精神の病についてより理解されるようになった現代でも、恥ずかしさや罪の意識を感じる遺族は多い。だから、遺族がそのような結論を疑ったり否定したりするのはよくあることだ。

しかし、私にとって一番重要なのは、持てるすべてのツールを駆使して、可能なかぎり正確に死の原因と種別を特定することだ。このケースでは、他殺を示す確たる証拠は見つからず、一方で自殺を示唆する証拠がたくさんあった。それだけのことだ。

ちょうどこのころ、私の身近にも死が訪れた。

二〇〇三年のクリスマスと新年のあいだの月曜日に母が亡くなった。九十一歳だった。両親は六十三年の結婚生活をともにし、おそらくふたりが一緒でなかったときのことはもう思いだせなかっただろう。

ヴァイオレット・ディ・マイオは、九十一歳なら予想のつく自然死だったが、父にとってはそれで簡単に片づけられる死ではなかった。六日後の日曜日、父もあとを追うように亡くなった。ひょっとすると、父は心から愛していた母を失って胸が張り裂けてしまったのかもしれないが、父の心の中までは見られないのでわからない。

私と妹たちは葬儀のためブルックリンに戻り、両親に最後の別れを告げて、グリーンウッド墓地にふたりを一緒に埋葬した。父がその長いキャリアで遺体をあらためてきた多くの人々――マフィアに機械工、母親に教師、有名人に無名の人々――に囲まれて。

私は泣かなかった。両親の死が悲しくなかったわけではない。ただ、母は人前で涙を見せるのをみっともないと思っただろうし、愛する母のためにそのルールを破りたくなかったのだ。

私にも死の本当の理由を知ることはできない。それは人知のおよぶところではない。最新鋭の機器で、目に見えない小さな手がかりから何があったかを分析することはできても、それを起こした恐怖や悪夢や内なる悪魔の痕跡を突きとめる科学は存在しない。人間の心はハードディスクドライブではない。蓋をあけて、人生の秘められたキータッチを逐一判別することはできないのだ。オウンビー少将やシュー大佐の遺族は私以上にそれを知りたかったことだろうが。

胸が張り裂けてしまうことはある。たとえいっさいの痕跡が残らなくとも。
死にゆく者とともに生きることにくらべれば、死ぬほうが楽なこともある。

＊

二〇一〇年二月五日（金）、ネヴァダ州スパークス

マラカイ・ディーンは、無尽蔵《むじんぞう》の好奇心とエネルギーに恵まれたごく普通の二歳児だった。明るく笑顔のかわいい子で、近所の家の庭の花をつんで、小さな花束にしてポーチに届けるような優しいところがあった。ある意味で、マラカイは近隣のみんなの子供だった。

みな彼の生い立ちは知っていた。わずか十六歳でマラカイを身ごもった若い母親のケネージアは、まだ自分の母親と住んでいて、マラカイの父親は刑務所に入っていた。郊外に建つケネージアの母の家には、彼女自身の子供たちもたくさんいて、中には初孫のマラカイといくつも変わらない幼い子もいた。ケネージアは混みあう小さな家のガレージに息子とともに住み、騒がしく落ち着かない環境でなんとか暮らしていた。

というわけで、その子は最高の人生のスタートを切ったわけではなかったが、ものごとは上向きつつあった。十九歳になったケネージアに新たな恋人ができたのだ。ケヴィン・ハントはしっかりした将来有望な若者だった。ハンサムな海兵隊員で、大学にも行っていた。カリフォルニアの基地から週末にやってきていたケヴィンは、友達の紹介でケネージアと出会い、今では自由な時間のほとんどをリノ周辺でケネージアとマラカイとともにすごしていた。

ケヴィンとケネージアはすでに結婚のことも真剣に話しあっていた。ケヴィンはマラカイを実の息子のようにかわいがり、結婚したら養子にするつもりでいた。マラカイのおむつを替え、寝る前に本を読んでやり、映画に連れていった。マラカイは彼をパパと呼ぶようになっていた。ケヴィンはマラカイにはじめての自転車を買ってやり、ケネージアとすごすのに劣らないほどの時間をマラカイとすごしていた。ケネージアの母はあまりいい顔をしていなかったが、それはただ心配性が顔を出しているだけだとケネージアは考えていた。わが子を心配するあまり、厳しい目で見ているだけだと。たしかにケネージアは過去にまずい選択をしてきた。でも今回は間違いなく正しい選択だと感じていた。

そんな中、ケネージアがふたたび妊娠した。五カ月だった。ものごとが一気に前に進もうとしていた。

だがその日は、いつも以上にあわただしかった。妊娠中のケネージア（とほかの家族）が腹痛を起こした。マラカイが六週間の早産で生まれ、三週間にわたって入院を余儀なくされて費用もかかったので、ケネージアは妊娠に影響がありそうなことに神経質になっていた。腹痛が始まると、ケネージアはお腹の子へのリスクを考えて病院へ行きたがった。そこで、ケヴィンが彼女を病院へ連れていき――そこでは念のために点滴を受けることになった――ケネージアの母がマラカイをスパークスの美容院へ一緒に連れていった。その週末には家族そろって写真を撮ることになっていたのだ。

だが、マラカイはいつものマラカイらしく、美容院でもかたときもじっとしていなかった。

雑誌に落書きをし、美容師にちょっかいを出し、椅子に飛び乗り、店内を走りまわった。手を焼いたケネージアの母はついにケヴィンに電話して、マラカイを迎えにくるよう頼んだ。

ケヴィンは数分でやってきて、午後四時二十一分にマラカイとともに美容院をあとにした。母親が奇妙な線やチューブにつながれている姿をマラカイに見せたくなかったし、冬のシエラネヴァダ山麓にしては季節はずれに暖かい日でもあったので、ケヴィンは近くの公園にマラカイを連れていき、ケネージアから処置が終わったという電話があるまで、そこで遊ばせることにした。

やんちゃ盛りのマラカイは、誰もいない遊び場にはしゃいで駆けだした。大きな遊具によじのぼり、トンネルを探検し、はしごをのぼってブランコからぶらさがり、吊り橋の上を走って、滑り台に飛びついた。

そして転落した。

滑り台にのぼっているとき、足をすべらせてバランスを崩し、滑り台の縁から一・五メートルほど下の砂場に落ちた。マラカイは泣きだし、ケヴィンは顔についた砂を払ってなだめた。顔の右側を浅く擦りむいていたが、千の公園で千人の子供が一日に千回も負っているようなかすり傷にすぎなかった。マラカイはまもなく何ごともなかったように上機嫌で遊びはじめた。

だが、遊びの時間は十分ほどで終わった。午後四時三十分ごろ、ケネージアから迎えにきてほしいという連絡が入った。

数分後、笑顔で手をつないだケヴィンとマラカイのふたりが小走りに病院に入っていく姿が、外の歩道の防犯カメラに写っていた。

ケヴィン・アンソニー・ハントがマラカイの前にあらわれて半年以上がたっていた。女と子供ばかりの家で、幼い男の子がすぐに彼を父親のような存在とみなしたのは自然な流れだった。だが、彼はいったい何者だったのか。

二十四歳のケヴィンは七人兄弟の長子だった。父親は連邦政府の職員で、母親は児童保護センターで働いていた。両親は真面目な働き者だったが、暗黙のうちにケヴィンを頼り、下のきょうだいたちの面倒を見させることも多かった。それでも問題は一度も起きなかった。

ケヴィンはボストン郊外で育ち、高校では陸上とフットボールの選手として活躍し、成績も平均以上だった。音楽キャンプでピアノの演奏を習い、スペイン語とポルトガル語も得意だった。家族とともに教会にも通っていた。高校を卒業後、連邦保安官か刑事になりたいという夢を抱き、ニューヨーク市立大学のジョン・ジェイ・カレッジ・オブ・クリミナル・ジャスティスに進学した。

そこで恋人ができ、彼女はまもなく妊娠した。家族を養うため、ケヴィンは二〇〇六年に大学を中退し、刑務官として一年間働いたのち、妻と幼いふたりの子供と別れた。そして二〇〇七年に海兵隊に入ったが、警察官になりたいという夢は捨てていなかった。

基礎訓練を終えたのち、ケヴィンはカリフォルニア州ブリッジポートの海兵隊山岳戦訓練センターに配属された。この小さな町からネヴァダ州リノまでは車で二時間半の距離だった。ケヴィンは休みのたびににぎやかなリノの街へ行き、そこで十九歳のケネージア・ディーンを友人から紹介された。彼はこの若いシングルマザーに魅了されたが、それと同時に彼女の二歳の息子マラカイにひと目で夢中になった。

ふたりが付きあいだしてすぐに、ケネージアがまた妊娠した。ケヴィンは責任をとろうとしただけでなく、心からケネージアとその幼い息子を愛し、家族になりたいと思った。結婚を申しこんだのは義務感からではなく、未来への希望からだった。

ケネージアとともに病院を出たあと、三人はお気にいりのメキシコ料理店を訪れた。だが、腰を落ち着ける間もなく、マラカイが急にぐったりして吐いた。少ししてまた吐いた。ケヴィンとケネージアは子供を抱いて急いで家に帰った。

家に着いてからも症状はさらに悪化した。その週に家族内で蔓延《まんえん》していた胃腸炎がマラカイにもうつったのだと思い、ケネージアは息子をベッドに寝かせておさまるのを待った。だが、マラカイはずっと吐きつづけ、ケヴィンはシーツとマラカイのパジャマを何度も替えなければならなかった。

寝る時間になると、ケヴィンとケネージアはベッドのマラカイの隣に並んで横になった。午後十一時二十分ごろ、ケネージアは無意識に手を伸ばして息子に触れた。マラカイは息をしていなかった。

彼女は暗闇で悲鳴をあげた。ケヴィンが飛び起き、ベッドの上でマラカイに心肺蘇生をほどこしはじめた。ケネージアはあわてて九一一番に電話した。

まもなく別の部屋からケネージアの母が駆けこんできて、ケヴィンを乱暴に押しのけ、やわらかなベッドに横たわる息をしていないマラカイの体に馬乗りになって、愛する孫を救おうと必死の努力を開始した。どうにか息を吹きかえさせようと、全力で胸を押し、叩き、口に息を吹きこんだ。

数分後に救急隊が到着したが、もう手遅れだった。

マラカイは死んでいた。

翌日、まだ汚れたパジャマを着たままのマラカイの小さな体が解剖された。それと並行して、検死局の調査員は何があったのかを調べはじめた。

ケネージアの母はケヴィン・ハントに公然と疑いの目を向けた。マラカイはいつもケヴィンのそばではおとなしかった、ケヴィンは家の女たちがマラカイを甘やかしていると思っていた、と証言した。前日、いつも元気いっぱいの孫が、美容院に迎えにきたケヴィンについて行きたがらなかった。ケネージアの母は今や、マラカイの傷は滑り台から誤って落ちたときのものではなく、ケヴィンに暴力をふるわれたことによるものではないかと疑っていた。

モルグで、ドクター・ピョートル・クビチェクは、殺人の可能性を疑うスパークスのふたりの捜査員と地区検事補にじっと見守られて、幼い男の子の解剖をおこなった。

ドクター・クビチェクはマラカイの右のこめかみと頬に痣と擦り傷を認めた。痣の形は――死後にあらわれた大人の指の太さほどの二本の平行な痣を含め――大人に平手打ちされてできたもののように見えた。マラカイのおむつにはピンク色の尿のしみがあり、膀胱《ぼうこう》内の出血を示していた。また、マラカイの胸と背中にも痣があった。

体内はよりひどいダメージを受けていた。膵臓《すいぞう》、脾臓、腹壁《ふくへき》から出血して、腹腔内に五百ミリリットル近い血がたまっていた。腎臓、膀胱、腸も傷ついていた。また、肺につながる動脈内に紫がかった塞栓《そくせん》——この場合はワインのコルクほどの太さの血のかたまり——が見つかったが、それは男の子の死には無関係だとドクター・クビチェクは判断し、それがどこから来たのかを突きとめようとすることはなかった。

ドクター・クビチェクはのちに、マラカイの内傷は数階の高さから落ちたときや高速で車がぶつかったときのものに近いと説明した。それらは死の数分から数時間前に発生し、ただちに非常な痛みをともなっただろうと述べた。

それ以外に気になる証拠は見つからなかった——彼いわくその他の臓器は正常だった——ので、ドクター・クビチェクはマラカイ・ディーンの死因を重要臓器の破裂による失血死と判定した。

そして、解剖報告書に次のように記した。〝私の意見では、マラカイ・ディーンは腹部への複数回にわたる鈍的外傷により死亡したものであり、他殺と判断される〟

三週間後、ケヴィン・ハントは児童虐待による殺人容疑で逮捕された。有罪となれば、残りの人生を刑務所ですごすことになる可能性もあった。

警察による二度の事情聴取で、ケヴィン——これまで犯罪にかかわったことも巻きこまれたことなかった——は同じ話を繰りかえした。マラカイとふたりだったのはほんの四十分足らずで、マラカイは公園の滑り台から落ちたが、深刻な怪我をしたようには思えなかった。それなりの数の嘘つきに会ってきた被告人の弁護人デイヴィッド・ヒューストンから見て、ケヴィンはこれまでで最高の嘘つきか、または本当のことを言っているかのどちらかに思えた。

しかし、警察と検察の考えは違った。ふたりきりだったその四十分のあいだに、ケヴィンはマラカイに暴行し、内臓に致命的な損傷を与えるとともに、顔にも軽い傷を負わせた。公園の滑り台から落ちたというのはつくり話であり、虐待はおそらくしばらく前から続いていた、というのが彼らの説だった。

子供が死ぬと、遺族は想像を絶する悲しみと苦悩にさいなまれる。だが、誰も無傷ではいられない。容疑者も、第一発見者も、警察も、検死医も、検察も、弁護人も、判事も。そして地域社会も。

そこに人種がからむと、怒りはしばしば増幅される。そして人種が溶けあっていない場所では、異なる人種同士がおたがいに不信感を抱きがちだ。

そして、白人が大部分のリノで、ケヴィン・ハントは黒人だった。

マラカイの死に対する地元の反応はすばやかった。嘆く者もいれば、報復を叫ぶ者もいた。地元紙のウェブサイトやブログのコメント欄には、激しい怒りやあからさまな人種差別の書きこみが躍り、リンチを呼びかける声まであった。

ワシントンDC出身で地元では有名な法廷弁護士のヒューストンが助けに乗りだした。何かがおかしい、ケヴィンは不当に糾弾されていると彼は感じた。こういう事件を手がけるために、金持ちのハリウッドの顧客の仕事を引き受けてきたのだ。

地元の法病理医がドクター・クビチェクの解剖に複数のミスがあったことを発見したのち、ヒューストンは私に電話してきた。ほどなくして、完全な解剖報告書、写真、捜査報告書、マラカイ・ディーンの組織のサンプルのスライドなど、検討に必要な資料が一式詰まった分厚い封筒が届いた。

アメリカはおかしな場所だ。〝推定無罪〟がモットーでありながら、子供が死んだとなると、しばしばそれが逆になる。被告人は推定有罪とみなされ、弁護側が無罪だと証明しなければならないのだ。そのような事件では、陪審員たちも理屈ではなく感情で判断しがちだ。誰でも罪のない子供のために裁きを下したいと思うのは当然だが、その熱意に目が曇らないようにしなければならない。

私は子供の死にまつわる重大事件に多くかかわってきたが、コンサルタントとしてその種の事件を引き受けることはめったにない。それでもときおり、あからさまな不公正が目につき、見て見ぬふりができないことがある。見落とされていた手がかりがぱっと目に飛びこんでくるのだ。

ケヴィン・ハント事件を引き受けたのもそうした理由からだった。

二年後に裁判が始まったとき、法医学対決の舞台は整っていた。当初の検死医（ミスの多くをその後訂正していた）対、彼の気づかなかったことに気づいた私ともうひとりの法病理医。

だが、検察側はあいかわらず幼児殺しを罰したがっていて、ほぼ状況証拠しかないにもかかわらず、ケヴィンに特別な敵意を抱いて追及していた。ケヴィンがワショー郡の刑務所に入っているあいだに、ケネージアはふたりのあいだの息子ジェイデンを出産していた。

二〇一二年の五月はじめに裁判が始まった時点で、ケネージアを含むマラカイの遺族は、マラカイがケヴィンに殴り殺されたと固く信じていた。そして幼い男の子が死にいたるまでの悲しい一連のできごとについて証言した。ケヴィンの父親は毎日傍聴席にすわっていた。制服姿のケヴィンの海兵隊の同僚が証言することもあった。

ドクター・クビチェクは証言台に立ち、ケヴィン・ハントがマラカイを殺したとの結論を下した理由を説明した。男の子の顔と頭部にあった痣と擦り傷。ぱっくりと裂けた内臓。腹部にたまった血。陪審にはすべて筋が通っているように聞こえたに違いない。

だが、私が証言台に立つと、まったく違うストーリーが語られた。

まず、マラカイの顔と頭部の痣と擦り傷は、転んだときによくできる、ありふれた典型的な子供の遊びの最中の怪我だった。大都市の検死医なら日常的に目にしているものだ。それらの傷についてはっきりと言えるのは、転んだりぶつかったりした衝撃によって生じることだが、捜査員が平手打ちをされた証拠だと考えた場所には、救急隊が顔にマスクかチューブを固定するために貼ったとおぼしきテープの跡しか見られなかった。

つまり、殴られてできたと言える傷はいっさいなかった。

マラカイの内臓の傷は深刻なものだったが、それらが失血死を招いたのではない。マラカイは最大でも全血液の二十八―二十九パーセントを失っただけであり、その二倍近くを失っても死ぬことはなかったはずだ。

だが、さらに重要なのは、ケヴィン・ハントが七時間前に男の子とふたりでいたわずかなあいだに、それらの傷ができたのではないということだった。

なぜわかるのか。これだけの怪我を負えば、激しい痛みと急性のショック症状が起きたはずだが、公園を訪れた直後のマラカイにショック症状の徴候（大量の汗をかく、めまいやふらつき、喉の渇き、呼吸が浅くなる、唇や爪が青紫色になる、肌がじっとりするなど）は見られなかった。ショック症状が多少遅れて来たとしても、その晩の午後八時までには明らかな症状を呈したはずだ。だが、そのようなことはなかった。

そしてもうひとつポイントがあった。ドクター・クビチェクは解剖の際、二歳のマラカイの心臓が百十五グラムだったことについてなんら異常に思わなかった。しかし、彼の心臓は著しく肥大しており、普通の九歳児の心臓ほどの大きさがあった。マラカイの心臓は本来ならその半分程度でなければならなかった。

つまりどういうことか。マラカイが生きていたら、将来深刻な医学上の問題が出てきていただろう。たった二歳でも、肥大した心臓は全身に――とくに脚に――適切に血を送りだせていなかった可能性が高い。それがおそらくは下肢に血栓ができることにつながった。

私が考えるに、そうした血栓のひとつ――大きさからして、数時間ではなく数日から数週間かけてできたことは間違いない——が血管から剝がれてマラカイの心臓に運ばれ、そこで心臓から肺に血液を送る肺動脈をふさいでしまった。その結果、血流が遮断された肺が機能を停止したことにより、マラカイは死亡した。

その血栓は、暴行があったとされる死の七時間前にできたものではありえない。それほど大きな血栓がそのような短時間でできるはずがない。また、それはもともとマラカイの腹部にできたものでもない。腹部にはそれを運べるような太い血管がひとつしかなく、そこにそのような痕跡はなかったからだ。

だが、私にとって決め手となったのは、ずたずたになった内臓に炎症が見られなかったことだ。

炎症は、外傷——物理的なものであれ、化学的なものであれ、感染性のものであれ——に対する体の防御反応だ。組織がなんらかの形で傷つけられると、そこの細胞から二種類の化学物質が放出される。ひとつは血管を拡張させて、血液成分を浸出させるもの。もうひとつは傷を負ったところに白血球を集めて、損傷した細胞を食べさせ、修復プロセスを開始するものだ。腹部ではこの反応はただちに起こる。体が問題を解決しようと急ぎ、二、三時間以内には腹部の傷が炎症を起こす。

マラカイ・ディーンの場合、炎症がなかった。内臓に致命的外傷を負ってから七時間もたっているはずなのに、いっさいの炎症が見られなかった。

いったいなぜか。考えられることはひとつしかない。内臓の損傷につながった外傷は、マラカイが死亡したころ、おそらくは死後に起きたのだ。

マラカイの内臓の損傷は、ケヴィン・ハントやそれ以外の誰かによる暴行で生じたものではなく、なんらの犯罪行為の結果でもない。

私の見解では、二歳のマラカイ・ディーンは自然死だった。おそらく、心臓の肥大による血液循環の不全で生じた血栓が詰まり、肺呼吸ができなくなったのだ。

警察と検察がボーイフレンドによる虐待と暴行で生じたものとした内臓の損傷は、実はケネージアの母がやわらかいベッドの上でおこなった必死の（だが不適切な）心肺蘇生術により生じたものだった（プロはかならず患者を硬い床に寝かせておこなうよう教えられる）。息をしていないことにケネージアが気づいたとき、マラカイはもう死んでいた。幸いにして、懸命な救命の試みによってもたらされたであろう激しい痛みを感じることはなかった。彼はもうこの世を去っていたのだ。

だが、こうしたケースはそう単純にいくものではない。

陪審は六対六のまっぷたつに割れ、最後まで評決に達することができなかった。この事件の物議をかもす性質と、幼児虐待の容疑者におのずと向けられる先入観を思えば、ケヴィン・ハントの勝利と言っていい結果だった。

検察側は苦境に立たされた。相反する法医学的証拠――担当検死医が認めた十以上ものミスを含め――から、控訴審もどうなるか皆目わからない。そこで、州検察はケヴィンに司法取引を持ちかけた。故殺（計画的でない故意の殺人）での有罪を認めることと引きかえに、すでに郡刑務所ですごした四年近くを含めて四年から十年の禁固刑にするという条件だった。

しかし、弁護側の苦境も相当なものだった。おさまる気配のない世論の怒りとあからさまな人種差別感情を思えば、控訴審で無罪判決が得られるかは微妙だった。供述に曖昧なところのある黒人の若者と、大都市の警察・検死・法制度との選択なら、陪審は分裂するかもしれない。完全勝利が得られる可能性は低く、負ければケヴィン・ハントは一生刑務所暮らしだ。

ケヴィンは苦渋の選択を迫られた。最初に警察に疑いをかけられたときから一貫して主張してきたように無実を訴えつづけるか、自分をパパと呼んでくれた子供を殺したと〝自供〟し、終身刑のリスクを避けて、三年にわたる激しい法廷闘争を終わらせ、早ければ数カ月以内には自由の身となって人生の再スタートを切るか。

ケヴィンは司法取引に応じた。二〇一三年十一月四日、彼はカーソンシティの中等度警備の刑務所である州立ウォームスプリングス更生センターに送られた。

本書の執筆時点では、彼はまだそこに入っている。

警察官になるという彼の夢はついえた。新たな夢はまだ見つかっていない。

ケヴィンは息子のジェイデンを抱くどころか、一度も会ったことすらない。そして現状では、おそらく息子が成人して自らの意志で行動できるようになるまで、会えることはないだろう。ふたりが親子の関係を築ける日が来るとしても、その始まりはあまりにも遅い。

「いつか子供たちにとって最高の父親になりたい」ケヴィンは二〇一五年に獄中でそう語った。

「僕はその日をずっと待ち望んでいる」

法医学がいまだ完璧ではないことを思うとき、私はいつも思いださせられるのだ。裁きもまた決して完璧ではないということを。

8　死と法とセレブリティ

文明社会の我々は、人とその行動……とくに文明を文明たらしめている人とその行動について、理想化したり、神話をつくりあげたりしがちだ。有名人は重要な部分において一般人よりも上であり、文明のより高度な次元に達していて、我々一般人を引きあげてくれる存在だと思いこんでしまうことがある。しかし、文明など極薄のベニヤにすぎない。現代の我々と二千年前や四千年前の人々は何も変わらない。ただ、より多くの法律をつくり、より鋭利な道具を持ち、より巧妙に我々自身の野蛮さを隠しているだけにすぎない。

＊

二〇〇三年二月三日（月）、カリフォルニア州アルハンブラ

日没をいくらか過ぎたころ、フィル・スペクター――かつて神童と呼ばれ、若くして才能を発揮した大物音楽プロデューサーで、今では禿《は》げ頭を隠すためにかつらをかぶり、背の低いのを隠すために踵《かかと》の高い靴を履いた男――はひとりで暮らすジャズ・エイジ時代の邸宅を出て、誰かを求め、日曜の夜の空疎なロサンゼルスの街へ向かった。

フィルはひとりでいるのが嫌いだった。丘の上のがらんとした城においてだけでなく、人生においても。ひとりにされると癇癪《かんしゃく》を起こし、人をまわりにいさせるためならどんなことでもした。彼は六十三年の人生で、ライチャス・ブラザーズからビートルズ、ラモーンズにいたるまでの楽曲プロデュースを手がけて巨万の富を築いた。〝ウォール・オブ・サウンド〟（フィル・スペクター独特の楽曲制作スタイル）で名を馳《は》せると、人々は彼のまわりに集まってきた。ロックの殿堂入りも果たした。ミック・ジャガー、ボブ・ディラン、ボノ、ブルース・スプリングスティーン、ジョン・レノン、シェールらとパーティをひらいた。その地位と金に群がってくる者は多かったが、彼は孤独だった。心を許せる相手も親友もいなかった。ふたりの妻と多くの愛人がいて、子供も何人かいたが、みな離れていった。

　小さな赤い悪魔をかたどった脱臭剤がルームミラーからぶらさがり、〈アイ・ラブ・フィル〉のナンバープレートをつけた運転手つきの黒塗りのメルセデスが、豪華な裏のテラスの下の噴水広場で待っていた。故郷のブラジルではコンピュータ・サイエンティストだったが、ロサンゼルスではリムジンの運転手をしているアドリアーノが、雇い主のために後部座席のドアをあけた。ロックスター然とした長髪のかつらをかぶり、白い婦人物のディナー・ジャケットに白いシャツ、白のスラックスといういでたちのフィルが車に乗りこんだ。その姿は『グレート・ギャツビー』の扮装をした『ロード・オブ・ザ・リング』のゴラムさながらだった。

　アドリアーノはスタジオシティに寄ってフィルの旧友の女性を拾い、ビヴァリーヒルズの〈グリル・オン・ザ・アリー〉へ行った。フィルと旧友はそこで色恋抜きの長いディナーをともにした。フィルが食前にダイキリを二杯注文したので、旧友は心配になった。彼がこの十年おおむね酒を断っていたこと、そして躁鬱《そううつ》病や不眠症をコントロールするための向精神薬を何種類も服《の》んでいることを知っていたからだ。だが、何も言わなかった。フィルが店のウェイトレスを口説《くど》いていても何も言わなかった。いつも自分の軌道に新たな衛星を呼び寄せようとしている、それがフィルだった。

数時間後、フィルはアドリアーノの運転する車で旧友を家に送り、午後十一時ごろに〈グリル・オン・ザ・アリー〉に戻って、くだんのウェイトレスを乗せた。〈トレーダー・ヴィックス〉というナイトクラブへ行き、フィルはそこでアルコール度七十五パーセントのテキーラとダイキリを何杯か飲んだ。続いて〈ダン・タナズ〉へ行き、奥のいつものテーブルでさらに飲んだ。午前一時三十分過ぎ、フィルは五十五ドルの勘定に五百ドルのチップを置いて店をあとにし、リムジンで近くのクラブ――サンセット・ブルヴァードの〈ハウス・オブ・ブルース〉へ行った。

酔ったフィル・スペクターとスターについてきたウェイトレスは、まっすぐに〈ファウンデーション・ルーム〉へ向かった。そこはハリウッド・スターたちが一般人と離れて飲むＶＩＰルームだった。だが接客係のラナ・クラークソン――〈ハウス・オブ・ブルース〉で働きだしてまだ一カ月の、長身のブロンド美人――が入口で彼を止めた。

「すみません、お客さま。こちらには入れません」と言った彼女を上司が脇に引っぱっていって耳打ちした。あれは大金持ちの大物音楽プロデューサーのフィル・スペクターで、チップの払いもいい、俳優のダン・エイクロイドくらいちやほやしろ、と。

クラークソンは顔を赤くし、あわててフィルとその連れを空いている一番いいテーブルに案内した。

入口で恥をかかされたにもかかわらず、フィルは彼女が気にいった。閉店が近づいた午前二時ごろ、連れのウェイトレスが水しか頼まなかったので、フィルは運転手に彼女を送るよう命じた。そしてバカルディ151をストレートで注文し、別のカクテルウェイトレスを口説きながらも、ラナ・クラークソンから目を離さなかった。彼女はVIPルーム内を回って客のために椅子を引いたり、空いたグラスを片づけたり、ちょっとした会話をしたりと忙しそうにしていた。

「彼女は少しもじっとしてないな」フィルはそんなラナの様子について、新しいウェイトレスに言った。「まるでチャーリー・チャップリンだ」

じっとしていないのはこの仕事を失いたくなかったからかもしれない。四十歳のラナ・クラークソンは女優だったが、もう長いことまともな役はもらえていなかった。百八十センチの長身でまだ充分にゴージャスな彼女は、ハリウッドの人々が集まる店内でも、人の減ったラストオーダー後はとくに目立っていた。ロジャー・コーマン監督の『野獣女戦士アマゾネス・クイーン』に主演したラナは、かつてはそれなりのスターだった(少なくとも、B級映画のカルト的ファンのあいだでは)が、それはもう二十年近く前のことだった。数年前に事故で両手首を骨折してからというもの、役がさっぱり来なくなって沈んでいた。ときどきのコマーシャル出演と、小さなコミックイベントでファンに囲まれることで満足する日々だった。当時は、ヴェニスビーチに借りた四十二平米の平屋の家にかかる月千二百ドルの家賃と、洒落《しゃれ》た服や処方鎮痛剤といった安くない習慣をまかなうために、その店で時給九ドルで働いていた。いろいろな意味でぎりぎりの暮らしだった。

フィルはウェイトレスを家に誘ったが、翌朝早いからという口実で断わられた。誰もいない城にともに帰る誰かを求めていたフィルは、一緒に飲もうとラナをテーブルに呼んだ。ラナは上司に断わって——会話はいいが、客と酒を飲むことは許されていなかった——シフトが終わってからその妙な小男の隣にすわった。

フィルは自分の城を見たくないかと彼女に言った。もちろん見たかったが、客と親しくなりすぎて仕事を失う危険をおかしたくなかった。そこで彼女は、自分の車まで送ってくれないかと頼んだ。フィルは今度も、十三ドル五十セントの勘定に四百五十ドルものチップを置いて店をあとにし、運転手を呼んだ。

従業員用の駐車場で、フィルはリムジンの外に立ち、城に行こう、一杯だけ飲もう、と子供のようにラナにねだりつづけた。ラナは最後には折れて、メルセデスの後部座席に乗りこんだ。少々決まりが悪かったラナは、アドリアーノに一杯だけで帰るからと言ったが、フィルは「運転手と話すな！　運転手と話すんじゃない！」と怒った。

ピレネー・キャッスルと呼ばれるフィルの豪邸——ロサンゼルス郊外のアルハンブラの曲がりくねった小道の先に突如《とつじょ》としてあらわれる、一九二〇年代に建てられた、三十三の部屋に小塔まである森に囲まれた文字どおりの城――までの半時間のドライブ中、ふたりはリムジンの後部座席で笑っていちゃつきながら、ジェームズ・キャグニーの古い映画『明日に別れの接吻を』を見ていた。

午前三時ごろ、フィルとラナは邸内に入っていき、アドリアーノは噴水のそばに車を停めた。ラナを家に送らなければならないが、しばらく待たされることになりそうだった。

二時間後の午前五時ごろ、アドリアーノは軽い破裂音を耳にした。爆発音でも轟音《ごうおん》でもなく、くぐもった破裂音だった。外に出てあたりを見まわしてみたが、何もなかったのでまた車内に戻った。

一瞬ののち、豪邸の裏口の扉があいて、フィルが姿を見せた。アドリアーノはミス・クラークソンを送ろうと車をおりた。雇い主はさっきまでと同じ服装だったが、茫然とした表情を浮かべ、手にリボルバーを持っていた。

「誰かを殺してしまったようだ」フィルが言った。

フィルの背後に、投げだされた女の両脚が見えた。近づいてみると、ラナ・クラークソンが長い脚を前に投げだして椅子の背にもたれかかっていた。血が顔に飛び散り、体の前に流れ落ちていた。

「何があったんです?」アドリアーノは仰天して尋ねた。

フィルは肩をすくめただけで何も言わなかった。

アドリアーノはパニックになり、車に乗って正門まで戻った。そこで携帯電話を取りだしてダッシュボードの明かりを頼りに電話をかけた。フィルの住所も電話番号も知らず、ボタンを押す指は震えていた。最初に、番号が登録されているフィルの秘書にかけたが、出なかったのでメッセージを残し、九一一番にかけた。

午前五時二分、警察の通信指令係が電話をとり、通報の理由を尋ねた。

「雇い主が人を殺したみたいなんだ」

なぜ殺人があったと思うのか、と通信指令係は質問した。

「だって、女が……女が床に倒れてて」アドリアーノは動揺し、つっかえつっかえ説明した。

「彼が銃を……持ってるから」


警察は裏口近くで、レプリカのルイ十四世様式の椅子にだらりともたれかかったラナ・クラークソンの死体を発見した。両脚が前に投げだされ、右手は横に垂らされ、左手は椅子の肘かけに置かれていた。豹柄のバッグが右肩にかけられ、ストラップが肘かけのあたりでねじれていた。口と鼻から流れた血その他が、彼女の黒いミニワンピースの前を汚していた。

彼女の左ふくらはぎの下の床に、三八口径のコルト・コブラ六連発リボルバーが落ちていた。弾倉には五発の実弾と、空薬莢《からやっきょう》がひとつ残っていた。木製のグリップとトリガーガードと銃身──というより銃全体──に血がこびりついていたが、拭ったような跡があった。ラナの前歯の一部──実際にはかぶせものだったが──が銃の照星に引っかかり、その他の歯の破片が床に散らばっていた。

彼女が腕を伸ばせば届く位置に化粧だんすがあり、その一番上のひきだしが開いていた。中にはコルト・コブラに合うホルスターがあった。

そばにあったそろいの椅子の上にはフィルの革のブリーフケースが置かれ、その中には三包入りのバイアグラのパックがあって、中身は一錠しか残っていなかった。

部屋にはまだロマンチックなBGMが低く流れていた。隣接するリビングルームは、暖炉の上に置かれたろうそくの明かりだけに照らされていた。壁の一面にはピカソの絵が、もう一面にはジョン・レノンの描いたスケッチが飾られていた。コーヒーテーブルの上にほぼ空になったテキーラの瓶と、なんらかの酒が入ったブランデーグラスが置かれていた。

近くのバスルームからはブランデーグラスがもうひとつと、トイレのタンクの上に置かれたつけまつげ一組が見つかった。床には血と水がしみこんだ布おむつが落ちていた。

二階の主寝室のクローゼットの床には、フィルの白いジャケットが落ちていた。小さな血痕が二カ所につき、目に見えないほどの細かな血が点々と散っていた。

ロサンゼルス郡の検死官補は午後五時三十分ごろに現場に到着した。発砲から十二時間以上がたち、すでに蠅が死体の耳の中と、胸の固まった血に卵を産みつけていた。

女優が深夜に超有名人の豪邸で口を撃たれて死んだ。

弁護士とマスコミが殺到するのは間違いなく、解剖でのミスは許されない。だが、ロサンゼルス郡の検死局はこの種の注目を集める事件の経験が豊富で、やりかたはわかっていた。

翌朝、検死官補のドクター・ルイス・ピーナが解剖をおこなった。ラナ・クラークソンの死因は、一発の銃弾による頭部と首への傷だった。銅の被甲に覆われた三八口径弾は、口から入って舌の付け根をえぐり、喉の奥に突き抜け、脊髄《せきずい》を脳幹から切断して頭蓋底にめりこんでいた。

瞬時に脊髄が脳から切断されたため、ラナは衝撃の瞬間に即死したと思われた。心臓が止まり、呼吸も止まり、あらゆる神経が死んで、あらゆる筋肉が弛緩した。脳は内部の酸素が消費されるまで生きていたはずだが、おそらく意識はなかっただろう。

銃弾はまっすぐ後方、やや上向きに進んでいた。発砲時の反動で、どちらも最近かぶせものをしたばかりの二本の切歯が砕けていた。ドクター・ピーナはラナの舌の左側に痣《あざ》を発見したが、それは銃弾によるものではなく、おそらくは銃身を口に押しこんだ際にできたものと思われた。手と手首、前腕にも痣があり、それらは揉みあった跡と考えて矛盾《むじゅん》しなかった。

血中からは充分に酔っていたと考えられる量のアルコールとともに、強い鎮痛薬のヒドロコドンと抗ヒスタミン剤の成分が検出された。ラナのバッグには風邪薬やヘルペスの薬など複数の処方薬と市販薬が入っていた。

現場からはさらなる証拠が見つかったが、それらは当惑させられるような生々しいものだった。

ラナが右手の親指につけていたつけ爪のかけらが床に落ちていた。

バスルームにあったつけまつげ、ブランデーグラス、家の裏口のドアノブと掛け金、ラナの両手首から拭った血など、現場のあちこちからフィルとラナの混ざりあったDNAが発見された。

階段の手すりにはラナの血がついていて、一階のバスルームから見つかった布おむつにもついていたが、それは水で薄められていた。フィルのジャケットの左袖、左肘、ポケット、右前身頃の外側、左前身頃の内側に散った霧のような細かい血と二カ所の血痕もラナのものだったが、量はわずかだった。

フィルのDNAがラナの左乳首から見つかったが、膣からは見つからなかった。また、ラナのDNAがフィルの陰囊《いんのう》から検出され、オーラルセックスをしたものと思われた。ラナの爪の下からはフィルのDNAは発見されなかった。

もっとも興味深く、困惑させられる事実——銃からはラナのDNAしか検出されず、発射残渣《はっしゃざんさ》もラナの手だけにたっぷりとついていた。フィルの手や服に発射残渣はなく、ジャケットに血痕がついていたにもかかわらず、彼の皮膚や髪、着衣に体組織はついていなかった。銃からは誰の指紋も発見されなかった。

その朝、フィルがラナのことを「あのクソ女」と呼んだのが警察によって録音されている。

「どんな悩みがあったのか知らないが、俺の城に来て自分の頭を吹っ飛ばす権利なんてなかったんだ」

警察はその供述を信じず、フィルが撃ったとドクター・ピーナに話した。ラナが自殺しようとしていたという証拠はなく、遺書もなかった。警察はフィル・スペクターが、アンティーク風の椅子にすわっているラナ・クラークソンを撃ったと考えた。ピーナは解剖で見つかった証拠から他殺に傾いていた。

事件から二週間後、ラナ・クラークソンの遺灰がロサンゼルスのハリウッド・フォーエバー墓地に埋められ、彼女はあこがれの偉大なスターたちの多くとともに眠りについた。その中には、彼女が夢見た以上の共通点を持つ者もいた。スターたちの墓の奥の湖のそばにはヴァージニア・ラッペが眠っていた。この新進女優は、一九二一年に当時もっともギャラの高い喜劇俳優だったロスコー・アーバックルとのパーティのあとに死亡した。その芝生をはさんだ向かいにはウィリアム・デズモンド・テイラーの墓があった。有名な映画監督だった彼は一九二二年に自宅で殺害され、無数の見出しが新聞の一面に躍ったが、ひとりの逮捕者も出なかった。納骨堂にはマフィアのバグジー・シーゲルがいた。彼はビヴァリーヒルズの豪邸で顔を撃たれて死んだが、誰も起訴されていない。

フィル・スペクターはラナ・クラークソンが死亡した朝に逮捕されたが、警察がさらに捜査を進めるあいだ、百万ドルの保釈金を払って保釈された。フィルはすぐに、ロバート・シャピロらトップクラスの弁護士や法医学者からなるドリームチームの結成に取りかかる一方、正式に起訴される前から、メディアの疑惑をかわして無実を訴えようと画策してまわった。フィルは公に自分を擁護してくれない〝友人〟たちを陰で非難した。城で撮影した奇妙なビデオの中で、フィルはラナが誤って自分を撃ってしまった（エスクァイア誌には「彼女は銃にキスした」と語った）、理由はわからないしどうでもいい、と主張した。

だが、フィル・スペクターと銃にまつわる話が続々と警察の耳に届いていた。ジョン・レノンやデボラ・ハリーなどのロックスターといるスタジオで、これみよがしに銃を振りまわすことが何度もあったという。しかし、デートした女性や雇われていた女性からより恐ろしい話も聞こえてきた。帰ろうとすると、泥酔したフィルが激昂し、帰らせまいと銃を向けてきたというのだ。この音楽界の大物は、ひとりにされたり置き去りにされたりすることを極度に恐れていたようだった。

他殺か、それとも自殺か。それはロサンゼルス郡検死局にとって簡単な判断ではなかった。殺人だという科学的証拠は存在せず、最終的な決定は、法医学的証拠よりも保安官事務所の捜査員の示唆にもとづいていた。

発砲から七カ月後、ロサンゼルス郡検死局長のドクター・ラクシュマナン・サシヤバギスワラン――もっとも新しい〝スターの検死官〟――は、ラナ・クラークソンが他殺だったとするドクター・ピーナの結論を支持した（ただし、彼女が自らを撃ったという可能性も残していた）。彼はのちに、口内の銃創はほぼかならず自殺によるものだと認めている。言いかえれば、他人の口内に向けて撃つ者はほとんどいないということだ。

二カ月後、ロサンゼルス郡地区検事長はフィリップ・ハーヴェイ・スペクターを殺人罪で起訴し、第一級殺人または第二級殺人での有罪判決をめざすと言明した（第一級殺人には事前の計画があったという証明が必要で、第二級殺人にはそれがいらないが、どちらも有罪の場合は終身刑となる可能性があった）。フィル・スペクターは無罪を主張した。

だがロサンゼルスでは、セレブリティは魔法の〈刑務所から釈放〉カードを持っているように思える。O・J・シンプソン、ロバート・ブレイク、マイケル・ジャクソンやその他、数多くのスターの無罪判決はすっきりしない後味を残した。特権と欺瞞《ぎまん》とうぬぼれが醜いものではなく、美点としてもてはやされる街で、金と影響力と力を持った友人たちが裁きの定義を変えてきた。

世間はこの事件に皮肉な目を向けていた。珍妙な小男のフィル・スペクターは、過剰なまでの鬼才によって金持ちのいかれたトロールとなり、丘の上の虚飾の城に住み、金で買った女をはべらせて下々《しもじも》の人間たちを酔った目で見おろし、エゴと強迫観念に駆られて夜な夜な《よよ》生贄《いけにえ》の肉体を求めて闇を徘徊《はいかい》していた。だが、彼は金持ちの有名人であり、ここはロサンゼルスだから、どうせまんまと罪を逃れるのだろう。

千五百キロの彼方で、私もそう思っていた。

ある日、友人のリンダ・ケニー・バーデンから電話がかかってきた。彼女は私のかつての同僚マイケル・バーデンの妻だった。マイケルはニューヨーク市検死局で父の元部下でもあり、今やアメリカ一有名な法病理医のひとりとなっていた。だが、彼女は世間話をするためにかけてきたのではなかった。リンダは一流の刑事弁護士であり、入れ替わりの激しいフィル・スペクターの弁護団の一員となっていた。フィルはシャピロをクビにして、両親を殺したメネンデス兄弟の弁護人を務めたことで知られるレスリー・エイブラムソンを雇ったが、エイブラムソンが突然辞任したため、今度は大物マフィアのジョン・ゴッティを弁護したブルックリンのブルース・カトラーを雇った。

リンダは銃創の専門家を探していた。よかったらフィル・スペクター事件の資料を見てもらえないか、目を通して何か気になることがあれば教えてほしい、とリンダに頼まれた。

正直なところ、私はフィルのことをよく思っていなかった。私から見て、彼は尊大で奇矯な人物で、銃を振りまわして人を撃ってしまったとしてもまったく不思議ではなかった。だから彼がやったというのは真実味があった。彼についておかしな話も聞いていた。しかし、この目で証拠を見たわけではなかったので、リンダの頼みを聞くことにした。

専門家は私ひとりではなかった。すでに、刑事裁判では過去最強の法医科学の専門家チームが結集しつつあった。その多くは私の知りあいだった。マイケル・バーデン、ボルティモアでの私の元上司のドクター・ワーナー・スピッツ、血痕の専門家のドクター・ヘンリー・リー、法毒物学のドクター・ロバート・ミドルバーグなどなど。私の報酬はわずか一時間四百ドルだったが、集まった専門鑑定人のリストをざっと見ただけで、フィル・スペクターがおそらく裁判前に五十万ドルは使っているだろうとわかった。

フィルが必死に有罪を避けようとしているのと同様、検察も必死に彼を仕留めようとしていた。地区検事局は注目を集める有名人がらみの事件で負け続きであり、今度こそと息巻いていた。そして費用を惜しまず、州の専門家を総動員しようとしていた。

私は本当はあまりかかわりたくなかった。有名人がらみの事件は面倒だ。物的証拠よりも、その有名人――被告人であれ被害者であれ――だけに注目が集まりがちだ。新聞記者やテレビのリポーターだけだった時代はまだよかったが、今ではブログだのツイッターだのによって、ありとあらゆる自称市民ジャーナリストが記者気どりで現代の情報戦争に参戦して注目を争っている。裁判の一部始終を〈コートTV〉が全国放送し、インターネットが生配信する。各地の安楽椅子科学捜査官が、『CSI：科学捜査班』を一気見した程度の知識で自説を開陳する。もはや裁判というよりカーニバルだ。

それでも、私は資料に目を通すことを承知し、数日後には分厚い封筒が届いた。そこには解剖報告書、現場写真、毒物検査や弾道検査などの各種検査結果、捜査報告書などが一式詰まっていた。六十ページにおよぶラナ・クラークソンのとりとめのない回顧録の一部もあり、流れ者のヒッピーのシングルマザーに育てられた幼少期から、ロック・フェスティバルとLSDパーティに明け暮れた十代、そしてB級映画スターとしてコカインでトリップしながら世界を飛びまわった日々のことが綴《つづ》られていたが、記述は不遇な最後の日々のだいぶ前で終わっていた。私は彼女に同情をおぼえた。ハリウッドは一定の年齢を過ぎた女性には冷たく、キャスティング事務所から見てラナ・クラークソンはもう賞味期限切れだった。

何百ページもの資料に目を通しているうちに、疑問が浮かんできた。

フィルが無実であるという絶対的な証拠はなかった（逆に有罪であるという絶対的な証拠もなかった）が、検察側の立証にはいくつかの穴があった。多くの科学的証拠がよく集められていたが、それでも全体としては状況証拠頼みの部分が大きかった。彼は有罪かもしれないが、検察側が主張しているほど自明のこととは思えなかった。

まず、私の検死医としての三十八年の経験において、口を撃たれた人を数百人見てきたが、三人をのぞいてすべて――九十九パーセント――が自殺だった。

女性は銃で自殺しないと言う者もいるが、実際は、アメリカ女性で一番多い自殺方法は銃によるものだ。

そうはいっても、美人女優が、いかに死にたがっていたとはいえ、自分の顔を撃つはずがないと主張する者もいる。だが、史上もっとも大規模な自殺者に関する研究では、女性の自殺者の約十五パーセントが口を撃って死んでいた（もっとも、自殺した女性が美人だったかどうかはカウントされていなかった）。

彼女は過去に自殺を図ったことがなく、自殺したいと口にしたこともないし、遺書もなかったという意見はどうか。自殺者のうち、過去に自殺を図ったことがあるのは八パーセントにすぎず、遺書を残すのはわずか四人にひとりだ。ラナ・クラークソンはたしかにはっきりと自殺をほのめかしたことはなかったが、とくに銃を使った自殺の場合、なんの予告も前触れもなく衝動的におこなわれることも多い。診療記録によれば、過去に鬱状態で強い薬を処方されていたこともわかっている。アルコールとヒドロコドンも鬱状態を悪化させた可能性がある。つまり、アルコールと薬物の使用、それに女優としてのキャリアの行き詰まりと経済状況が、いっそう気分を落ちこませていたかもしれない。

それらはラナ・クラークソンが自らを撃った証明になるのか。ならない。だが、物的証拠とあわせて考えると、他殺が唯一の説明ではない可能性がある。

二十センチ近く背が高く、十キロ以上も体重が重く、六十三歳のフィルよりずっと体力のあるラナがその気になれば、簡単に相手を押さえつけられたはずだ。そうしなかった理由は以下のふたつのうちいずれかしか考えられない。銃を突きつけられて脅されたか、そもそも何もされなかったか。

ラナの唇や舌や歯には、銃を口に無理やり押しこまれたような傷はなかった。銃を持った加害者に対して、ラナが進んで口をあけたと考えるのは果たして自然だろうか。

発射残渣がラナの両手から検出され、フィルの手から検出されなかったのは、発砲時にフィルではなくラナが銃を握っていたことを示している。フィルが手を洗ったとしても、皮膚や衣服に発射残渣が残っていたはずだが、実際は服にたった二粒の粒子がついていただけだった。それらは空中を飛んでついたか、手錠や警察車両についていたものが移った可能性もある。

コルトの銃身は五センチほどラナの口に入っていた。発砲の瞬間、八百度近い高温のガスが一平方センチあたり三百五十キログラムの圧力をともなって銃口から噴きだした。それが一瞬にして彼女の口中に充満して頰をふくらませ、もっとも抵抗の少ない経路から外に出た。一部は鼻孔に抜けてそこに損傷を与え、残りは口から出た。そしてガスや火薬、肉片、歯、その他の体組織とともに返り血が飛び散った。

ラナの場合、血と前歯のかけらが三メートル以上も前方の手すりまで飛んでいた。彼女のジャケットの肩と袖および両手の甲も返り血に覆われていた。

となると当然、被害者から一、二メートルの距離に誰かが立っていれば、盛大に返り血を浴びたはずだ。フィルが彼女の口に銃を突きつけるほど近くにいたなら、とくに口から数センチしか離れていない袖口には、たっぷりと返り血がついていたはずだ。

だが返り血はついていなかった。袖についていた一滴の血痕と服に散った細かな血は、発砲の瞬間に裏口のホールにいて、その後の混乱の中でついたものと説明できる。フィルが救命を試みたり、なんらかの形で彼女に触れたとすれば血がついただろう。フィルは手は洗ったかもしれないが、着ていたジャケットや服は洗っていない。

したがって、フィルが発砲時に銃を握っていたことを示す物的証拠はない。

一方、ラナが発砲時にリボルバーを両手で握っていたことを示す証拠はある。発射残渣も返り血も彼女の手にはたっぷりとついていた。彼女は右手の親指で引き金を引いたとみられ、反動でアクリルのつけ爪が欠けていた。

私の知らないところで、マイケル・バーデン、ワーナー・スピッツ、ヘンリー・リーらもみな、証拠を見て同じ結論に達していた。

これらの事実（とそれに反する客観的証拠の欠如《けつじょ》）から、自殺の可能性は低くなく、陪審の前で主張すべき合理的な反論たりうると私は考えた。

よきにつけ悪しきにつけ並ぶ者のない大金持ちの天才フィル・スペクターは、果たして人を殺したのか否か。あとは陪審が決めることだった。

ラナ・クラークソンがフィル・スペクターの城で死亡して四年以上ののち、フィルの第二級殺人罪の裁判が始まった。

二〇〇七年四月二十五日、カリフォルニア州最高裁判所ロサンゼルス支部において、地区検事補アラン・ジャクソンは冒頭陳述で陪審に向かって単刀直入に言った。「二〇〇三年二月三日、ある男が被害者ラナ・クラークソンの口に――口の中に――実弾入りのピストルを向け、彼女を射殺したことが、これから証拠によって明らかになるでしょう」

彼は、フィルが〝一定の状況で、一定の事態に遭遇すれば、邪悪で危険な人間に変身する〟恐ろしい人物であることをお見せする、と請けあった。

陪審は、怒ったフィルに銃を突きつけられた経験を持つ四人の女性の証言を聞くことになっていた。「ラナ・クラークソンは、フィル・スペクターの被害にあった数多くの女性のうち、たまたま最後になったにすぎません」

そして最後には、運転手のアドリアーノ・デソウザから、あの夜の恐ろしいできごとと、フィル自身が「誰かを殺してしまったようだ」と認めたことについて証言を聞くことになっていた。

フィルは被告人席に力なくすわり、ときどき両手で顔を覆いながらじっと聞いていた。裁判の初日、彼はブロンドのおかっぱのかつらにベージュのスーツ、紫の開襟シャツといういでたちであらわれたが、裁判が進むにつれ、ファッションもかつらも派手になっていった。また、アシスタントとして雇っていた二十六歳の歌手と事件後に結婚し（ラナが死んだあのホールで式を挙げ）、若妻は毎回、傍聴席の最前列にすわって裁判を傍聴していた。ふたりが一緒に裁判所に来て一緒に帰るときには、三人の大柄な黒人ボディガードがまわりを固めていた。

当然ながら、弁護人のカトラーはまったく違う解釈を陪審に向かって披露した。

「死の原因も、もちろん死の種別もわからないうちから、警察の頭には殺人があったことが証拠によって明かされるでしょう。フィルには成功と名声のつけが回ってきたというわけです」

ラナ・クラークソンは、コルトのリボルバーを〝セックスの小道具〟として使っている最中に死亡した、とカトラーは陪審員たちに述べた。

それから七カ月にわたり、陪審は両サイドから示される証拠を見て、血痕や毒物や弾道や鬱や薬学や発射残渣や解剖学にまつわるややこしい専門家の証言を聞いた。しかし、証人たちは恐怖や脅迫、特権、名声、不安、夢の限界といった科学以外のことがらについても語った。

検死局長のドクター・サシヤバギスワランは、口内への発砲による死の大半が自殺であり、他殺はまれだとあっさり認めた。

「鈍的外傷の痕跡を残さずに誰かの口に無理やり銃を押しこむのはむずかしいのではありませんか」とカトラーは尋ねた。

サシヤバギスワランは〝撃つと脅されて自ら口をあけるのでないかぎり〟むずかしいだろうと認めた。

元カリフォルニア大学バークレー校の心理学教授で自殺の専門家のドクター・リチャード・サイデンは、計画的ではない衝動的な自殺はすべての自殺の約四割を占めると証言した。

死のうと決意するのに五分もかからなかったかもしれない、と彼は述べた。鬱がおもな原因ではなく、経済状態や将来に対する絶望、愛する者との別離、仕事の悩み、慢性的な痛み――いずれもラナがかかえていたものだ――が強い引き金になったのだろう。

ラナの母親が証言台に立ち、娘がコマーシャル撮影を控えて準備していたことや、新しい靴を買ったことを証言した。検察側の約束どおり、四人の女性が――しぶしぶながらの者もいたが――フィル・スペクターに銃を向けられた経験について語った。つけ爪が消えたのは、検察がなくしたのか、それとも隠したのかを証人たちが議論した。そして裁判中もっともドラマチックな証言として、運転手がラナが死んだあとの恐ろしい体験について語り、「誰かを殺してしまったようだ」という自白のような言葉を聞いたと述べた。

だが、カトラーは、ラナが最近恋人と別れて落ちこみ、経済的な問題に悩み、四十歳を迎えて女優としてのキャリアが終わっていくのをなすすべもなく見ていたと主張した。アルコールと強い鎮痛剤の影響も手伝って、彼女はフィルのコルトを手にとり、衝動的に自ら命を絶ったのだと。

ラナの友人たちは自殺説を激しく否定した。ラナは芝居がかったところもあったが、破滅的ではなかった。数日後や数週間後の約束もしていた。自殺する人間がそんなことをするだろうか。

やがて、まったく違うふたつの顔を持つ男の像が浮かびあがった。ひとつはやや古風で陽気で紳士的な、デート相手に薔薇《ばら》の花をプレゼントし、ロマンチックな夜をすごして、頰にさよならのキスをするような男の顔。もうひとつは下品で口汚い酔っぱらいで、ときにはデート相手を帰すまいと顔に銃を突きつけるような男の顔。その両方がフィル・スペクターの中にあった。

まるで現代のジキルとハイドの物語であり、その一部始終がテレビで生中継された。視聴率はうなぎのぼりだった。

ついに陪審が評議に入ったとき、最初にとった予備的な多数決では、四人が有罪、五人が無罪、三人がまだ決めかねていた。そこから十五日ものあいだ、陪審は証拠を見なおし、証人の証言をひとつひとつ検討し、何度も話しあった。

結局、ふたりの陪審員は最後までフィルがラナを撃ったと合理的な疑いを超えて確信することができなかった。陪審は十対二に割れたまま膠着《こうちゃく》状態となった。

裁判官は評決不能を宣言した。

検察は諦めなかった。一週間後、ジャクソン地区検事補は再審を求めると表明し、一年後に再審が開始された。

このときはカトラーが弁護人を辞任し、新たな四人目の弁護人が担当した。それから五カ月間にわたって同じことが繰りかえされた。同じ証拠、同じ証人、同じ議論。新たな材料はほとんどなかった。メディアの注目も前回ほどではなく、フィルのファッションもかつらもトーンダウンし、法廷の緊張感はだいぶやわらいだ。しかし、すべては証拠および被告人をどう解釈するかにかかっていた。

今回も、陪審が評議に入ったとき、最初の予備的な多数決では意見が割れた。だが、三十時間の議論で合理的な疑いは解消され、十二人が評決に達した――フィル・スペクターは第二級殺人で有罪。

ラナ・クラークソンの死から六年以上がたった二〇〇九年五月二十九日、裁判官は六十九歳のフィルに十九年以上の有期刑または終身刑を言い渡した。仮釈放の資格を得る二〇二八年には彼は八十八歳だ。

裁判官は刑の一環としてラナの埋葬費用を支払うようフィルに命じた。そこで弁護士がラナの母親に一万七千ドルの小切手を渡したのち、殺人犯となった短軀《たんく》の大物音楽プロデューサーは刑務所に送られた。

フィルの弁護士は控訴した。とくに、過去にフィルに銃を向けられた経験について語った四人の女性の証言が事件と無関係で先入観を抱かせるものだと主張した。それらは遠い昔のことであり、ラナ・クラークソンの死亡時に何があったかの証明にはなんら結びつくものではないと。

このねじれた事件における最後の奇妙なひとひねりとして、カリフォルニア州最高裁は、四十年前のマーサ・ウッズ事件を引きあいに出して訴えを棄却した。過去の悪行と単純な論理は、陪審が被告人の有罪（または無罪）を判断する材料となりうる、と裁判所は述べた。二十三年間にマーサ・ウッズが面倒を見ていて死亡したり、体調に異変をきたしたりした子供たちのことが、ポール・ウッズ殺害容疑における判断材料となったように、四人の女性たちの話はフィルの有罪の判断材料となりうる、とされた。
死と裁きは妙な形で世代を超えて影響しあうものだ。

この全米にテレビ中継された裁判で裁かれたのは、フィル・スペクターだけではない。専門鑑定人もだ。

地区検事補のアラン・ジャクソンは、私を含む弁護側の専門鑑定人を、四十万ドル以上もの報酬をもらって、フィルにしゃべれと言われたことをしゃべる〝金で雇われた証人〟だと切り捨てた（不思議なことに、ジャクソンは州が専門鑑定人にいくら払ったのかは言わなかった）。「どうすれば他殺を自殺にできるでしょう」ジャクソンは再審で陪審に向かって尋ねた。「多額の小切手を切ればいいのです。科学を変えることができないなら、科学者を買収すればいいのです」

裁判ではままあることだ。一方が専門家を法廷に呼び、高度に専門的で難解なことがらについて説明させる。すると他方はその専門家を嘘つきだのペテン師だの金で雇われた傭兵だのと攻撃する。どちらの側も専門鑑定人に頼り、どちらの側も専門鑑定人をこきおろす。フィル・スペクターの裁判では（ほかの裁判でもそうだが）私は法廷の内外で数えきれないほどのひどい言葉を投げつけられた。なぜか。私の法医学者としての意見が、すでに見かたを決めている傍観者の認識に反するものだったからだ。

こうした文句は目新しいものではない。一八四八年にはすでに、尊敬を集めたアメリカの法学者ジョン・ピット・テイラーが、陪審は〝専門家の証人〟を（奴隷や女性や外国人と同様に）疑ってかかるべきだと記している。

専門鑑定人は、階段の段板の適切な幅から、分子レベルでの脳の機能まで、ありとあらゆるテーマに関して存在する。専門鑑定人は必要不可欠な存在だ。複雑化と専門化の一途をたどる――デジタル時代になってますます複雑化に拍車がかかった――この世の中で、オールラウンドな人というのは、今や馬車用鞭の職人や正直な政治家くらい希少だ。今の時代、多少なりともこみいった内容の裁判を専門家なしでおこなうのは不可能だ。陪審も判事も、専門家の説明を受けることなく、人の生死にかかわる判断を下せるだけの深く幅広い知識は持ちあわせていない。

どのような裁判でも鍵となるのは、情報をわかりやすく有用な形で伝えることだ。専門家はそのテーマに関する知識を持っているだけでなく、それを説明できなければならない。映画『フィラデルフィア』でデンゼル・ワシントン演じる弁護士が口にした「六歳児にもわかるように説明してくれ」というせりふはじつに説得力がある。

これは誰にでもできることではない。どれほど知識豊富な専門家でも、その知識を易しく理解しやすく伝えることができなければまったく役に立たない。最高の専門家は最高の教師でなければならない。そしてどんなことでもそうだが、練習すればするほど上達する。だから、よい専門家とは、よく証言している専門家なのだ。

専門鑑定人が、ほかの誰にも見つけられなかったあらゆる答えをもたらしてくれることはめったにない。専門鑑定人がつねに正しいとはかぎらないし、その知識イコール正義でもない。彼らは専門家であって、あらゆることを決める天の声ではないのだ。

専門鑑定人の証言は、陪審員のひとりひとりがその信頼性と重みを吟味しなければならない。医学でもそれ以外の分野でも、決して法廷に立とうとしない優れた専門家は少なくない。裁判の敵対的な雰囲気を好まないからだ。どうしてわざわざ、根掘り葉掘り証言を突っこまれ、ややこしい法律用語で責められ、上司や同僚と対立し、相手側の弁護士やメディアや、〈コートTV〉を見ている全国の安楽椅子探偵から罵詈《ばり》雑言《ぞうごん》を投げつけられにいかなければならないのか。

優れた専門家がこのような理由で裁判を避けるなら、正しい裁きは下されない。

専門鑑定人は嘘つきではない。ただ自分から見た真実を語っている。そして、真実は何通りにも解釈できることを我々はみな知っている。フィル・スペクター事件は、何よりもひとつの事実が複数の解釈をもちうることを証明している。

法医学界（私が自信を持って語れる唯一の分野）に〝傭兵〟はいるのか。いるが、多くはない。彼らはたいてい能力も経験も不足していて、法廷ですぐにそれがばれる。より多いのは、盲目的な信者――自分を警察官のように思い、世のあらゆる悪人を捕まえて罰しなければならないと考えている者だ。彼らは警察や検察に共感し、無意識に有罪を示す手がかりを探しがちだ。金のためではないが、目が曇らされているのは同じだ。

専門家がつねにどちらか一方の側でしか証言しなければ、その専門家は娼婦呼ばわりされる。

その批判をかわそうと両方の側で証言すれば、金を払ってくれるなら誰でもいい娼婦だと言われる。どのみち勝ち目はない。

専門鑑定人が何度弁護士の依頼を断わっているか、何度その意見が助けにならないからと拒絶されているか、世間は知らない。私自身、法医学者としての結論が弁護士の戦略に合わずにおりた事件も多いし、向こうからやんわり断わられたことはもっと多い。

専門鑑定人が予断なく主題に向きあったと判事や陪審を納得させられるなら、何度証言したかや、ある問題についてどちらの側で証言したかは関係ない。

私は検死医および法医学コンサルタントとしての職業人生で、検察側でも弁護側でも、原告側でも被告側でも、刑事裁判でも民事裁判でも、大きな事件でも小さな事件でも証言してきた。私の結論が金で変わることはない。警察のためであれ、遺族のためであれ、それは同じだ。私は公平無私に真実を語らなければならない。

自分の人生がかかった裁判で、難解でこみいった証拠について陪審に説明しなければならないとしたら、それを一点の曇りもなく明快にしてくれる、もっとも知識豊富で信頼できる人間を探そうとしないだろうか。本を書いているような専門家は手が届かないとしても、自分には説明できないことを説明できる誰かを連れてくる権利はある。

最終的に逃げ道はない。専門鑑定人は、法のるつぼに自ら飛びこむことを選んだプロであり、その時間に応じた報酬を受けとっている。陪審は専門鑑定人にその資格があるか、その報酬が法外でないか、その結論が信用できるかを慎重に考慮しなければならない。

結局のところ、技能を持ったプロがその特別な知識を用いて、複雑で専門的な問題を陪審に説明することがなければ、〝合理的疑いを超えて〟事実を認定することなどできない。陪審はその説明を受けいれてもいいし無視してもいいが、ともかく聞かなければならない。聞かなければどうなるか。

ワイオミング州ホイートランドでのアーネスティン・ペレアの死がその一例だ。そしてもうひとつ、ウェストメンフィスという小さな町の話をしよう。

9　ウェストメンフィスの亡霊

不公正ほど人間を動かすものはない。正義がなされていないと感じ、何かひどく間違ったことがおこなわれたと感じるとき、それがひとりに対するありふれた侮辱であれ、数百万人に対する世界的な怠慢であれ、人はすばやく立ちあがる。警察官や判事、弁護士、検死医はさらにその感覚が強い。なぜなら、誤りを正すことが仕事だからだ。たとえ、誰もが肩をすくめて「世の中はそういうものだ」と言うようなことに対しても。しかし、正しいことをしたいと願うのと、正しくあることは違う。我々に勇気を期待しても、完璧を期待することはできない。せいぜい、だいたいいつも正しくあること、そして間違えてしまったときにそれを正す時間と知恵があることを願うしかない。それは過去を正すだけでなく、未来を正すことでもあるのだ。

*

一九九三年五月五日（水）、アーカンソー州ウェストメンフィス

夏休みをひと月後に控えた暖かな春の午後、まだあちこちに豊かな自然が残る小さな町で、男の子はどこまでも男の子だった。

スティーヴィー・ブランチ、マイケル・ムーア、クリストファー・バイヤーズの三人は親友だった。ウィーヴァー小学校二年の同級生の三人は、同じカブスカウトに入っていて、八歳の男の子の親友同士がみなそうするように、両親と町境の許すかぎりどこまでも（ときにはそれを越えて）いつも一緒に自転車で走りまわっていた。

それは問題のあることではなかった。アーカンソー州ウェストメンフィス——B・B・キングやハウリン・ウルフといった伝説のブルース・シンガーがかつて暮らし、働き、曲をつくった小さな農村——で何かが起きたことなどなかった。川一本向こうのテネシー州メンフィス——絶え間ない暴力と日々の腐敗がはびこるアメリカ有数の犯罪都市——は、町の住民の感覚からすれば充分に遠かった。ウェストメンフィスは川と一本の高速道路があるだけの、アメリカのどこにでもあるような田舎町だった。

男の子たちは明るい時間を無駄にしない。放課後、スティーヴィーとマイケルとクリスの三人は、いつものごとく磁石に引き寄せられるように集まった。三人は——スティーヴィーとマイケルは自転車で、クリスはスケートボードで——地元では〝ロビンフッドの丘〟と呼ばれている、木々と茂みに囲まれた沼地をめざした。そこではカメを捕まえたり、木々のあいだの細い小道を自転車で競走したり、濁った水路で遊んだりできた。排水路を越えた先の、下水管橋の上を渡るか、ロープにつかまって向こう岸に飛び移るかしないと行けないところには、〝悪魔の巣〟と呼ばれるより深い森があり、そこは流れ者や麻薬常用者が集まったり、ティーンエイジャーのパーティの場となったりしていた。

ウェストメンフィスの親たちはつねづね、森には近づくなと子供に言い聞かせていたが、そう言われればいっそう冒険したくなるのが子供というものだ。

マイケルは一番年長でこそなかったが、三人のリーダーだった。カブスカウトが大好きで、いつもその帽子をかぶり、着ていけるかぎりのところに制服も着ていった。

クリスはかたときもじっとしていなかった。九歳の誕生日を数週間後に控えたクリスはその日、家の決まりを破ったと継父にお仕置きされていたにもかかわらず、また許可なく友達と出かけてはならないという決まりを破ってそこにいた。

スティーヴィーは〝バッバ〟と呼ばれていた。ニンジャ・タートルズが大好きで、明るいブロンドの髪と青い目、あけっぴろげな笑顔で早くも女の子にもてていた。

三人はその日、映画『スタンド・バイ・ミー』ばりの新たな大冒険に出た。深い森に分けいり、そこに隠された謎を発見しようとしていたのだ。三人は午後六時前に隣の家の芝生を横切り、その数分後にマイケルの家の前を通り、六時三十分過ぎに自転車を押して森に入っていった。田舎町の人々はそういうことをよく見ている。

だが、彼らもすべてを見ているわけではない。

少年たちは森から戻ってこなかった。

その夜、三人の親たちが地元警察に通報し、深夜零時ごろに捜索が始まったが、暗くて何も見えなかった。

翌日の午後一時四十五分ごろ、州間高速道路五十五号線から五十メートルほど南の、奥まった藪の中を流れる小川に、運動靴が片方浮いているのが見つかった。ウェストメンフィスの警察官が木の根になかばふさがれた小川の岸を歩き、運動靴が見つかった地点まで行った。木の葉や枝が厚く積もった川岸が、一カ所だけきれいに掃き清められたようになっていて、湿った土が顔を出していた。

警察官は膝までの深さの濁った水に入った。靴に手を伸ばすと、淀んだ水面の下で揺れる何かに触れた。何か大きくてやわらかい奇妙なものに。

死体だった。

マイケル・ムーアの。

少年は裸だった。黒い靴紐で手首と足首を一緒に縛られ、頭と顔と胸から血がにじんでいた。まもなく、捜索隊がほんの一メートルほど下流に沈んでいたクリス・バイヤーズとスティーヴィー・ブランチの死体を発見した。ふたりも同じく裸で、靴紐で手首と足首を一緒に縛られ、ひどく殴られていた。三人とも全身にえぐったような跡があった。そしてクリスのペニスは切断されていた。

凶器は見つからなかった。二枚の下着がなくなっていた。少年たちの服と自転車も水に投げこまれていたため、犯人(または犯人たち)が残した微物は洗い流されて残っていなかった。たとえ少年たちの体内や体表面に精液がついていたとしても、それも残っていなかった。

田舎町の警察官たちは仰天した。浅い小川に浮かぶカブスカウトの帽子と三つの運動靴が見つかった。少年のひとりのシャツが巻きつけられた太い枝が、土に刺さっていた。マイケル・

ムーアの死体を水から引きあげるときにもう一本同じような枝が見つかった。二台の自転車は排水路の下水管橋近くに投げこまれていた。

現場に残っていた血は、濁った水の中と、小川から引きあげた遺体を横たえた川岸についたものだけだった。二週間後におこなわれたルミノール反応の検査では、川岸の掃いたように土が覗いていた地点から大量の血の跡が見つかった。

だが、現場は捜索と回収の作業によって荒らされていた。地元の検死官が到着したのは二時間後だった。殺人の凶器だったかもしれない枝は、当初は証拠と考えられておらず、べたべたとさわられていた。

少年たちの遺体を回収した警察は、最悪の事態を恐れた。ものの数時間で、子供がレイプされ、切り刻まれて殺されたという噂が広まり、衝撃が町じゅうを走った。三人のまだあどけない男児にいったい誰がそんなことをしたのか。男児たちをつけまわしていた変質者か、子供たちに驚かされたドラッグの売人か、罪なき者の血に飢えた悪魔崇拝者か。

警察もまた、ものの数時間である仮説を立てようとしていた。

アーカンソー州科学捜査研究所のベテラン検死医ドクター・フランク・ペレッティが男児らを解剖した。モルグの明るい照明の下では、男児らの傷や損傷は〝ロビンフッドの森〟で見えていたよりもはるかにひどかった。

ペレッティは、男児らが死んで水につかっていた時間はおよそ十七時間ほどと推定した。三人とも、皮膚が漂母皮化《ひょうぼひ》し、スイマーや皿洗いならよく知っているように白くふやけて皺《しわ》の寄った状態になっていた。

解剖台の上の三人の体には古い葉や池の澱《おり》がこびりついていた。手首と足首はまだ縛られたままだった。誰かが靴紐とその結び目について調べるまで、ほどくわけにはいかなかったのだ。

マイケル・ムーアの首、胸、腹には、ギザギザの刃物でつけられたとみられる傷があった。頭皮の擦り傷は別の凶器、おそらく太い棒のようなものでつけられた可能性が高かった。肛門が広がり、内部のやわらかい組織が赤くなっていた。ペレッティはこれを何かが押しこまれた証拠と考えた。口の中の痣《あざ》や傷は、マイケルがオーラルセックスをさせられたことを示すものと思われた。マイケルの肺には水が入っており、小川に沈められたときにはまだ生きていたことがわかった。マイケルの死因は溺死だった。

スティーヴィー・ブランチの性器と肛門にもやはり傷があった。スティーヴィーのペニスの半分より下は赤紫色に変色しており、ペレッティはこれをオーラルセックスの証拠の可能性があると考えた。顔の左側はずたずたで血にまみれており、裂けた頰から歯が見えた。頭部、胸、腕、脚、背中には不規則なえぐれたような傷があり、刺されたときに動いていたことを示していた。スティーヴィーも溺死だった。

クリス・バイヤーズがもっともひどい目にあっていた。

クリスの遺体にも、男に対するオーラルセックスを強要されたと思われる痕跡があった。さらにペニスの皮膚が剝がれ、陰嚢《いんのう》と睾丸がなくなっていた。肛門周辺の血だらけの傷は、それらができたときまだ生きていたことを示していた。

クリスの頭部はひどく切れ、擦りむけていた。皮膚の一カ所が陥没し、片方の目が腫《は》れあがっていた。後頭部の頭蓋骨にはひびが入っており、ほうきの柄ほどの大きさの硬いもので殴られたと考えられた。両腿《りょうもも》の内側には斜めに切り傷が走っていた。切り傷の多くは先端がギザギザの刃物でつけられたものとペレッティは考えた。

スティーヴィーおよびマイケルと違い、クリスは溺死ではなかった。水に投げこまれる前に失血死していた。

数日後に記者がクリス・バイヤーズの父親から話を聞くと、彼はウェストメンフィスの恐怖について語った。

「まだサンタクロースの存在を信じているようなあどけない三人の子供がなぜ、こんなにひどい死にかたをしなければならなかったのか、まったく理解できないよ」

ウェストメンフィスの住民たちが三人の男児の葬儀費用を集め、彼らの二年生の教室の机を即席の追悼碑《ついとうひ》にする一方、警察は焦っていた。サディストの子供殺しがまだどこかにいて、ひょっとすると住民たちに交じっているかもしれないのだ。

三人の男児は悪魔崇拝の儀式で殺された――そのような説が優勢になりつつあった。

八〇年代終わりから九〇年代はじめにかけて、田舎町の警察は三つのものを恐れていた。安いメタンフェタミンの蔓延《まんえん》、都会のギャングの田舎への進出、そして悪魔崇拝だ。メタンフェタミンの問題は現実だったが、ギャングと悪魔崇拝はそうでもなかった。悪魔崇拝の儀式で子供が性的に虐待され、生贄《いけにえ》にされるというのはおとぎ話だった。しかし、当時はアメリカじゅうの田舎町の警察がその三つすべてに神経を尖らせていた。

三人のまだ幼い男の子を切り刻み、拷問し、レイプして殺すというのは、ドラッグの売人やギャングのしわざとは思えなかった。警察には〝悪魔崇拝パニック〟のきざしがめばえはじめていた。

男児らが死体で見つかった翌日、ある捜査員が郡の少年保護観察官に、事件が悪魔崇拝とかかわっているのではないかという説について話した。すると、オカルトに傾倒していて、そういう恐ろしい事件を起こしかねない地元の少年がいる、と保護観察官は言った。

その少年の名前はダミアン・エコールズといった。

ダミアンは十八歳で、高校を中退していた。家は貧しく、公共物の破損、万引き、住居侵入などで逮捕歴があった。長髪の風変わりな若者で、いかれていると噂されるのを喜び、暗い詩を書いたり、魔女信仰《ウィッカン》を公言していた。ダミアンが血を飲み、カルトの饗宴《きょうえん》に参加しているという噂もあった。

一九九一年から一九九三年にかけてダミアンは何度か自殺を図ったが、首吊り、ドラッグの過剰摂取、入水《じゅすい》のいずれも失敗した。〝誇大妄想および被害妄想、幻聴・幻覚、思考の混乱、病識の欠如《けつじょ》、慢性的で深刻な気分のムラ〟などの診断を受けて精神科に数カ月入院していたが、事件当時は退院していた。

ダミアンは黒い服ばかり身につけ、不吉な印象を与える長い黒のコートをよく着ていた。中世の魔法使いのような棍棒や杖を持ち歩くこともあった。ときどき鉤爪《かぎづめ》のように爪を長く尖らせていた。自分は悪魔と会話した、よく自殺や殺人を考える、人に魔法をかけてエネルギーを吸いとることができる、などと精神科医に語っていた。殺された女の霊がいつも一緒にいるとも話していた。

ダミアンというのは本名ではなく、実際はマイケルといった。ダミアンの名は、十九世紀にハンセン病患者の世話に尽力したカトリックの神父からとったと本人は言っていたが、本当は映画『オーメン』に出てくる悪魔の子ダミアンか、『エクソシスト』のダミアン・カラス神父からとったのだろうとウェストメンフィスの人々は思っていた。

ダミアンはいかれていると噂されるのを喜び、進んでそのように見せていた。

警察はまず、ウェストメンフィスのトレーラー・パークにある母親のトレーラーハウスの部屋でダミアンに話を聞き、その後警察署に呼んで事情聴取をした。ダミアン・エコールズのポラロイド写真を撮った警察官は、胸の五芒星《ごぼうせい》のタトゥーと、指に彫られた〈E－V－I－L〉の文字に目をとめた。地元のオカルト専門家として、三人の小学生はどうやって死んだと思うか、と捜査員は質問した。

たぶん切り刻んだんだろう、とダミアンは答えた。悲鳴を聞いて楽しむのが目的だったんじゃないかな。そして〝どこかの男〟が死体を切り刻んだ、男児らは水に入れられ、溺死させられたと聞いた、と主張した。男児のうちひとりは、たぶんほかのふたりよりも〝切り刻まれていた〟とダミアンは捜査員に言った。犯人は〝異常な〟地元のやつで、逃げるとは思えない、とにかく〝被害者が若いほど、生贄から得られた力は大きかったんだろう〟とダミアンは語った。

当時、町じゅうがその殺人事件の噂で持ちきりだったが、クリス・バイヤーズがほかのふたりよりもひどい傷を負っていたことは、警察はまだ明かしていなかった。

これで糸口がつかめたと警察は考えたが、まだダミアン・エコールズを逮捕できるだけの材料はなかった。

ひと月ほどのあいだ、警察はダミアンを逮捕するための証拠を探しまわった。その過程で、ある地元のウェイトレスから証言が寄せられた。ジェシー・ミスケリー・ジュニアという、ダミアンの知りあいで軽い知的障害のある十代の少年が何か知っているかもしれないというのだ。

そのウェイトレスは警察のための秘密の情報提供者となった。彼女はジェシーに頼んでダミアンを紹介してもらい、ダミアンは彼女を町の外の空き地で開かれた〝魔女の集会〟に連れていったという。そこでは十人以上の裸の男女が詠唱し、顔にペイントし、闇の中でまさぐりあっていたという。彼女とダミアンは先に帰ったが、ジェシーは残った、と彼女は証言した。

殺人事件から一カ月後、ウェストメンフィスの警察は高校を中退した十七歳のジェシー・ミスケリーのもとを訪ねた。殺人犯の逮捕に協力した者には三万五千ドルの報奨金が出ると言うと、ジェシーは警察署で事情聴取を受けることに同意した。彼はそこで数時間にわたり、衝撃の内容を語った。

始まりは五月五日の朝、友達のジェイソン・ボールドウィンが、ダミアン・エコールズと

〝ロビンフッドの森〟にいるから来いとジェシーを誘ったことだった。ジェイソンはひょろっとしていて、十六歳という年齢よりも幼く見えた。ジェイソンはダミアンの友達で、黒い服を着てヘヴィーメタルを好んでいたが、ダミアンほどのワルではなかった。黒魔術には加わらず、まだ学校にも通っていて、数学より美術が得意だったが、十一歳から何度か軽犯罪で捕まっていた。ダミアンがリーダーなら、ジェイソンはそれにあこがれる子分だった。

午前九時ごろ、三人のティーンエイジャーが小川のあたりでぶらぶらしていると、三人の小学生が自転車に乗ってやってきた、とジェシーは言った。ジェイソンとダミアンが大声で呼ぶと、小学生が近づいてきた（ジェシーはのちに、それは正午ごろのことだったと供述し、時間は正確ではないかもしれないと認めた。ジェシーの説明では、小学生たちがそんな時間にそこにいたのは、学校をさぼったからだということだった）。

三人の小学生がそばまで来るや、ジェイソンとダミアンが襲いかかって激しく暴行した。少なくともふたりの小学生がレイプされ、ジェイソンとダミアンにオーラルセックスをさせられるのを見た、とジェシーは警察に語った。

小学生のひとり──ジェシーによればマイケル・ムーア──が途中で逃げだしたが、ジェシーが追いかけて連れもどした。

ジェイソンが折りたたみナイフで小学生たちの顔を切りつけ、ひとりのペニスを切った、とジェシーは言った。ダミアンがその後、野球のバットほどの太い木の枝でひとりを殴り、三人の服をぬがせた。裸で傷だらけでおびえた三人が縛りあげられ、ジェシーはそこでその場から逃げだした。

「ふたりがあいつらをレイプしたり、切ったりしはじめた」ジェシーは捜査員に語った。「俺はそれを見て、振りかえってもう一度見て、走って逃げだした。そのまま家に帰ったら、あとでふたりから電話がかかってきて、どうして帰ったんだって言われたけど、とてもいられなかったって答えた」

ジェシーの最初の事情聴取——録音し、嘘発見器にかけながらの——は約四時間続き、午後三時十八分に終了した。午後五時ごろから二度目の事情聴取が始まると、供述が変わりだした。

今度は、事件前夜にジェイソンから電話があったとジェシーは語った。ダミアンと男の子を捕まえて痛めつけるつもりだ、とジェイソンは話したという。

さらに、ジェシーがダミアンとジェイソンとともに〝ロビンフッドの森〟へ行ったのは午後五時か六時ごろだと話したが、捜査員に水を向けられると、午後七時か八時ごろだったかもしれないと認めた。最終的には六時だったと述べた。

また、三人の被害者があらわれたのは暗くなりかけてからだったとジェシーは言った（事件当日の日没は午後八時前だった）。

そして、ジェシーは激しい性的暴行の様子をよりくわしく語った。クリス・バイヤーズとスティーヴィー・ブランチのふたりがレイプされ、そのうち少なくともひとりは、暴行のあいだ頭と耳をつかまれていた。

ジェシーが逃げ帰る前の時点で、三人とも茶色のロープで縛られていたが、逃げ帰るときにはクリス・バイヤーズはもう死んでいたと思う、とジェシーは供述した。

「三人は手を縛られていた、と言ったね」捜査員は尋ねた。「逃げられないような形で手を縛られていたのか」

「逃げられたよ。ただ手を縛っただけだから、あいつらを殴ってから。あいつらの腕を押さえて、起きあがれないように押さえつけて、もうひとりがあいつの脚を持ちあげた」

家に帰ったあと、ジェイソンから電話があり、「やってやったぜ！」とか「誰かに見られてたらどうする？」と言っていた、とジェシーは供述した。背後でダミアンがしゃべる声も聞こえたという。

カルトにかかわったことがあるか、と捜査員は質問した。

ある、とジェシーは認めた。二、三カ月ほど前から、森の中でほかのやつらと会って、乱交したり、血の入会儀式として迷い犬を殺して食べたりした。そういう会のとき、ダミアンが撮った三人の小学生の写真を見た、ダミアンは三人に目をつけてたんだ、とジェシーは言った。

ダミアン・エコールズとジェイソン・ボールドウィンの事件の日の服装は、と捜査員は質問した。

ジェイソンはブルージーンズに黒の編みあげブーツ、ドクロの描かれたメタリカのTシャツで、ダミアンはいつもどおり黒いズボンに黒いTシャツにブーツだった、とジェシーは答えた。

ジェシーの話は混乱のきわみだった。時間やできごとがだぶっていて、明らかな矛盾《むじゅん》がいくつもあった。まず、ジェイソン・ボールドウィンはその日、ずっと学校にいた。また事件があったのは午前九時なのか、正午なのか、午後八時前なのか。ジェイソンから電話があったのはその日の朝なのか、前の晩なのか。三人の小学生は実際には学校をさぼっていないのに、なぜさぼったと自信満々に言ったのか。

だが、ジェシーの告白の一部は、証拠によって裏づけられていた。

三人の小学生は〝ロビンフッドの森〟まで自転車とスケートボードに乗っていった。そしてひどく殴られていた。ふたりには、野球のバットか太い木の枝で殴られたような傷があった。そしてひとりは顔を切られていた。クリス・バイヤーズの性器はずたずたに切り裂かれていた。検死医によれば、三人ともレイプされ、オーラルセックスを強要されたとみて矛盾しない傷があった。マイケルとスティーヴィーは水に入れられたときまだ生きていたが、クリスはそうではなく、森から逃げた時点でクリスはもう死んでいたように見えた、というジェシーの供述に一致した。そして三人はたしかに縛られていた（ただし、茶色のロープではなく靴紐で）。

さらにその後、ダミアン・エコールズを事件当夜に現場近くで見たという目撃者があらわれた。ダミアンは黒いズボンに黒いTシャツ姿で、どちらにも泥がついていたという。

ただし、ジェシーは事情聴取の際に嘘発見器テストを受けていて、検査にひっかかったと告げられていた。本当にひっかかったのか疑問視する者ものちに出てきた。パスできなかったと告げられたことで、ジェシーがやきもきし、捜査員の歓心を買うために話を盛ったのではないか、と言う者もいれば、それで真実を話す気になったのだろう、と言う者もいた。

いずれにせよ、ダミアン・エコールズ、ジェイソン・ボールドウィン、ジェシー・ミスケリーの三人に完全に焦点が絞られた。三人とも逮捕され、三件の第一級殺人の罪で起訴された。ほかの者が犯人である可能性を示唆する証拠もいくつか出てきていたが、警察は真犯人を逮捕したと信じて疑わなかった。

その後、警察は事件に関係すると思われるさらなる証拠を集めていった。ジェイソン・ボールドウィンの家からは、母親の赤いガウン、黒いTシャツ十五枚と白いTシャツ一枚を押収した。ダミアン・エコールズの家からは、悪魔的・オカルト的な詩や文章が書かれたノート二冊と服が見つかった。ジェイソンの家の裏の湖を捜索したダイバーは、底の泥に埋もれたギザギザの刃のナイフを発見した。

警察は血がついているように見えたダミアンのペンダントも押収した。のちに、ジェイソンとダミアンがともにそのペンダントをときどき身につけていたことがわかった。

また、ダミアン、ジェイソン、ジェシーの三人とも、なんらかの形で殺人を告白していたと証言する者が複数あらわれた。

鑑識は、被害者の服についていた繊維が、ジェイソンとダミアンの家から見つかった四種類の繊維に類似していると発表した。マイケルのカブスカウトの帽子についていた緑色のポリエステル繊維は、ダミアンの家にあった繊維に構造が類似していた。ジェイソンの母親のガウンの赤い繊維は、顕微鏡で見るとマイケル・ムーアのシャツに付着していた繊維に類似していた。ただし、完全に同一ではなく、あくまで類似しているにとどまった。

湖から見つかったナイフは、凶器であるともそうでないとも断定できなかったが、そのギザギザの刃は、犯行には先端がギザギザの刃物が使われたという検死医のドクター・ペレッティの結論を思いださせるものだった。

ペンダントについていた血からはたいしたことはわからなかった。その細かな血痕には二種類の血液型が混ざっていて、一種類はダミアンに一致し、もう一種類はジェイソン、被害者のスティーヴィー・ブランチ、そして全人類の十一パーセントと一致するものだった。

起訴された三人のティーンエイジャーは全員無罪を主張し、それぞれにふたりの弁護人がつけられた。三人とも成人として裁かれることになり、ジェシーの自白——彼の弁護人は強要されたものだと主張したが——が証拠として認められた。しかし、ジェシーはその自白（数日後には撤回したと言われる）のために、ダミアンとジェイソンとは別に裁判にかけられることになった。ふたりに不利な証言ができるようにだったが、ジェシーは結局証言を拒んでいる。

三人の幼い男児の無惨な全裸遺体がウェストメンフィスの濁った小川から引きあげられて八カ月後、彼らを殺したとされる三人の被告人の裁判が始まった。有罪となれば、三人とも死刑になる可能性があった。

状況証拠の多い事件だったが、被告人のひとりによる生々しい自白は——矛盾の多い混乱したものではあったが——二組の陪審にとって無視しがたかった。

一九九四年一月十八日、アーカンソー州コーニングという小さな農村で、ジェシー・ミスケリーの裁判の陪審員選任手続きが始まった。女性七人と男性五人からなる陪審が選ばれ、検察側は冒頭陳述でまず警告した。ジェシーの告白――検察側の最大のよりどころ――には多くの誤りや矛盾があるが、それはすべて、ジェシーがどうにかして自分自身の事件へのかかわりを小さくしようとした苦しまぎれの努力の結果であると。

しかし、弁護側はすぐさま反論した。ジェシーには軽い知的障害があり、アーカンソー州北東部で起こった数十年来最悪の殺人事件を解決せよとの世間からのプレッシャーを受けた警察の犠牲になった、捜査員はごく早い段階からダミアン・エコールズに目星をつけ、それ以外の容疑者やシナリオについてはろくに検討することもなく、IQの低い哀れな若者を脅して自白に追いこんだのだと。

まず最初に証言台に立ったのは殺された三人の母親で、最後に息子を見たときのことを陪審と世間に語った。次に、捜索に加わった警察官らが、いなくなった三人の捜索から、遺体の発見にいたる経緯を生々しく証言し、陪審は法廷の壁に立てかけられた男児たちの自転車にときおり視線をやりながらそれを聞いた。

こうした裁判でもっともつらいのは、現場写真と解剖写真が証拠として提示されるときと決まっている。この事件で検察側は、縛られ、切られ、不自然な姿勢で固まった血の気のない男児たちの死体の写真を三十枚以上見せた。続いて検死医が、解剖台の上で撮ったさらに恐ろしく不気味な写真を示した。血染めのシーツの上に横たわる小さな白い体、誰も見たくないような傷口やずたずたになった体の一部のクローズアップに陪審員たちは顔色を失った。

次に、検察側が再生した三十四分にわたるジェシーの告白に陪審は耳をすまし、ジェシーが自分の言葉で少年たちの最後について語るのを聞いた。

最後に、検察側は繊維の証拠と悪魔崇拝およびカルト殺人について述べ、立証を締めくくった。弁護側はこれにも反論した。

ジェシーの弁護人は、合理的疑いを柱とする作戦をとった。

弁護側証人のリストには、著名な嘘発見器テストの専門家が載っていた。その専門家は、ウエストメンフィスの警察が嘘発見器にかけたとき、ジェシーは真実を語っていたが、テストにパスできなかったと聞いた彼は諦めて嘘の自白を始めたのだと考えていた。彼はまた、ジェシーを犯行現場に連れていかなかったことについて警察を批判していた。

しかし、陪審はその証言の大半を耳にすることはなかった。裁判官に認められずに却下されていたからだ。

社会心理学者は、ジェシーがおそらく〝尋問による精神的負担に耐えきれず〟警察に嘘の供述をしたのだろうと証言した。捜査員がジェシーの精神を圧迫し、自分の意見を言うことを許さず、虚偽の自白を強要したのだろうと。

ジェシーは結局、自ら証言台には立たなかった。哀れな若者が検察側にやりこめられるのを弁護側が恐れたからだ。

「この被告人が追いかけなければ、マイケル・ムーアは両親の待つ家に帰れたことでしょう」検察側は最終弁論で述べた。「ジェシー・ミスケリー・ジュニアはマイケル・ムーアを逃がさず、動物のように追いまわしたのです」

「ある人間が別の人間を殺すこと以上にひどいのは、州が無実の人間を殺すことです」弁護側は最終弁論で言った。

陰惨な写真と生々しい証言と法律論争の一週間余りをへて、陪審はジェシー・ミスケリーを一件の第一級殺人と二件の第二級殺人で有罪とした。何か言いたいことは、と尋ねられたジェシーは「ありません」と答えた。まもなく仮釈放なしの終身刑と禁固四十年の刑が言い渡され、ジェシーは刑務所に送られた。

数日後、陪審員は記者に語った。おびえた八歳の男の子が必死に逃げようとするのを、ティーンエイジャーが引きずり戻し、結局死にいたらしめた場面がありありと浮かび、それが評決に大きく影響したと。

二週間後、ダミアン・エコールズとジェイソン・ボールドウィンの裁判がジョーンズボロで始まった。

ジェシー・ミスケリーはふたりに不利な証言をすることを拒み、検察側は今度も、三人のティーンエイジャーを事件に結びつけるたしかな物証がひとつもない、状況証拠頼みの裁判に臨むことになった。しかし、ダミアンは陪審員たちをなんとなく落ち着かない気分にさせる、好まれそうもない被告人であり、すでに捜査員に対して〝誰もが悪魔のような力を内に秘めている〟だの、〝三はウィッカンには聖なる数字だ〟——その数字は、偶然にも彼が殺した容疑をかけられている八歳の男児たちの人数と同じだった——などと語っていた。別のときには、ダミアンは父親を食べてやるとか、母親の喉を掻き切ってやるとか、元ガールフレンドの両親を殺してやるとも言っていた。ダミアン・エコールズはどこからどう見ても邪悪としか思えなかった。

検察側は冒頭陳述において、ダミアンとジェイソンの罪を科学的に、また彼ら自身の言葉によって証明すると請けあった。弁護側は、検察側が事実をねじまげ、非現実的なパズルにはめこもうとしていると主張した。たしかにダミアン・エコールズは模範的な青年ではなく、風変わりなところもあるが、しかし彼が少年たちを殺したという物的証拠は一片たりともないと。

今度も、検察側の最初の証人は三人の被害者の母親たちだった。刑事がダミアンの取り調べでの様子を振りかえり、神秘主義や悪魔について口にしていたと語った。元ガールフレンドがダミアンはよくコートのポケットにナイフを入れて持ち歩いていたと証言した。カルトの専門家が、この犯行の〝神秘主義的特徴〟について説明した（〝生き血〟を流させたことから、犯行が満月の夜におこなわれたこと、被害者が若いほど強力な〝精気〟を奪えることまで）。

検死医のドクター・ペレッティは、ジェイソンの家の裏の湖から発見されたナイフが、クリス・バイヤーズの遺体にあった傷をつけたものと考えて矛盾しないと証言したが、反対尋問でほかの刃物でも同じような傷ができる可能性を認めた。また、クリスのペニスは皮を剝がれ、陰嚢がまだ生きているうちに切りとられていた、スティーヴィーとマイケルは鈍器で殴られていた、マイケルの肺には水が入っており、〝水に入れられたときに呼吸していた〟と述べた。しかし、反対尋問において、被害者のいずれも首を絞められたりレイプされたりしたという明確な証拠はないこと、縛られていたのは茶色のロープではないことなど、法医学的証拠とジェシーの供述には食い違う部分があることを認めた。

複数の検察側証人が、ダミアンおよびジェイソンにこっそりと犯行を打ち明けられたと証言した。そのうちのひとりであるジェイソンと同房だったティーンエイジャーは、ジェイソンが被害者たちを〝バラバラにした〟〝ペニスと陰嚢から血を吸い、睾丸を口に入れた〟と認めていたと述べた。果たして、それはショッキングな事実なのか、それとも悪ぶってみせるためのつくり話だったのか。陪審はその判断を迫られた。

結局のところ、検察側が示した、ダミアンやジェイソンが現場にいたという物的証拠は、わずかに被害者のひとりのシャツについていた青い蠟と、マイケルのカブスカウトの帽子に付着していたポリエステル繊維——ダミアンの家にあったものと〝顕微鏡で見ると類似していた〟——だけだった。

弁護側は力強く口火を切った。ダミアンの母親が、息子は事件当夜家にいて、電話でふたりの女友達と話していたと証言したあと、被告人本人が証言台に立ち、数時間にわたり、双方からの質問に淡々と答えていった。

興味のあることはなんですか、と弁護人が質問した。

スケートボード、本、映画、電話でのおしゃべり、とダミアンは答えた。

——好きな作家は？

「いろいろ読むけど、好きなのはスティーヴン・キングとディーン・クーンツとアン・ライス」

——ウィッカンとはなんですか。

「ざっくり言うと、自然と密につながること。俺はサタニストじゃない。人を生贄にするとか、そういうことを信じてるわけじゃない」

——あなたは躁鬱《そううつ》病ですか？

「そうだよ」

——薬を服《の》まないとどうなりますか。

「泣く」

——なぜ部屋に犬の頭蓋骨を置いていたのですか。

「ただかっこいいかなと思ったから」

——手の指に〈E-V-I-L〉のタトゥーを彫ったのはなぜですか。

「ただかっこいいと思ったから、だから彫った」

——どうしていつも黒い服を着ているんですか。

「黒が似合うって言われたから。俺は服装にはすごくこだわるほうなんだ」

——あの小学生の少年たちを知っていましたか。

「ニュースで見るまで聞いたこともなかった」

——〝ロビンフッドの森〟に行ったことはありますか。

「ない」

——あの少年たちを殺したという容疑をかけられていることについてどう思いますか。

「腹が立つときもあるし、悲しいときもあるし、怖いときもある」

それは殺人の容疑者を、ただ多少恐ろしげな見た目の、精神的な問題をかかえ、バイブルベルト（キリスト教の信仰が特に篤いアメリカ南部と中西部）の町の人々をわざとぎょっとさせようとしただけの悪趣味な若者に復権させようとする果敢な努力だった。しかし、ダミアンの法廷でのふるまいはその助けにはならなかった。彼は被害者遺族に投げキスをしたり、被告人席で卑猥《ひわい》な舌なめずりをしたりしてみせた。ときどき傍聴人席をにらみ、カメラマンに歯を剝きだしたり、鏡に向かって髪型を気にしたりもした。弁護人が彼をむずかしい年ごろの若者に見せようとする一方で、彼自身は人をあやつったりぞっとさせたりして楽しむ異常なナルシストだという強力なシグナルを送っていた。また、ダミアンは明らかに注目されて喜んでいた。

弁護側は、神秘主義にまつわる検察側の主張を否定する証人を呼び、別のシナリオと別の容疑者（クリス・バイヤーズの父親や、犯行当夜にウェストメンフィスの食堂に入ってきた血だらけの謎の男）の存在を示唆し、警察の捜査を苦しまぎれの不適切で行き過ぎたものだったと指摘した。ジェイソン・ボールドウィンが証言台に立つことはなかった。

最終弁論において、検察側はダミアンの目を覗きこんでみてほしいと陪審に呼びかけ、〝そこには魂がない〟ことがわかるでしょう、と述べた。弁護側はどうかもう一度疑ってみてほしいと陪審に訴えた。

八人の女性と四人の男性からなる陪審は、十一時間にわたる評議のすえに評決を下した。ふたりとも、三件の殺人すべてにおいて有罪だった。

ジェイソン・ボールドウィンには仮釈放なしの終身刑が言い渡された。

ダミアン・エコールズは死刑囚監房に送られた。

一九九六年、アーカンソー州最高裁は三人の有罪を支持し、判決が確定した。ダミアン・エコールズ、ジェイソン・ボールドウィン、ジェシー・ミスケリーの三人――〝ウェストメンフィス・スリー〟と呼ばれるようになっていた――は二度と出られない獄中の人となった。

だが、誰もがそれに納得したわけではなかった。

同じ年、HBOで『パラダイス・ロスト――ロビンフッドの丘の子供殺し』と題されたドキュメンタリーが放送された。それは三人のはみだし者のティーンエイジャーが〝悪魔教パニック〟に襲われた田舎町で、お粗末な警察の捜査と田舎者の陪審の茶番めいた裁判により、冤罪《えんざい》を着せられたとする内容だった。その番組は、何人かの有名人を含む多くの人に説得力をもって受けいれられた。まもなくウェブサイトが作られ、続編が制作され、さらに多くの有名人が声をあげた。別の真犯人の存在を指摘する者も出てきた。

さらに、二〇〇三年にはマーラ・レヴァリットによる *Devil's Knot: The True Story of the West Memphis Three*『デビルズ・ノット――ウェストメンフィス・スリーの真実』という本が出版された。やはり一九九四年の裁判に重大な瑕疵《かし》があったとする内容だった（のちの二〇一二年には、オスカー受賞監督のピーター・ジャクソンが出資し、エイミー・バーグが監督したドキュメンタリー映画『ウエスト・オブ・メンフィス』が長くくすぶりつづける火にさらなる油を注いだ）。

当局へのさらなる追い討ちとして、ジェシーやダミアンと〝魔女の集会〟に出たと言っていたウェイトレスが、嘘をついていたことを二〇〇三年に認めた。

センセーショナルな殺人事件を題材にした一本のインディ映画から始まった動きは、ウェストメンフィス・スリーの釈放を訴える大々的な活動にまで発展した。俳優のジョニー・デップ、パール・ジャムのエディ・ヴェダー、ロリンズ・バンドのヘンリー・ロリンズ、ディクシー・チックスのナタリー・メインズらの有名人が声をあげ、資金を出して運動をサポートした。腕ききの刑事弁護士や高名な専門家も数多く加わった。

ついには、クリス・バイヤーズの父親とスティーヴィー・ブランチの母親も、ウェストメンフィス・スリーの冤罪を信じるようになった。

やがて、二〇〇七年に爆弾級の新発見が飛びだした。予備検査で、現場から見つかったDNAはダミアン、ジェイソン、ジェシーのいずれとも一致しなかった――が、被害者のひとりを縛っていた靴紐の結び目から発見された毛髪が、スティーヴィー・ブランチの継父テリー・ホッブズのものとしても〝矛盾しない〟という結果が発表されたのだ。

犯人が結んだ結び目にからまっていた毛髪は、三人のティーンエイジャーのいずれのものでもなかった。少なくとも、その一本の髪が検察側にとって大きな障害となることは間違いなかった。

ダミアン・エコールズの弁護士が最終検査結果を待つあいだに私に連絡してきた。被害者たちの傷やドクター・ペレッティによる解剖所見をあらため、法医学者や警察、弁護士、判事らが見落としていたことがないかたしかめてほしいというのだ。私は承諾した。

この事件のことはよく知っていた。前にも言ったように法医学者の世界は狭く、報道は全国的だ。私は二十五年務めたベア郡検死局を少し前に退職し、コンサルタントとしてさまざまな法医学的事案に意見を述べる仕事をしていた。このむごたらしい殺人事件については、多くの人が知っているようなことは知っていたし、ほかの検死医との会話で軽く話題にしたこともあった。ドクター・ペレッティのことはよく知っていて、優秀な法病理医だと思っていた。この近代史上まれに見る注目を集めてきた事件で、今さら何か新しい発見がある可能性は低いと思ったし、すべてを引っくりかえすような証拠が見つかるとは想像もしていなかった。

数日後、家に荷物が届いた。そこには数百ページにわたる解剖報告書、供述書、法律意見書、他の専門家の所見などが詰まっていた。何より重要なこととして、二千枚近い高解像度でフルカラーの現場写真と解剖写真をおさめたバインダーとＣＤが入っていた。

私はワイオミングのケースと同じく、ただちに問題に気づいた。

クリス・バイヤーズの性器の無惨な損傷は、実は人間がやったものではなかった。死後に軟組織を動物がかじったことによるものだった。少年たちの口内に見られた痣や傷――当初、オーラルセックスを強要された証拠と解釈されたもの――も動物によるものだった。ナイフによる拷問の跡とみられた奇妙なえぐれたような傷は、動物が噛みついたりかじったりした跡だった。スティーヴィー・ブランチの顔の左側の広範囲の傷も動物がつけたと思われた。

同様に、ドクター・ペレッティが刃物による傷と考えたものは、ギザギザの刃によってつけられたのではなく、動物の歯と爪の跡だった。

どんな動物か。カミツキガメ、オポッサム、野良猫、狐、アライグマ、リス、野犬などが〝ロビンフッドの森〟には生息している。ときにはコヨーテが姿を見せることもある。これらの動物のいずれかが、すばやく血のにおいを嗅ぎつけてやってきて、死体に群がり、簡単に嚙みちぎれるやわらかい部分にかじりついたのだろう。私の目には、それらはカメが嚙んだ跡のように見えた。

二〇一二年のドキュメンタリー映画『ウエスト・オブ・メンフィス』の制作者はその説を検証している。ウェストメンフィスのあたりに生息しているカミツキガメ数匹を豚の死骸のそばに放したのだ。ごく短時間のあいだにカメたちがつけた傷は、私が解剖写真で見た傷――オカルト的儀式により先端がギザギザの刃物でつけられたと警察や検察が考えた傷――にそっくりだった。

なんともぞっとしない現実だが、人が死ぬと、その体は餌になる。バクテリアや昆虫や動物が、死んだ筋肉や脂肪、体液や組織を、自らの栄養に変えるリサイクルを開始する。それらは、悲しんだり物思いにふけったり冷静になったりする時間を与えてはくれない。バクテリアは体内（おもに腸内）にすでに存在していて、宿主が死んでも死なない。昆虫や野生動物はもう少し遅いが、屋外に放置された死体を見つけるまでにたいてい数分もかからない。

ほかにも、陪審に提示された証拠が考えられていたようなものではなかったことを示す点があった。

被害者たちの肛門が広がっていたことを、当初の検死医は、ペニスやその他の物体を無理に押しこまれた証拠と解釈した。しかし、肛門の拡張は死後に普通に見られる現象だ。死後、体の筋肉の緊張が解けると、括約筋もゆるむ。そして長い時間水につかっていると、肛門が伸びたり歪んだりして見えることもある。私から見て、肛門に外傷の跡はなく、少年たちの誰も肛門を犯されたとは考えられなかった。

また、スティーヴィー・ブランチのペニスが中ほどまで変色していたのは、無理にオーラルセックスをされた証拠と解釈されたが、実際にはたんに死後の姿勢によって生じたものであって外傷ではなかった。

男児たちが殺害されたのは明らかだったが、証拠はかならずしも警察や検察が主張した内容を裏づけているとは思えなかった。

当時、私は靴紐の結び目から見つかった一本の毛髪が、スティーヴィー・ブランチの継父テリー・ホッブズ（および全人類のおよそ一・五パーセント）のDNAと一致したことを知らなかった。そこからは興味深い疑問が浮かんでくる。犯人が紐を結んだのでないかぎり、男児が殺される直前に縛られた紐の結び目の内側に毛髪がからむということがあるだろうか。

DV歴のあったホッブズは、男児たちを殺したのではないかという疑いやほのめかしを断固として否定した。スティーヴィーの服についた毛髪が現場に運ばれ、犯行のさなかに落ちてそこに引っかかったのだろうと主張した。彼は起訴されていないが、ウェストメンフィス・スリーの支援者のあいだでは、今にいたるまで激しい議論がかわされている。

著名な元FBIプロファイラーのジョン・ダグラスも証拠を検討し、証人たちに話を聞いた。そして、なんらかの欲やセックスが動機ではなく、感情のもつれが動機となった〝個人的要因にもとづく殺人〟だと結論づけた。彼の考えでは、少なくとも被害者のうちひとりは加害者を知っていた。また加害者は単独犯で暴力的な傾向を持ち、男児たちの知りあいだった可能性があった。

ウェストメンフィス・スリーにとってはさらに重要なこととして、検察の見立てのように儀式的殺人だったことを示す要素は見いだせなかった。

また、ダグラスによれば、事件は計画的ではなく、犯人がかっとなってやったことを示す証拠が見られた。

「犯人が排水路や小川に被害者の遺体と服、自転車を沈めて隠したのには、合理的で筋の通った理由があった」とダグラスは述べている。「犯人は被害者がすぐに見つかってほしくなかった。自分のアリバイづくりのための時間が必要だったのだ」

そこで二〇〇七年に、新たな証拠と、私や私の法医学者仲間のドクター・ワーナー・スピッツ、ドクター・マイケル・バーデンらから得られた所見をもとに、ウェストメンフィス・スリーの弁護団は州裁判所に再審を請求したが、棄却された。弁護団は上訴した。

二〇一〇年十一月、ウェストメンフィス・スリーの冤罪の疑いがますます広がる中、アーカンソー州最高裁は、新旧の証拠を検討しなおすべきだと認め、新たな証拠審問の実施を命じた。ウェストメンフィス・スリーは無実だという声が高まるなか、アーカンソー州は法的にも財政的にも広報的にも苦境に立たされた。新たな裁判をおこなうのは金がかかるし、体面も損なわれる。世間に広がった声を受け、今度は検察側が負けるかもしれない。冤罪で服役していたとなれば、三人への賠償金は数千万ドルになる可能性もあった。

皮肉にも、州はダミアン・エコールズの弁護士のひとりが提案した妥協案によって、この飛んでくる弾をよけることができた。ダミアン、ジェイソン、ジェシーの三人がいわゆる〝アルフォード・プリー〟のもとで公訴事実を争わないと答弁し、裁判官に有罪を宣告されたうえで、すでに服役した期間で刑期を終えたということで釈放されるならどうかというものだった。三人は自由の身となり、州は有罪判決を維持できて、恥も費用も賠償金もわずかに抑えられる。

アルフォード・プリーというのは一九七〇年から存在する司法取引の一種だ。被告人は、検察が有罪にしうることを認めるが、かならずしもその犯罪をやったとは認めない。アルフォード・プリーのもとで、裁判官は通常、被告人に有罪を宣告するが、被告人は将来関連する罪に問われたり、訴訟が提起されたりした場合には無罪の立場を維持できる。

迷う余地などない取引に思えるかもしれない。だがそうではなかった。一九九三年、有罪を認めてダミアン・エコールズに不利な証言をすれば減刑すると持ちかけられていた十六歳のジェイソン・ボールドウィンは、やってもいない犯罪を認めたくなかった。ジェイソンの告白を聞いたと言っていた元同房者は公に謝罪していて、本当にそんな告白があったのかはより疑わしくなっていた。それに、ジェイソンはすでに刑務所生活になじんでもいた。彼はむしろ再審で無罪を証明したいと思っていた。しかし、事実を争わないという答弁を拒否すれば、この取引はなかったことになり、かつての友ダミアンはすぐにも死刑になるかもしれない。

二〇一一年八月十九日、十八年と七十八日を刑務所ですごしたダミアン・エコールズ、ジェイソン・ボールドウィン、ジェシー・ミスケリーは、一九九三年に三人の男児を殺した事実について争わないと答弁した。判事が三人の答弁を受けいれて十年の執行猶予つき判決を言い渡し、すでに服役した期間を考慮して三人を釈放した。

殺人で有罪判決を受けたジェイソン・ボールドウィンは、次のようなひと言で法制度のおかしさを指摘した。「俺たちが無実だと言ったときは終身刑になって、今度は有罪だと認めたら自由になれた」

その日、裁判所を出た三人の元受刑者は、入ったときの倍の年齢になっていた。彼らの潔白が証明されたわけではない。三人の小学生が魔法のようによみがえったわけでもない。事件は解決されていないし、過ちも認められていない。

しかし、ウェストメンフィス・スリーは自由の身となった。

事件から二十年後、ウェストメンフィスの男児たちが通っていた小学校の校庭には追悼碑が立っていた。私が最後に聞いた話では、男児のうちふたりの家は空き家となって板でふさがれている。〝ロビンフッドの森〟は木が切られ、目に見えない汚点を消そうとするかのようにブルドーザーでならされた。今では、高速道路脇の何もない空き地になっている。

一緒に死んだ親友同士の三人は、今は三つの州の三つの墓で眠っている。クリスはテネシー州メンフィスに、マイケルはアーカンソー州マリオンに、スティーヴィーはミズーリ州スティールにそれぞれ埋葬されている。

自由の身となった三人は人生を再開した。ダミアン・エコールズは獄中で結婚し、死刑囚監房からの釈放後に回顧録を出版し、今は妻とニューヨークに住んでタロット占いを教えている。ジェイソン・ボールドウィンはシアトルへ行き、建設業界で働きながら、いつか法律の学位をとりたいと考えている。ジェシー・ミスケリーはウェストメンフィスへ戻り、婚約し、コミュニティ・カレッジに通っている。

ウェストメンフィス・スリー事件のその後をたどろうとするのは、〝ロビンフッドの森〟の濁った小川をさかのぼろうとするのに似ている。不透明で、しっかりした足場も確保できない。誤報、虚報、撤回、憶測が飛びかい、いいかげんな報道やインターネットの〝荒らし〟がはびこり、支援者や安楽椅子探偵が怪しげな〝新情報〟を提供し、インターネットが騒ぐ中で、事実を集めるのはとりわけむずかしい。熱狂的なファンや、すでに解いたパズルに合うピースだけを探す敵により、あらゆる話がこまぎれに分解され、忘れ去られていく。今では、この事件は我々の刑事司法制度のあらゆるいいところと悪いところの見本のようになっている。

クリス・バイヤーズ、マイケル・ムーア、スティーヴィー・ブランチを殺したのは誰か、私にはわからない。ダミアン・エコールズ、ジェイソン・ボールドウィン、ジェシー・ミスケリーなのかもしれない。すでに名前の取りざたされている別の誰かかもしれないし、まだ誰も知らない誰かかもしれない。テリー・ホッブズかもしれない。三人が誰かに殺されたのはたしかであり、殺した犯人（たち）がサディスティックで残忍で異常なのも間違いない。そして、犯人（たち）は今も何食わぬ顔で我々に交じって暮らしているのかもしれない。私にはわからないし、誰かが真犯人だとする決定的証拠も今のところない。

ただし、アーカンソー州は疑問を持っていない。検察も警察も、正しく犯人を見つけたと信じて疑っていない。事件は片がついた。反論できないような証拠や疑問の余地のない告白でも出てこないかぎり――これだけ調べつくされた事件で二十年以上もたって出てくるとは考えにくいが――再審がおこなわれることはない。

ひとつだけ、私が確実に言えることがある。これまでに二万五千件以上の死を調べ、さらに多くについて読んできたが、悪魔教カルトによる儀式殺人など一件たりとも見たことも聞いたこともない。それは映画やインターネットや妄想の中にしか存在しない。

〝合理的疑いを超えて〟というのはアメリカの法においてもっとも重要な証明責任の原則だ。それはまったく疑いが存在しないことの証明を要求するものではなく、すべての証拠を見たうえで、被告人が無実である可能性はきわめて低いと合理的に判断できなければならないということだ。

私が見たあのむごたらしい写真には、合理的疑いがあった。私に言えるのはそれだけだ。一部の人々が熱烈に信じているように、ダミアン、ジェイソン、ジェシーの三人があの子たちを殺していないと信じているわけではない。彼らは有力な容疑者だと思う。しかし、四十年近い経験を持つ法医学者として、証拠をじっくり検討してみると、警察や検察は合理的疑いを超えて彼らの罪を証明できていなかったと思う。

人の命にかかわることがらでは、それが我々がよりどころとすべき唯一の倫理基準だ。

10　フィンセント・ファン・ゴッホの死の謎

死は我々の伝説の一部だ。

それは墓掘り人や検死医同様、神話の作者や詩人の領域でもある。我々人間は、死にある種のロマンチシズムを投影し、厳然たる現実を超越するような意味を与える。生が死に意味を与えるのか、死が生に意味を与えるのか。両方だろう。アキレスやクレオパトラからイエス・キリスト、テルモピュライの戦いのスパルタ兵、ニコライ二世、ジョン・F・ケネディ……そしてトレイヴォン・マーティンまで、我々は彼らの死を物語にしてきた。

私にとって、死はもっとありふれたものだ。今の時代、品位や意味や目的を持って死ぬ人間がどれだけいるだろう。我々の大半は、点滴につながれ、汚れたシーツにくるまり、病院のベッドでひとりで死ぬ。死がより奥深いものであってほしいと願っても、たいていはそうではない。生きている者は、さまざまな自分勝手な理由で死に重みを持たせる。それはむしろ、現実よりも我々のかかえる恐怖を映しだしている。

それが神話になる。

狂気の天才画家フィンセント・ファン・ゴッホの場合もそうだ。

*

一八九〇年の七月最後の日曜日、オーヴェル村は暑い朝を迎えた。

数週間前から、ぼろを着て片耳が切れたおかしなオランダ人は、その静かなフランスの村の庭や畑で絵を描き、カフェでひとりコーヒーを飲み、頭のおかしい浮浪者とからかう村の少年を避けてひっそりと日々を送っていた。頭がおかしいと思われていたのは、みすぼらしい身なりとぎこちないふるまいのためで、彼の才能も呪いも精神病院に入っていたことも、周囲が知っていたとは思えない。

その暑い朝もいつもと何も変わらず始まった。彼は午前中ずっと畑で絵を描き、いつものとおり安宿に昼食をとりに戻った。彼はその安宿の二階の狭苦しい五号室に滞在し、たんにムッシュ・フィンセントと呼ばれていた。ほとんどひと言もしゃべらず、いつもより早く食べ終えると、イーゼルと絵筆とナップザック、そしてやけに大きなカンヴァスをかかえてまた出ていった。雨の日も晴れの日も毎日、日が暮れるまでそうやって絵を描くのが日課だった。

日没後、宿の主人一家がベランダで夕食をとっていると、オランダ人が腹を押さえてよろよろと道を歩いてくるのが見えた。手ぶらで、蒸し暑い夜なのに上着のボタンを全部とめていた。彼は無言のまま一家のそばを通りすぎ、階段をのぼって部屋に入っていった。

宿の主人がうめき声を聞いて暗い部屋に入っていくと、客がベッドで体を丸めて苦しんでいた。主人はどうしたのかと尋ねた。

ムッシュ・フィンセントは痛そうに寝がえりを打ってこちらを向き、シャツをめくって脇腹にあいた小さな穴を見せた。少し血が出ていた。

彼は言った。「ジュ・ム・スイ・ブレッセ」——自分で傷つけた、と。


フィンセント・ファン・ゴッホの激情の人生と謎の死は、事実とそうあってほしいという我我の願望がないまぜになったある種の神話となっている。彼の失意、才能、苦悩、果ては誕生までが、大きく話をふくらまされ、彼がカンヴァスに描きだしたどんな絵よりカラフルな伝説がその生涯をいろどっている。

フィンセントは一八五三年三月三十日、オランダに生まれた。父親は厳格なオランダ改革派教会の牧師、母親は製本職人の娘だった。そのちょうど一年前に、母親はやはりフィンセントと名づけた男の子を死産していた。同じ名前で同じ誕生日の死んだ兄がいたことは、後世の素人心理学者が憶測したような悪影響を与えたとは思えないが、彼の悲劇的な人生を予見させる不吉なスタートであったのはたしかだ。

それどころか、彼は難産のため、出生時に脳と頭に宿命的なダメージを負っていた可能性がある。

赤毛のフィンセントは賢い子だったが、落ち着きがなく、むら気でわがままで甘えん坊でもあった。むさぼるように本を読み、幼いころから絵もよく描いていた。だが、家を訪れた人は、彼を挙動不審で極端に怖がりの〝おかしな子〟と評した。

幼少期の教育において、フィンセントは反抗的で手に負えなかった。手を焼いた両親は息子を十一歳で寄宿学校に入れたが、彼はそこで孤独のあまりホームシックになった。二年後、さらに家から遠い学校に転校させられると、落ちこみ、怒りをためるようになった。十四歳のとき、すでに父親を失望させていたフィンセントは、学校から突然帰り、そのまま二度と戻らなかった。

両親の家にこもって一年以上無為にすごしたのち、フィンセントは十六歳で画商見習いとなった。生涯そうであったように仕事に打ちこみ、手に入るかぎりの美術書を読んでオランダの偉大な画家たちについて勉強した。しかし当時、彼の働いていた画廊には新たな種類の絵が入ってきつつあった。細部をぼかした幻想的で印象主義的な絵は、多くはないが熱心な客に支持されていた。

画商としての彼の業績はまあまあで、その後の七年間、ロンドンやパリの画廊で働いた。このあいだに、弟のテオも画商となり、またフィンセントははじめて手痛い失恋を経験している。一八七六年、フィンセントは二十三歳で仕事を辞めた。ロンドンの画廊や美術館で絵に囲まれ、ジョージ・エリオットやチャールズ・ディケンズの小説に惚れこんだ英国に戻り、教会の日曜学校の教師となって熱心に聖書を勉強するうち、父親のように牧師になりたいと考えるようになった。

当初は祈禱会で祈りを捧げるだけだったが、やがて説教壇から説教をしたいと強く望むようになった。一八七六年十月、彼ははじめて日曜礼拝で説教をし、詩篇第百十九篇の十九節〝この地では宿り人にすぎない私に……〟を引用した。

また、神と自らの心の中に渦巻く強烈な色彩との関係に触れた。


とても美しい絵を見たことがあります。それは夕景を描いたものでした。右手奥には、夕霧にけぶる青い丘の連なりが見えました。丘の上には荘厳な夕焼けの空が広がり、灰色の雲に銀と金と紫が色の層をなしていました。秋で、広がる野は草と黄色い葉に覆われていました。その広野を通る一本の道が遠くの高い山へと延び、その山の上には町があって、みごとな夕日に照らされていました。道には手に何かを持った巡礼者が歩いていました。彼はもう長いこと歩いていて、とても疲れていました。そのとき、ひとりの女性がやってきました。巡礼者は女性に尋ねました。「この道はずっとのぼり坂なのですか」

女性は答えました。「ええ、最後まで」


フィンセントは神学を学ぼうとオランダの大学に入ったが、一年で退学した。神学校に入れなかった彼は、ベルギーの炭鉱の村で炭鉱夫とその家族向けの伝道の仕事を志願した。そこでは、貧しい炭鉱夫たちに食べ物も金も服も与えつくしてしまったという。村人たちを霊的に引きあげることはとくになかったが——フィンセントはあまりよい説教師ではなかった——彼は村人たちをスケッチするようになった。

突如《とつじょ》として、二十七歳の彼の目の前に新たな道が開けた。絵だ。

フィンセントは多少の美術教育は受けたが、持ち前の没頭する性格でほぼ独学で絵を学んだ。最初はスケッチを、のちには絵の具絵を、飽くことを知らない猛烈なペースで描きつづけた。

一八八二年、フィンセントは油絵を描きはじめた。と同時に、ある娼婦と多難な恋に落ち、彼女と二年近く貧しい暮らしをともにしながら絵の腕を磨いた。

ふたりの関係が終わりを迎えると、フィンセントは旅立ち、流浪の画家となって道々で出会った人や風景を描いた。

一八八六年、フィンセントはパリに移った。そこで彼のパレットは急に鮮やかな赤、青、黄、緑、オレンジに満たされるようになった。より重要なこととして、あこがれていた印象派の画家たちに好まれた短くぶつ切れのタッチを技法に取りいれるようになった。

フィンセントは弟のテオからの経済援助に頼るようになっていった。テオとは生涯にわたって多くの手紙をやりとりした。だが、そのテオすら、愛する兄がしだいに気性が荒く情緒不安定になっていくのを感じていた。

パリでは妙なことが起きはじめた。フィンセントは軽い発作やパニックを起こすようになり、そのあとには記憶が混乱したり、あったことが思いだせなかったりすることも多かった。また、フィンセントはアブサンを飲むようになった。当時フランスの芸術家たちに好まれていたこの強い酒は、大量に飲むと痙攣《けいれん》や震えを引き起こすことでも知られていた。

一八八八年、フィンセントはパリからアルルに移り、のちに合流した画家仲間のポール・ゴーギャンとともに、そこで途方もないペースで大胆かつ色鮮やかなスケッチや油絵を量産する。

この時期に、彼がのちに知られるようになる――だが当時はまだ知られていなかった――独特の筆づかいが完成されていく。ここでのフィンセントの絵はややシュールで異様なものになっていく。線は細かく震え、色づかいはさらに強烈になり、ときには絵の具をチューブから直接カンヴァスに塗りつけることもあった。絵の対象も夢のような幻想的なものとなり、〝僕の絵の中には病んだ人間が描いたとしか思えないものもある〟とフィンセント自身が記している。

このアルルで、〈アルルの寝室〉や〈ひまわり〉などよく知られる傑作のいくつかが生まれている。

しかし、この時期に彼の中の悪魔も顔を出すようになっていた。怒りや不安の発作に悩まされ、長年かかえてきた日常的な気分の落ちこみよりも深く重い心神喪失状態を経験するようになった。

フィンセントとゴーギャンは数カ月間、一緒に絵を描いたが、個性の強いふたりの芸術家はぶつかることも多かった。クリスマス直前、ふたりはあの切り裂きジャックの凶行について報じた新聞記事をめぐって口論になった。ゴーギャンが怒って出ていき、フィンセントは家にひとり残された。腹を立てるとともに落ちこんだフィンセントは、剃刀《かみそり》で左の耳たぶを削ぎ落とし、近くの売春宿へ行って、丁寧に包んだその耳を〈僕をおぼえていてくれ〉という短いメモを添えて仰天している娼婦に渡した。

この行動のあと、フィンセントは入院した。若い医師はてんかんと診断して臭化カリウムを処方した。フィンセントは数日後には回復し、三週間後には〈包帯をしてパイプをくわえた自画像〉を描いている。ゴーギャンとの口論のことも、耳を自分で切ったことも、入院にいたった状況もおぼえていなかった。

彼はテオへの手紙の中で〝耐えがたい幻覚はおさまり、ただの悪夢程度になった。うまく説明できないぼんやりした悲しみが底流にあるのをのぞけば、もうほぼよくなった〟と報告している。

フィンセントはその後も、決まってアブサンを飲んだあとに錯乱状態になり、三度入院している。自分の中の悪魔がさらに大きくなっていると恐れたフィンセントは、一八八九年五月に自らサン・レミの精神病院に入院した。そこの医師たちは臭化カリウムの投与をやめたため、その後もひどい幻覚や錯乱などの症状が起きた。それはたいてい、彼が病院を抜けだして友人と酒を飲みにいったあとのことだった。もっともひどい症状は三カ月間続いた。

フィンセントは精神病院でも絵を描きつづけた。自分の中の悪魔に悩まされながらも三百点以上のスケッチや油絵を描き、その中にはあの傑作〈星月夜〉も含まれていた。それは当時のフィンセントの内面に渦巻く闇を表現したものだったとも言われる。あの絵の星の輝きは、てんかん患者の発作の際に〝見える〟嵐のような光景によく似ていると言う者もいる。

にもかかわらず、一八九〇年五月に、精神病院の医師はフィンセントが治癒したと宣言した。フィンセントはわずかな荷物をまとめ、オーヴェル＝シュル＝オワーズというパリ郊外の小さな村へ向かった。芸術を愛するその村の医師ポール・ガシェが、フィンセントの面倒を見るとテオに請けあっていたからだ。

オーヴェルの村でフィンセントはギュスターヴ・ラヴーの経営する宿の二階の部屋に逗留し、酒をやめて、毎日猛然と絵を描きだした。几帳面に日課を守り、宿で朝食をとったあと、九時に絵を描きに出ていき、正午きっかりに宿に戻って昼食をとり、また出ていって夕食まで絵を描き、夜は手紙を書いた。

みすぼらしい身なりとエキセントリックなふるまいはまもなく村人にも知れわたり、おかしな人物とみなされるようになった。だが、フィンセントは気にしなかった。村人と親しくしたいとも思わなかった。頭がおかしいのは自分でもわかっていた。それでも絵を描きたかった。オーヴェルですごした七十日で、フィンセントは七十点の油絵と三十点の素描を完成させている。

生産的な日々だったが、かならずしも幸福な日々ではなかった。

七月はじめ、フィンセントはパリにテオを訪ねた。テオの妻は最初の息子を出産したばかりで、その子もフィンセントと名づけられていた。生まれたばかりの子供に加え、テオは病を得て仕事をやめようとしており、金銭的に逼迫《ひっぱく》していた。フィンセントは三日後、自分が寛大な弟のお荷物になっていることに動揺し、まもなく援助が打ち切られてしまうことを恐れながらパリをあとにした。

数日後、フィンセントは〈カラスのいる麦畑〉を描いた。渦巻く黒雲に激しく揺れる麦畑、近づく雨から逃げるように飛んでいく黒い鳥の群れがそこには描かれていた。

それはただの力強い絵にすぎなかったのか……あるいはそれだけではなかったのか。私にはわからない。誰にもわからない。フィンセントの押し寄せる苦悩がうかがえると言う者もいるし、彼の遺書だったと言う者もいる。私にはややメロドラマチックすぎる結論に思えるが、とはいえ真実はやはりわからない。

私は検死医として、憶測を控え、感情とは距離を置いて事実に注目することの大切さを学んできた。

フィンセント・ファン・ゴッホの死をめぐっては、憶測があふれ、感情がたかぶり、事実は少ない……見るべきところを知らなければ。

フィンセントが正午ごろに昼食をとったあと、日没後によろよろと戻ってくるまでのあいだに何があったのか。

誰にもたしかなことはわからない。はじめから話は食い違っていて、フィンセント自身も細かい部分についてはあやふやだったという。だが、一世紀にわたりおおむね通説となってきたのは、次のような話だ。ちなみに、これは当時十三歳だったギュスターヴ・ラヴーの上の娘アデリーヌが六十年後に語った話がもとになっている。アデリーヌが父親から聞いたというフィンセントの最期についてはじめて振りかえったのは、一九五三年のことで、彼女は七十六歳になっていた。

フィンセントは画材と大きなカンヴァスをかかえ、木々の生い茂る急な丘をのぼって、堂々たるオーヴェル城の先の麦畑まで行った。そこはラヴーの宿から二キロ近く離れていた。彼はそこで干し草の山にイーゼルを立てかけると、城壁の陰の道をふらふらと歩いていった。道の途中でフィンセントは隠し持っていたリボルバーを抜き、脇腹を撃ってそのまま気を失った。日が沈んだあと、夜気に意識を取り戻した彼は、自殺をやりとげようと這って銃を探した。だが暗くて見つけられず、そのままよろよろと坂を下り、木立を抜けて宿に戻った。

アデリーヌによれば、銃は彼女の父親がフィンセントに貸したものだった。フィンセントは、外で絵を描いているときにカラスを追いはらうのに銃がほしいとラヴーに頼んだという。

リボルバーも、フィンセントの画材やカンヴァスも見つかっていない。宿を出てから戻ってくるまでの五、六時間に彼を見た者もいない。警察の捜査はごく簡単にしかおこなわれず、報告書も書かれていない。あとには食い違う曖昧な記憶と地元の噂……。

それに多くの疑問だけが残った。

フィンセントを最初に診た医師は、近くのポントワーズ村の産科医ドクター・ジャン・マゼリだった。彼がラヴーの宿に到着してみると、フィンセントは部屋のベッドにすわって平然とパイプを吸っていた。

傷は腹部左側の肋骨《ろっこつ》のすぐ下にあり、大きな豆ほどのサイズで、縁が赤黒くなり、青紫色の輪に囲まれていたとマゼリは記している。傷からは血が少しにじんでいた。マゼリは長く細い金属の棒を傷口に差しこんで調べ（恐ろしく痛そうだ）、小口径の弾丸がフィンセントの腹腔《ふくくう》後部にとどまっていると考えた。

マゼリは腹部に入った銃弾が主要な臓器や血管を避けて下向きに進んだと推察した。しかし、切り開いてみないかぎり、ほかにどのような損傷があるかわからなかった。

息子とともに日曜の釣りに出かけていたドクター・ガシェもまもなく到着した。黒い救急鞄と――電気ショック療法の信奉者だったため――小さな電気コイルを携えていた。ガシェはフィンセントの狭い部屋で、ろうそくの明かりを頼りに傷口を診た。心臓を撃ったにしては、弾はだいぶ低く、だいぶ左にはずれていた。神経症の専門家をもって任じていたガシェは安堵《あんど》した。

傷はフィンセントの左脇腹の、肋骨の下部またはそのすぐ下にあった。

フィンセントは弾を取りだしてくれとふたりの医師に頼んだが、医師たちは断わった。胸郭《きょうかく》部の手術は経験を積んだ外科医でもむずかしく、ふたりは外科医ですらなかった。銃弾は重要な臓器をそれているとみられたが、左胸腔《きょうくう》を貫通して背中のどこか、おそらくは背骨近くにとどまっていると推測された。

大量出血している様子も、ショックの徴候も見られなかった。フィンセントは落ち着いていて意識もはっきりしていた。話しかたはぎこちなかったが、肺や胸に血がたまって徐々に呼吸困難になっている様子もなかった。彼はベッドに起きあがって、血に染まったシャツのポケットから煙草をとってくれと頼みさえした。

ふたりの医師は、傷が小口径の銃弾によるもので、銃弾は背骨近くにとどまっており、体からある程度離れたところから奇妙な角度で撃ちこまれたと結論を下した。

医師たちはフィンセントを十キロ先の病院に運ぶこともできたが、そうしなかった。ただ傷口に包帯を巻いただけで、あとは何もしなかった。そのまま、彼を暑く風通しの悪い穴倉のような部屋に置いていった。

ドクター・ガシェは、フィンセントにはもう手のほどこしようがないと静かに宣言して帰っていき、それきり二度と来なかった。その夜は宿の主人のラヴーがそばに付き添い、フィンセントはうとうとしたりパイプを吸ったりしていた。

翌朝、ふたりの憲兵が宿を訪れ、発砲について尋ねたが、フィンセントの態度は不遜だった。どこで自分を撃ったのか、元精神病患者がどうやって銃を手に入れたのか、と憲兵は質問した。自殺しようとしたのか、とも質問した。

「ああ、たぶん」彼は曖昧に答えた。自殺しようとしたかどうかがわからなかったのだろうか。

さらに質問しようとした憲兵にフィンセントは怒鳴った。

「僕が何をしようと自由だ。僕の体は僕のもので、どうしようと僕の勝手だ。誰もとがめないでくれ。自殺を図ったのは僕なんだ」と言ったとされる。

フィンセントはただ犯罪を疑われそうだということに驚いたのか、それとも誰かから疑いをそらそうとしたのだろうか。憲兵は犯罪の疑いなしと判断して帰っていった。

だが、フィンセントの元気は長くは続かなかった。十九世紀には、銃で撃たれたらほぼ助からなかった。それが厳然たる現実だった。

テオがパリから駆けつけて数時間後のその夜、感染症がフィンセントをとらえ、夜半には呼吸困難に陥った。フィンセントは愛する弟にささやいた。「このまま死んでいけたらいいのだが……悲しみは永遠に続くだろう」

九十分後の一八九〇年七月二十九日火曜日の午前一時三十分ごろ、フィンセント・ファン・ゴッホは死亡した。解剖もさらなる捜査もおこなわれなかった。彼の命を奪った銃弾が取りだされることはなかったが、おそらくそれが腸を傷つけ、バクテリアがすかさず腹腔内に出ていったのだろう。撃たれてから三十時間ほどで、正常な腸の活動が止まり、電解質のバランスが崩れ、ほどなく腹膜炎が広がり、腎臓《じんぞう》、肝臓、肺が機能を停止したと思われる。

悲劇が完結した。フィンセントの安らがぬ魂はついに安眠した。わずか三十七歳で、自分がやがてもっとも偉大な画家のひとりになるとは知るよしもなかった。

フィンセント自身が予言していたように、苦しいのぼり坂を歩みつづけた生涯だった。

フィンセントの遺体は手づくりの棺に横たえられ、宿のビリヤード台の上に置かれた。彼のパレットと絵筆がそばに並べられた。黄色のダリアとひまわり――黄色はフィンセントの好きな色だったので――が遺体のまわりに飾られた。まだ額に入れられていない最近の絵（絵の具が乾ききっていないものもあった）が壁にかけられ、会葬者に向けて展示された。悲しく皮肉なことに、フィンセント・ファン・ゴッホの葬儀は初めてにしてたった一度の彼の個展になった。

だが、村の牧師はフィンセントが自殺したと聞き、教会での葬儀や教会の敷地内への埋葬を拒否した。そこで、遺体は二日後に小さな公営の墓地に埋められた。その墓地はフィンセントが死亡した狭苦しい部屋から一キロ足らずの、彼が数日前に暗雲立ちこめる空と飛んでいくカラスを描いた畑の隣にあった。テオとラヴー一家、何人かの近所の住民、そして数人の画家仲間が、蒸し暑い午後におこなわれた埋葬に立ち会った。

埋葬のあと、テオは兄の最後の望みを果たそうと宿に戻った。彼が十週間すごし、そして死んだこの村の人々に、最近描いた絵をあげてほしいというものだった。だが、兄の荷物を整理していたテオは、上着のポケットから手紙を見つけた。それは彼が撃たれる直前にテオにあてて書いたもので、自分が弟にとって耐えがたい重荷になることへの恐怖がほのめかされていた。手紙の最後には次のように記されていた。

ともかく、僕は絵に命を賭け、僕の理性もなかばそのために壊れてしまったが――それは大いにけっこう――おまえはただの商人ではない。僕に見てわかるかぎり、おまえは真に人の道にもとづいて行動できるが、それでどうなるというのだろう

フィンセントが手紙の最後の一文にクエスチョンマークなりピリオドなりをつけず、永遠に宙ぶらりんにしたことには何か意味があったのだろうか。ともかく、後世の美術界はそれを悲しい遺書ととらえた。はっきり死ぬとも、さよならとも書かれていないにもかかわらず。それもフィンセントが宙に浮いたままにしていった多くの疑問のうちのひとつだ。

フィンセント・ファン・ゴッホは、その生前に一枚しか絵が売れなかったと言われているが、最後の十年間で八百六十点の油絵と千三百点以上の水彩画、スケッチ、版画など、あわせて二千百点以上の絵画を残した。今日《こんにち》、コレクターは史上どの芸術家よりも多くの金額を彼の作品に払い、彼の生涯は本や映画で繰りかえし探られてきた。

フィンセントという人物は、精神の病、生い立ち、暮らした場所や性格の激しさなど、すべてが複雑に混ざりあった結果の産物だった。彼の絵は狂人の絵ではなく、たまたま狂っていた男が描いただけにすぎない。あれほど激しい性格でなければ、あれほどの傑作を描けたかどうかわからない。しかし、我々は彼の絵を見て、つい考えてしまう。彼が狂っていなければ、あれほどの天才たりえただろうかと。

というわけで、スティーヴン・ネイフとグレゴリー・ホワイト・スミス――アメリカの抽象表現主義の画家ジャクソン・ポロックの伝記で一九九一年にピューリッツァー賞を受賞した著者コンビで、どちらもハーヴァード大を出た法律家でもある――が完全版のゴッホの伝記を書こうとしたとき、多くの驚きの新事実が掘り起こせるとはふたりも期待していなかった。

ネイフとスミスはこれまでのどんなゴッホ研究者よりも広く、そして深く掘りさげた。多くの翻訳者やリサーチャー、コンピュータの専門家を雇い、十年かけた調査の集大成として、九百六十ページの本を出版し（邦訳『ファン・ゴッホの生涯』国書刊行会）、加えて二万八千件におよぶ脚注をオンライン上で公開した。ふたりはカンヴァスの裏側にあった心や考えをあらゆる方面から探りつくした。浮かびあがったのは、その伝説以上に複雑な人物像だった。フィンセントは学校の成績は平凡だったが、四カ国語を流暢《りゅうちょう》に話し、むさぼるように本を読んだ。両親を喜ばせようと懸命だったが、厳格な父親には失望され、母親には嫌われていた。人とのつながりを切望したにもかかわらず、気むずかしく癇《かん》が強い性格のため、愛する弟のテオすら長くはそばにいたがらなかった。そして気分がどん底まで落ちこんだときには、彼は死を望むこともしばしばあった——が、多くの手紙で自殺についてよくない、ひどい、卑怯、不道徳、不誠実だとも書いていた。

フィンセントの狂気の真の原因は正確にはわからないが、多くの専門家——彼が耳を削ぎ落としたあとや、精神病院において診療した医師たちを含む——によれば、最後の二年間にアブサンを飲むことで引き起こされた側頭葉てんかんが根本原因であった可能性が高い。当時のアブサンは高いアルコール度数に加えて、ごく少量の痙攣誘発成分が含まれていた。彼のてんかんは、出生時に難産だったことが原因で顔と頭が左右非対称だったこと、および脳に損傷があったことが関係しているとみられ、アブサンで脳の損傷が悪化した可能性が高い。フィンセントが妄想性の発作を起こし、その後しばらく記憶の混乱や喪失が見られたことが多くの記録に残されている。

ただし、てんかんのほかに、フィンセントは少なくとも二度の明確な鬱《うつ》状態と、一連の躁鬱《そううつ》症状を呈している。それらは恋人や友人や心の平和を失ったあとに引き起こされていることが多い。精神医学の専門誌アメリカン・ジャーナル・オブ・サイカイアトリーには次のように記されている。〝ゴッホは明確な反応性鬱病を二度患《わずら》っており、生涯を通じて明らかな躁鬱病の傾向が見られる。二度の鬱病のあとにはいずれも、精力的かつ熱心に何かに打ちこんでいる時期がある。一度目は伝道者として、二度目は画家として〝

母親はかつてフィンセントについて〝あの子はずっと狂気に支配されていたのだと思う。あの子の苦しみも私たちの苦しみもそのせいだった〟と記していた。

ようするに、生涯の大半を通じて、彼の心は激しく荒れ狂っていた。残酷なことではあったが、フィンセントが自殺しても誰も驚くことはなかった。

しかし、ネイフとスミスが掘りさげれば掘りさげるほど、フィンセントの自殺をめぐってより多くの疑問が浮かんできた。その多くには答えがなく、ふたりの法律家にとって筋の通ったものとも思えなかった。

たとえば、フィンセントは自分を撃ったあと、銃を探したが暗くて見つけられなかったと言った。しかし、握っていた銃が見つけられないほど遠くに落ちるものだろうか。ネイフとスミスは疑問に思った。さらに不思議なのは、翌日、明るくなってから誰かが見つけられなかったのだろうかということだ。そもそもなぜ銃が見つかっていないのか。

フィンセントが持っていったイーゼルやパレットや絵筆やカンヴァスはどうなったのか。それらも発見されていない。誰かが証拠を隠したのだろうか。

どうやってこの元精神病患者が、当時のフランスの田舎では珍しかった小口径のリボルバーを手に入れたのか。フィンセントに銃を扱った経験はなく、彼が精神病院に入院していたことが知られていたなら、誰もリボルバーを渡したはずがない。

それに、朦朧《もうろう》としたフィンセントがどうやって暗闇の中で急な丘を越え、致命傷を負っていながら二キロ近くも歩いて宿に戻れたのか。

何が自殺衝動の引き金となったのか。

なぜ筆まめだった彼が遺書も残さず、せめてその意志をはっきり書き残すことさえしなかったのか。

なぜ自殺しようとしたフィンセントが、脇腹をあんなおかしな角度で撃つことを選んだのか。なぜ直接頭か心臓を撃たなかったのか。おそらくより重要なこととして、なぜあれほどみじめにしくじったのか。

実は、発砲があった直後から、オーヴェルの村人たちのあいだでは、例の頭のおかしい画家が銃で遊んでいたふたりのティーンエイジャーに誤って撃たれたという噂がささやかれていたことを、ネイフとスミスは知った。その話は、一九三〇年代にある美術研究家によりはじめて公表されたが、才能を認められなかった天才画家が自殺したというロマンチックな説のほうが定着し、発砲をめぐる噂は忘れられた。

その後一九五六年に、興味深い新たなパズルのピースが出てきた。ルネ・スクレタンというパリに住む高齢の銀行家の告白がフランスの新聞に載ったのだ。ルネによれば、当時十代だった彼と兄はオーヴェル村でフィンセントを知っていたそうだ。兄弟は画家にいたずらをしたりからかったりした。画材に蛇を忍ばせたり、彼のコーヒーに塩を入れたり、彼が絵を描くときに口にくわえている筆に唐辛子粉をまぶしたり、女友達に彼を誘惑するふりをさせたりしたという。

当時十六歳のルネは、その前年にパリでバッファロー・ビルのワイルド・ウェスト・ショーがおこなわれていたときに買った西部のガンマン風の服を好んで着ていて、フィンセントが死亡する少し前に描かれたスケッチ〈広縁帽の少年〉のモデルになったと思われる。

しかし、バッファロー・ビルに扮するには銃がなくては始まらない。そこでルネは古いリボルバーをギュスターヴ・ラヴーから借りたか買ったかした。その古い銃が〝気まぐれに暴発した〟とルネは一九五六年のインタビューで語っている。

その生の証言によって、フィンセントがふたりの少年に誤って撃たれたというオーヴェル村の古い噂に、にわかに信憑性が出てきた。果たして、それはルネとガストンのスクレタン兄弟と不安定な銃のせいだったのか。ルネがカウボーイごっこをしていて銃が暴発したのか。あるいは、からかわれつづけたフィンセントの堪忍袋の緒がついに切れ、喧嘩になったあげく死につながったのか。

それは誰にもわからない。ルネはフィンセントを撃ったとは言わず（撃ったのかと記者に訊かれることもなく）、画家が自分のリュックサックから銃を盗み、それで自らを撃ったとほのめかしていた。

ルネとガストンはフィンセントが死亡したころにオーヴェルから姿を消している。一九五六年のインタビューでルネは、パリの新聞に載った記事で発砲があったことを知ったと語っている。しかし、そのような新聞記事は見つかっていない。

二度目のインタビューがおこなわれることはなく、ルネ・スクレタンは翌年に死亡した。

一九六〇年代にはさらなるパズルのピースがはまった。やはりオーヴェル村に住んでいたという女性が、あの運命の日の午後に自分の父親が農家の庭でフィンセントを見たと証言したのだ。その庭は、フィンセント自身がいたと言っていた麦畑とは逆方向だった。その後まもなく、同じ農家の庭で銃声を聞いたという話について証言する者も出てきた。ただし、血痕や銃は見つからなかったという。

こうした回想が事実なら、フィンセントはラヴーの宿に近い農家の庭で負傷し、少年たちが銃と画材を持って逃げたのではないかとネイフとスミスは仮説を立てた。宿まで戻る道も、麦畑からの急な坂道よりは怪我をした者にも歩きやすかったはずだ。

しかし、それならなぜ画家は自分で撃ったと言ったのか。それはフィンセントが死を歓迎したから、というのが伝記作者のふたりが考える悲しい答えだった。彼は自分の死を悟り、それを受けいれたのかもしれない。それが一番いいと思ったのかもしれない。良心がとがめて自分ではできなかったことを少年たちがやってくれた。だからお返しに嘘をついて、罪に問われることからふたりを守った。

決定的証拠が見つかったわけではない。しかしネイフとスミスにとっては、この仮説のほうが、一般に受けいれられているロマンチックに過ぎる自殺説よりも筋の通るものだった。これまで答えの出ていない多くの疑問にも答えている。なぜ銃が見つかっていないのか。なぜフィンセントはあんな妙な撃ちかたをしたのか。死ぬだけのつもりだったなら、なぜ大きなカンヴァスや画材を二キロも運んでいったのか。なぜ死の床の〝告白〟が曖昧であやふやだったのか。

美術界には、そこにもうひとつの疑問を付け加える者もいた。「冗談だろう?」ネイフとスミスは罰あたりだ、復活などありえないという説をヴァチカンの扉に釘で打ちつけるようなものだと。

自殺説にひそかに釈然としない思いを抱いていたゴッホ研究家は多いが、ネイフとスミスの他殺説は、たんなる臆面《おくめん》もない本のプロモーションで片づけられるものではなく、世間にかえりみられなかった画家の苦悩のロマンチックな象徴を揺るがすものだった。

アムステルダムのファン・ゴッホ・ミュージアムの学芸員レオ・ヤンセンは、「ゴッホの死をめぐるはっきりしない状況について見なおす理由はたっぷりあります。ただ、現時点では彼らの結論に同意できません。まだ充分な証拠があるとは思えないからです。裏づけがありません」と述べている。

自殺を図ったというフィンセントの告白も証明はできないということはヤンセンも認めている。フィンセントがそう言っただけだ。ただ、嘘をつく理由もなかった。

美術ライターやインターネットの住人の中には、ネイフとスミスに対してより辛辣《しんらつ》な者もいたし、拙い自殺のほうがよほど筋の通った結論だと言う者もいた。過去にも不可解なことをしてきた精神病患者による、最後の不可解な行動だったのだと。自分の耳を削ぎ落としたような狂人がおかしな方法で拳銃自殺を図ったからといって、いったい何が不思議なのか。

そして最後に、聖なる神話を守ろうとする人々がいた。

〝フィンセント・ファン・ゴッホが両耳のある状態で、栄光に包まれて一九三三年に八十歳で死んでいたら、今日《こんにち》あるような伝説には決してなっていないだろう〟ネイフとスミスの説が公表されたのち、オランダの日刊紙デ・フォルクスクラントは社説で述べている。〝彼の鬱や精神病、彼の過ちとそのあらわれかた――耳を切ったことや自殺したこと――こそが、彼の描いた糸杉やトウモロコシ畑以上に、彼の物語、その謎めいた神秘性の核心なのだ〟

二〇一三年、ファン・ゴッホ・ミュージアムの研究者ルイ・ファン・ティルボルフとタイオ・メーデンドルプは他殺説に激しい全面攻勢をかけた。イギリスの誉《ほま》れ高い美術雑誌バーリントン・マガジンに掲載された記事において、彼らはいくつもの根拠をあげ、自殺こそが唯一考えうる推論だと主張した。

証拠として、彼らはドクター・ガシェが記した傷の様子――穴の縁は茶色くなり、紫色の輪がそのまわりを囲んでいた――をあげた。紫色の輪は銃弾の衝撃による痣《あざ》であり、縁の茶色は火薬による火傷《やけど》で、フィンセントが自分の脇腹に、ことによるとシャツをめくった下に銃を押しつけていた証拠だというのが彼らの主張だった。

ファン・ティルボルフとメーデンドルプは、フィンセントがテオの身辺の混乱に激しく動揺してオーヴェルでは平静を失っていたと主張した。フィンセントが死ぬ直前の絵は、ネイフとスミスの目にはより明るく希望に満ちたタッチに思えたが、ふたりの研究者の目には、より暗い感情が渦巻くまがまがしいものに思えた。

ふたりの研究者はまた、ルネ・スクレタンのインタビューを〝告白〟と解することに異議を唱え、ティーンエイジャーが銃で遊んでいたという古い又聞きの噂を一蹴した。

〝彼らがあったと主張する一連のできごとを裏づけるものは何もない〟ファン・ティルボルフとメーデンドルプはこのようにまとめた。〝一八九〇年に銃をおもちゃにしていた悪ガキが語った本当の話から生まれた二十世紀の噂をのぞいて何も。彼はゴッホがたぶん自分から銃を盗んだのだと言っているだけで、そのことについては我々も一瞬たりとも疑ったことはない〟

バーリントン・マガジン誌に掲載されたふたりのゴッホ研究者による記事は、答えよりもさらに多くの疑問を生じさせるものだったが、ふたりが新説に異を唱えていることは疑いようもなかった。

ほぼ状況証拠頼みの自説への反論を受けたネイフとスミスには、確固たる科学的根拠が必要だった。あらゆる証拠に目を通し、科学的に争いようのない結論を出してくれる銃創の専門家が必要だった。

こうしてある夏の日、私の電話が鳴った。


起こっていないことは簡単にわかった。あらゆる医学的確率上、フィンセント・ファン・ゴッホは自分を撃っていなかった。

なぜわかるのか。ごくわずかな疑いの余地さえもなく知ることは私にもできない。撃たれた日に、狂気の天才の混乱した頭と心に何があったのかを知ることができないように。そこにあったものは暗く混沌としていたかもしれないが、彼が精神に異常をきたしていたことを示唆するものは何もない。

もちろん、私が知っていたのは、本や映画でゴッホについて語られてきたことだけだ。彼の不安定な精神状態、耳を切ったこと、絵の天才だったこと、自殺したこと。ほとんどの人と同様、私もそれらの真偽をめぐって論争があることすら知らなかった。

にもかかわらず、百二十三年後に私の前に示された新たな事実――と創傷についての私の知識――ははっきりと声高に物語っていた。フィンセントの命を奪った傷は、ほぼ間違いなく自らつけたものではない。

この私の見解にはいくつかの理由がある。

ひとつ目は傷の位置だ。ただし、それは正確に記録されていなかった。ドクター・マゼリとドクター・ガシェは傷の位置を異なる形で記載している。ヴィクトル・ドワトーとエドガール・ルロワによる一九二八年の著書では、傷は〝左肋骨の側面、中腋窩線《ちゆうえきか》の少し手前〟にあったと記されている。中腋窩線というのは、腋の下から腰までをつなぐ想像上の垂線だ。言いかえると、銃弾はフィンセントの脇腹の、腕を脇につけて立ったときに肘が触れるあたりから入ったということだ。

だが、それは胸郭内に入ったのか、それとも肋骨の下の軟組織に抜けたのか。

マゼリの所見を信じるなら、傷はフィンセントの左脇腹の、肋骨のすぐ下にあった。自殺にしてはきわめて妙な位置だ。私と同僚のドクター・キンバリー・モリーナが七百四十七件の銃自殺について、その傷の位置、距離、死因などについて調べた際、自分で腹部を撃ったというケースは全体の一・三パーセントにすぎなかった。

銃弾がフィンセントの左脇の胸郭を突き抜けたという一九二八年の記述を信じるとすれば、自殺で自分の胸を撃ったというケースは全体の十二・七パーセントしかなく、しかもその圧倒的多数が、脇腹から斜めに撃ちこむのではなく、直接心臓の上から撃っていた。

ようするに、どれだけおびえていようと錯乱していようと、脇腹を撃って自殺しようとする者はほとんどいないのだ。

だが、仮にフィンセントがそうしたのだとすると、まったく別の疑問が浮かんでくる。

フィンセントはまれな例外だったとしよう。彼があえて拳銃で左脇腹を撃つことを選んだとしよう。どのようにして撃っただろうか。

フィンセントは右利きだったというのが定説だ。とすると、仮に脇腹を撃とうと決めたとして、なぜわざわざ撃ちにくい左側を選んだのか。

フィンセントがもっとも簡単に左脇腹を撃つ方法は、銃のグリップの後ろを左手の四本の指で包むようにして、親指で引き金を引くことだ。ひょっとすると銃に右手を添えて支えたかもしれないが、その場合、銃のボディに触れていた右のてのひらに、シリンダーギャップから噴きだした炎とガスと火薬で火傷をしたはずだ。

右手で撃ったとすればさらに大変だ。右腕を胸の上に伸ばし、銃のグリップを四本の指で包むようにして親指で引き金を引くことになる。そして、今度も左手で銃を支えたとすれば、てのひらに火傷をしたはずだ。

そのような火傷は、テオ、ふたりの医師、ふたりの憲兵、そして発砲後のフィンセントを生前または死後に見た者のうち誰も報告していない。

左右どちらの手で撃ったにしても苦しい説明が必要だが、仮にそれを受けいれたとしても、銃口はフィンセントの皮膚に触れていたか、最大でも五センチほどしか離れていなかったことになる。

それこそが、彼の傷は自分でつけたものではないと私が考える最大の理由だ。

フィンセントの傷は、診察した医師によれば豆くらいの大きさで、傷の縁が赤黒くなり、青紫色の輪に囲まれていた。皮膚はそれ以外はきれいで、火薬による火傷の跡もなかった。

自殺説の支持者の中には、紫色の輪は銃弾の衝撃による痣だと主張する者がいるが、違う。それは銃弾により切れた血管からの内出血であり、撃たれたあとにしばらく生きていた人間には多く見られるものだ。それがあった（あるいはなかった）からといってたいした意味はない。

射入口まわりの縁が赤黒くなっていたのは、火傷ではなく、ほぼあらゆる射入口に見られる擦過傷だ。これも、射入口であることを示している以外にたいした意味はない。

この射入口のもっとも重要な要素は、そこになかったものだ。

一八九〇年代の拳銃の弾には黒色火薬が使われていて、それは燃えかたがきわめて汚い。無煙火薬も一八八四年に発明されていたが、フィンセントが死亡した当時には、少数の軍用ライフルの弾にしか使われていなかった。

黒色火薬を使った銃弾で至近距離から撃たれるとひどいことになる。黒色火薬が発火すると、その五割がたが燃え残った固体の状態で噴きだし、熱い炭の粒子が撒き散らされる。フィンセントが自分で撃ったとすれば、銃を体に押しつけたか、離したとしてもせいぜい数センチだっただろう（銃による自殺の九十八・五パーセントは体に押しつけたか至近距離からであるため）。とすると傷口のまわりの皮膚は高温のガスで火傷して水ぶくれができ、熱い煤《すす》と火薬の粉がはねかかったはずだ。火傷は重く、燃えた火薬と燃え残った火薬が肌に埋まっていただろう。

服ごしに撃ったとすればどうか。フィンセントが銃口をシャツに押しつけたなら、傷の縁が黒く焦げていたはずだ。より広い範囲に刺青暈《しせいうん》が残ったかもしれないし、残らなかったかもしれないが、服には大量の煤がついたに違いない。

これらのいずれも、医師からも、発砲のあとフィンセントに会ったり傷を見たりした誰からも報告されていない。

したがって、銃口はフィンセントの脇腹に押しつけられていたとは考えられない。刺青暈も火傷もないのは、発砲時に銃が少なくとも五十センチ以上離れていたことを示している。つまり、フィンセント・ファン・ゴッホは自殺にしては異例の場所に致命傷を負い、その致命傷を与えた銃は、彼が自分で持てたとは思えないほど体から離れた位置から発射されていた。

フランスでその日曜日の午後に何があったのか、我々が合理的疑いを超えて知ることはできそうもない。たとえ当局を説得してフィンセントを掘り起こしたとしても、彼の死についてわかることはもうほとんどない。今ではおそらく骨になっているだろう。適切に防腐処置がほどこされて鉛の棺におさめられた遺体は、百年以上もつ可能性もある。しかし、フィンセントの遺体は防腐処置されていない――十九世紀のヨーロッパではそれが普通だった――し、簡素な手づくりの木の棺に入れられて埋葬された。

彼の命を奪った銃弾は見つけられるだろうが、ラヴーの古いリボルバーの現物がないかぎり、現代のハイテクな弾道学をもってしても、それがたしかに当の銃弾を発射したと証明することはできない。別の小型拳銃から発射された可能性は残る。そして、軟組織がすべて分解されていたら、銃弾の弾道もダメージも判定できない。結局は答えよりも多くの疑問が残されることになるだろう。

我々はみな、ときに証拠などなくても、真実であると自ら信じることに肩入れする。神話が真実以上に魅力的であることもある。あなたはオズワルド以外の誰かがケネディ大統領を殺したと信じていないだろうか。

美術界の一部が他殺説（事故であれ故意であれ）に抵抗を示すのは、それがドラマチックでも詩的でもないからだ。やはり、画家や詩人や恋に破れた者にとって、小瓶から毒をあおったり、青白い月の下で手首を切ったり、沖に向かって泳いでいってそのまま帰らないほうが、ずっとロマンチックな死にかたなのだ。

その発砲は――願望にもとづいた結論ありきで、充分に捜査もされず、食い違う証言に混乱させられ――たしかにパズルだ。その場にいた者はもう誰も生きておらず、当時の乏しい記録から法医学的な事実を拾い集めるしかない。しかし、それらの事実は神話を裏づけてはいない。

にもかかわらず、フィンセントの死にかたはより大きな彼の伝説の一部となっているため、その謎は永遠に謎のままかもしれない。私が経験してきた多くのケースのように、人は法医学的事実よりも、自分の信じたいことを信じるものだ。フィンセントの実際の死よりも、彼の悲劇的な生のほうが重要なのだ。

彼が死を進んで受けいれたのかどうかは詩人や研究者の議論にまかせるが、法医学的事実は、彼を撃って逃げた人間の存在を指し示している。

フィンセント・ファン・ゴッホは自分で自分を撃ったのではない。それが私の結論だ。誰が、なぜ撃ったのかはわからない。フィンセントが死にたかったのかどうかもわからない。彼が最期を恐れたのか、歓迎したのかもわからない。それは検死医がメスやコンピュータや高度な検査では知ることのできないことだ。ひょっとすると彼は思いがけない死を受けいれることにしたのかもしれない。ときに論理では答えが出ないこともある。

人の胸の中は知ることができないのだ。

エピローグ

子供のころの自分を忘れない人は老けない、と言った誰かがいた。情感ある言葉だが、かならずしも正しくはない。

私が法病理医となって四十五年以上がたつ。若いころに仰ぎ見ていた先達は――ヘルパーン、フィッシャー、ローズらをはじめとして――みなこの世を去った。私の父はニューヨーク市検死局長を六十五歳で退職し、八十五歳ごろに完全に引退した。私と同世代の仲間たちも大半が引退したか、もしくは亡くなった。

私は子供のころの自分を忘れたことはないが、今は老人だ。どうなっているのだろう。

こんな話がある。動物の時間に対する感覚は、心拍数と逆相関の関係にある、と最近ある研究者が発表した。心拍が遅いほど、時間が早く過ぎるように感じるというのだ。少なくともこの研究者の考えでは、我々が年をとって心拍が遅くなるほど、一日一日が短く感じられるのはこのためだという。くわしい論理はわからないし、この説が定着するかどうかもわからないが、同意する高齢者は多いだろう。

人とはそういうものだ。説話めいたものをつくりだしたり、フェイスブックに陽気な投稿をしたり、ポップな科学的新説を考えだしたりして、死を肯定的なイメージでとらえようとする。

その結果、多くの人がそれを詩的なものと考えるようになる。

本書では、私はいくつかの終わりについて語りながら、同時に私自身の始まりについて語ってきた。自分自身の終わりについて考えたことはない。私の世界では、終わりとはつねに他の人に訪れるものだったからかもしれない。少なくともこれまでは。

とはいえ、死をロマンチックに美化することはない。ハリウッド式の夢のような最期を期待するには多くの死を見すぎてきた。

地元で起きた殺人事件の生々しい詳細が粗末な印刷で町じゅうに配られた十七世紀から、人は犯罪に魅せられてきた。シェイクスピア劇は殺人にあふれている。悪の陰謀ほど……そして道徳と理性が最後には堕落と無秩序に勝つことほど売れるものはない。また、死ほど謎めいたものはない。

今もあまり変わっていない。現代のCGを駆使したポップカルチャー的な法医学の描かれかたは、法医学者を美化しすぎていて、最先端のハイテクがあらゆる犯罪を解決し、あらゆる悪を懲らしめることができるように見せている。しかし、ハリウッドでは何ごともそうだが、実際は違う。あっと驚く科学の問題ではないのだ。

もう一度言うが、優れた法医学者の一番の道具は手と頭脳だ。DNAなどの現代科学について一日研修を受ければ、一九四〇年代の腕のいい検死医は現代のモルグでもうまくやれる。なぜなら、論理的思考こそが今ももっとも強力な法医学のツールだからだ。

「そんな気の滅入る仕事がよくできますね」とよく言われる。気の利いた答えが返せればいいのだが、できない。この仕事で気が滅入るなら、向いていないということでしかない。私にはただ、興味深くやりがいのある仕事だとしか言えない。私には癌で死にゆく子供に向きあう仕事は決してできないが、損傷の激しい遺体を扱ったり、悲嘆にくれる遺族に死因を正直に（かつ言葉を選んで）伝えたりすることには困難を感じない。それはそれで価値がある。

しかし、私の職業は岐路に立たされている。これを書いている時点で、認定を受けた現役の法病理医は全米で五百人未満しかいない。全力でやっても、ひとりが一年に解剖できるのは二百五十体ほどだ。この倍の人数が必要なのだ。

自分が医学を選んだのか、生まれつきそれが自分の中にあったのかわからなくなることもあるが、ともかく、私は人を助けたくて医師になった。

コンピュータやさまざまな法医科学の急成長ぶりは目ざましく、今後さらに大きな発展が期待されるが、人員の面ではまったく追いついていない。

これからの法病理医は、四年の学部課程を終えたあと、医科大学院に四年通い、三－四年病理学の研修を受け、全米に三十四カ所ある認定検死局で一年のフェローシップ期間をすごしたうえで、アメリカ病理医学会の認定試験にパスしなければならない。そのあいだに平均十七万ドルのローンを背負うことになる。

医師は儲かる――ただし法病理医は別だ。ほかのほぼあらゆる分野の医師は、はるかに多くの収入を得ている。検死医の平均年収は十八万五千ドル足らずで、検死局長や副局長クラスで十九万ドルから二十二万ドルだ。これは平均年収三十三万五千ドルの病院勤務の病理医よりもずっと低い。

そのうえ、時間は不規則だし、異臭はするし、精神的にもきつい。患者は非協力的で、脳裏にしみついた消せないイメージにも悩まされる。病原菌にさらされ、弁護士や刑事にわずらわされる。法廷での証言も官僚主義も厄介だし、予算はモルグの冷凍庫以上にわびしい。テレビで見ると面白そうだし、現実の謎を解明できるのは魅力的だ。しかし、医学部のクラスメートの大半より少ない収入で毎日死体の山に向きあいたいと誰が思うだろうか。

その結果、毎年平均二十七人の認定を受けた法病理医に研修をおこなって、実際に検死医になるのはそのうち二十一人だ。

法病理医はもっと必要だ。人口が増えて高齢化が進み、テクノロジーへの信頼がいっそう高まり（その一方で人への信頼が低下し）、新たな法病理医の数が減っていけば、法病理学はいずれ悲惨な壁にぶつかるだろう。解剖医が減れば、解剖が減る。捜査に影響が出て、証拠が失われたり見落とされたりし、犯罪が解決されなくなる。

そんなことになれば、失われるのは金や時間だけではない。正当な裁きが失われてしまう。私の患者はもう苦しんではいないが、その多くが裁きを求めている。彼らを生きかえらせることはできないし、最後の別れを言う時間すら与えられない。だが、私には正しい裁きを与えることができるのだ。

謝辞

本書をこうして形にするうえで大小の貢献をしてくれた多くの友人たちに心から感謝する。その中には、本書を執筆する二年のあいだにたんなる情報源以上の存在となった人々もいれば、それ以前からずっと友人だった人々もいる。

まず、さまざまな形で協力してくれた法医学界および医学界の多くの人々に感謝しなければならない。とくにベア郡（テキサス州）検死局のドクター・ランドール・フロスト、メリーランド州検死局のドクター・デイヴィッド・R・ファウラー、ブルース・ゴールドファーブ、シェイ・ローソン、プラット郡（ワイオミング州）検死官フィル・マーティン、ドクター・アーヴィン・ソファー、ドクター・ワーナー・スピッツ、ドクター・ダグラス・カー、ドクター・ジェームズ・コトーン。

また、専門家による法的解釈がなければこれらの物語を語ることはできなかった。チャールズ・バーンスタイン、ドン・ウェスト、ロバート・モクスリー、ブルース・モーツ、マーク・ドルリー、デイヴィッド・ヒューストン、ワショー郡（ネヴァダ州）公選弁護人ジェニファー・ラント、ローリー・フリーバーら、法曹界のかたがたにも感謝する。

さらに、スティーヴン・ネイフ、ロビン&エドワード・コーガン、ルドルフ・プリフィカート、アレン・ボームガードナー、リー・ハンロン、ジェシカ・バーンスタイン、マーク・ラングフォード、プラット郡（ワイオミング州）公立図書館のリー・ミラー、プラット郡（ワイオミング州）保安官事務所のリサ・ミリケン、ボルティモア・サン紙ニュース・アーカイブのポール・マッカーデル、元メリーランド州警察のリック・ラストナーらのさまざまな貢献と協力にも感謝する。

フィラデルフィアの国立公文書館のパトリック・コナリーは、我々の膨大な公文書の調査における希望の光だった。彼は六万ページにおよぶマーサ・ウッズの連邦裁判記録の大半を見つけだしてくれ、残りも見つけようと努力してくれた（残念ながら実を結ばなかったが）。二〇一三年から一四年にかけて、情報公開法にもとづきワシントンDCの国立公文書館、連邦刑務局、連邦捜査局（FBI）に出した五件の申請が現在までかなえられていないのは残念だ。

本をつくるには、志を同じくする仲間も必要だ。素晴らしい序文を寄せてくれた元同僚のドクター・ジャン・ガラヴァグリアには深く感謝する。編集者のチャールズ・スパイサー、エイプリル・オズボーンをはじめとするセント・マーティンズ・プレス社のチームの面々には、きみたちが今手にしているこの本をつくりあげてくれたことに感謝する。文芸エージェントのリンダ・コナーには計り知れない価値のある素晴らしいアドバイスをもらった。

三人の偉大なディ・マイオ姉妹——いずれも医師——のテレーズ＝マーティン、メアリー、アンの記憶とスクラップブックは大いに頼りになった。三人がいなければ、本書の自伝的な部分はまとまりや鋭さを欠くものになっていただろう。

最後に、このプロジェクトを通じて我々を支えてくれたふたりの女性、テレサ・ディ・マイオとメアリー・フランセルにも感謝を。彼女たちはいつも助けてくれた。このふたりの素晴らしい妻がいなければ、これらの話に語る価値などなかっただろう。

訳者あとがき

アメリカの各自治体に置かれた検死局には、死因究明のための幅広い権限が与えられており、警察などとは別に独自の現地捜査をおこなうこともある。また他殺体や変死体はもちろん、多様な事故死体や病死体についても、くわしい死因究明の必要があると判断された場合には検死・解剖をおこなっている。そのような検死局の中核を担うアメリカの検死医は、ある種の科学捜査員ともいえよう。

我々一般市民にとって恐ろしげで不気味なベールに包まれた、だからこそ興味をひかれてやまない検死と解剖の世界を、ベテラン検死医が自らの経験をもとに明かした傑作ノンフィクションをお届けする。

この『死体は嘘をつかない――全米トップ検死医が語る死と真実』（原題 *Morgue: A Life in Death*）は、アメリカで二〇一六年に刊行されると、専門家が検死や解剖について詳細に記した内容でありながら、抜群にエキサイティングなノンフィクションとして評判を呼び、二〇一七年のアメリカ探偵作家クラブ（ＭＷＡ）賞ベスト・ファクト・クライム部門の候補にも選ばれた。

著者のヴィンセント・ディ・マイオは一九四一年生まれで、米ニューヨーク出身。父親はニューヨーク市検死局長を務めた人物であり、親子二代の検死医ということになる。メリーランド州検死局やテキサス州ダラス郡検死局をへて、テキサス州サンアントニオのベア郡検死局長を二十五年務め、二〇〇六年に退職後は法医学コンサルタントとして全米で注目を集めるさまざまな事件の裁判で専門家として助言や証言をおこなってきた。とくに銃創の権威として広く知られ、複数の専門書を上梓している。本書は、そんなドクター・ディ・マイオが実績あるノンフィクション作家ロン・フランセルとの共著で世に送りだした初の一般向け書籍。およそ四十五年におよぶ検死医／法医学者としての経験の中から、とくに印象深い事件について語っている。

本書で取りあげられている事件のいくつかを紹介しよう。

まず、二〇一二年にフロリダ州で起こった黒人少年トレイヴォン・マーティンの射殺事件。少年を撃ったのが近所で自警団を組織していた白人男性ジョージ・ジマーマンであったことから、人種差別にもとづくレイシズム犯罪ではないかと騒ぎになり、当時のオバマ大統領がトレイヴォンは自分だったかもしれないと発言するなど全米に波紋を広げた。この事件の裁判で、ドクター・ディ・マイオは専門家として銃創の鑑定結果について証言する。事件は残忍な憎悪《ヘイト》殺人だったのか、それとも正当防衛だったのか、その鍵を握っていたのは、少年の胸に残された銃創だった。

一九六九年、メリーランド州で生後七カ月の男の赤ん坊ポール・ウッズが死亡した。ポールは生後五カ月から何度も原因不明の発作を起こし、繰りかえし救急搬送されていた。ポールの死はなんらかの疾患による病死だったのか、乳幼児突然死症候群によるものだったのか、あるいは……。当時メリーランド州検死局のフェローだった若きディ・マイオがポールの解剖を担当し、やがて明らかになった戦慄の事実とは——。

一九六三年十一月二十二日にテキサス州ダラスでケネディ大統領を暗殺し、その二日後に殺されたリー・ハーヴェイ・オズワルド。一九七五年、マイケル・エドウズというイギリス人作家が、オズワルドとして埋葬された死体はオズワルドになりすましたソ連の秘密工作員だったと主張する。エドウズがオズワルドの未亡人を説得して、死後十八年近くたって墓が掘り起こされることになり、ディ・マイオを含む法医学者チームがオズワルドとして埋められた死体の身元確認をおこなうことになったが……。

二〇〇三年、大物音楽プロデューサー、フィル・スペクターのカリフォルニア州ロサンゼルス郊外の豪邸で、女優のラナ・クラークソンが口を撃たれて死亡する。有名人がらみの事件とあって、世間の注目が集まり報道が過熱する中、女優が自殺したのか、フィル・スペクターに射殺されたのかが裁判の焦点に。ラナ・クラークソンの銃創を鑑定したディ・マイオの結論は果たしてどのようなものだったのか。

一九九三年、アーカンソー州の田舎町ウェストメンフィスの森の中で、八歳の男児三人が無惨に殺されているのが見つかる。三人はいずれも手足を縛られ、全身をひどく傷つけられていた。やがて容疑者として浮上したのは、悪魔崇拝に傾倒していたという地元の三人のティーンエイジャー。三人は裁判で有罪となり、主犯格で当時十八歳のダミアンには死刑が宣告されるが、のちにこの事件を扱ったテレビのドキュメンタリー番組などがきっかけで、三人の冤罪《えんざい》が叫ばれるようになる。その流れを受けて、再審をめざす弁護士の依頼で事件資料を鑑定したディ・マイオは、驚くべき結論に達する。

どのエピソードをとっても、グロテスクで生々しい描写も少なくないにもかかわらず、夢中になってページをめくる手を止められない。その秘密は、組み立ての妙にある。各章ごとに、まず起こった事件の概要が説明され、死因にまつわる謎や争点が提示されたあと、ドクター・ディ・マイオが登場する。そして検死医として自ら解剖をおこなったり、法医学コンサルタントとして事件資料を検討したりした結果として、彼の導きだした結論が語られ、それを踏まえて裁判結果がどうなったか、といった顚末《てんまつ》までが描かれる。一章がまるでテレビドラマの一話か連続ドキュメンタリーの一回分のようなつくりで、示された謎や裁判の結果が気になって一気に読まされてしまうのだ。人気の海外ドラマ『CSI：科学捜査班』や『BONES―骨は語る―』のリアル版さながらの、実にわくわくする構成は、おそらく犯罪実話ものを得意とするノンフィクション作家ロン・フランセルに負うところが大きいのだろう。

と同時に、ノンフィクションならではの特徴もある。すべてが実話であり、現実のできごとであるがゆえに、フィクションのようにすっきりとオチのつくケースばかりではないという点だ。ドクター・ディ・マイオが解き明かした謎や達した結論が、現実の裁判結果にかならずしも反映されていないことは本書を読んでもわかるし、被害者やその他の関係者がすべて実名で記されているので、インターネットで検索すれば、本書に登場する一部の事件の裁判結果には今も多くの批判や疑念が渦巻いていることもわかる。

司法取引によって、法医学的に見て潔白と思われる人物が結局刑罰を受けることになったケースや、世論など法医学以外のさまざまな要素によって陪審の評決に影響が出たケースなどが本書では取りあげられており、そこにはアメリカの司法制度の問題、さらには客観的・科学的な証拠以外のさまざまな社会的要因やイメージが裁判結果に影響を与えるという厄介な問題が浮き彫りになってもいる。

しかし（いや、だからこそ）世論や遺族感情をいっさい斟酌《しんしゃく》せず、あくまで医学的な事実とのみ向きあって結論を出すという姿勢をドクター・ディ・マイオは貫いている。それこそが死者への敬意であり、死者のために正当な裁きを下すことであるというのが彼の法医学者としての矜持《きょうじ》なのだ。

ともあれ、興味を掻きたててやまないモルグの内部を垣間見られるうえに、謎解きの面白さと、スリリングな法廷劇の魅力まで兼ね備えた本書は、ミステリファンから海外ドラマファン、もちろん解剖／法医学もののファンまで、多くの読者にお楽しみいただけること請け合いの一冊である。

満園真木

文庫版によせて

この『死体は嘘をつかない』は二〇一八年一月に単行本で刊行され、「とにかくスリリングで、ページをめくる手が止まらない」(東嶋和子氏、WEDGE Infinity)、「フィクションのヒットドラマを思わせるカタルシス」(山之口洋氏、静岡新聞)など、各所で好評を得た。一流の検死医がそのメスと頭脳を駆使して死の謎を解き明かす法医学パズルの妙を、文庫版の読者にもぜひご堪能いただければと思う。

ところで、6章「日常にひそむ怪物」に登場する元看護師ジェニーン・ジョーンズのその後について書き添えておきたい。本書がアメリカで出版された二〇一六年の時点で、彼女は二〇一八年三月に刑務所から釈放予定とされていた。だが二〇一七年、テキサス州ベア郡の検察は、ジェニーンが自由の身となるのを阻止すべく、一九八〇年代の五件の乳幼児殺害について起訴した。二〇二〇年一月、彼女は司法取引に応じ、一九八一年に生後十一カ月の男児を殺害した罪一件のみを認めて、終身刑の宣告を受け、最短でも八十七歳となる十八年後まで仮釈放も認められないこととなった。殺人に時効はないとはいえ、三十年以上前の事件を新たに起訴に持ちこんだ検察の執念を見た思いである。

満園真木

本書は二〇一八年、小社から刊行された作品の文庫化である。

創元ライブラリ

死体は嘘をつかない
全米トップ検死医が語る死と真実
二〇二一年一月二十二日　初版
著　者◆ヴィンセント・ディ・マイオ
ロン・フランセル
訳　者◆満園真木
発行所◆㈱東京創元社
代表者　渋谷健太郎
郵便番号　一六二―〇八一四
東京都新宿区新小川町一ノ五
電話　〇三・三二六八・八二三一　営業部
〇三・三二六八・八二〇四　編集部
DTP・キャップス
印刷・暁印刷　製本・本間製本

ISBN978-4-488-07080-9　C0136

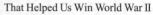

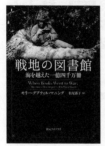